牙髓治疗并发症的管理
Management of Endodontic Complications

QUINTESSENCE PUBLISHING

Berlin | Chicago | Tokyo
Barcelona | London | Milan | Paris | Prague | Seoul | Warsaw
Beijing | Istanbul | Sao Paulo | Sydney | Zagreb

牙髓治疗并发症的管理

Management of Endodontic Complications

主　编　[美]穆罕默德·托拉宾内贾德（Mahmoud Torabinejad）
　　　　[美]穆罕默德·萨贝提（Mohammad Sabeti）

主　译　赵　今　连冰洁

副主译　吴泽钰　于　倩

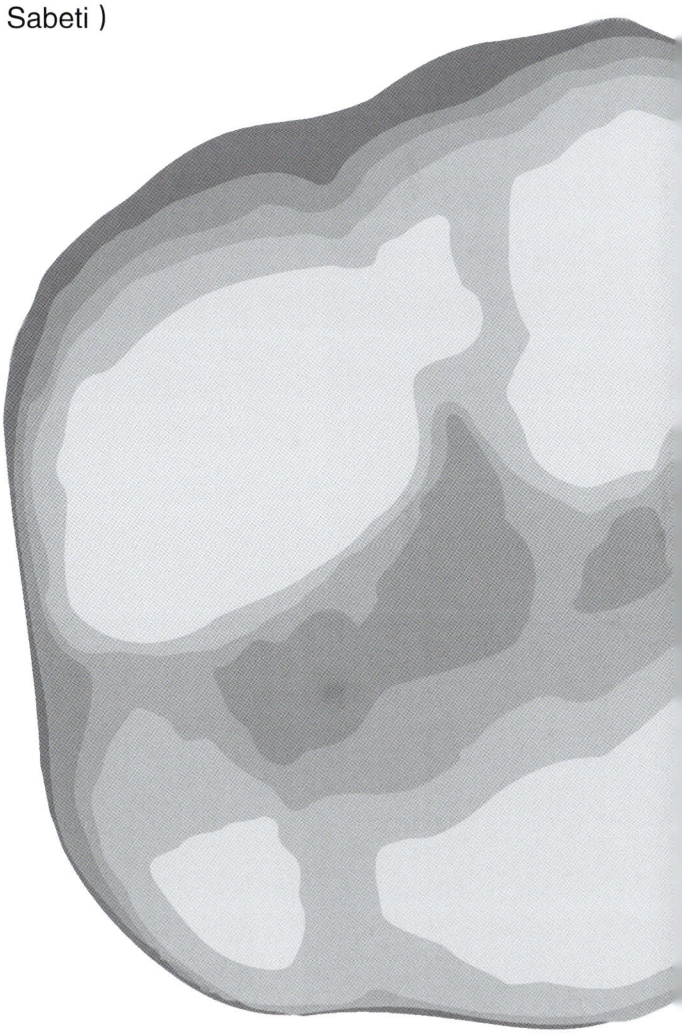

北方联合出版传媒（集团）股份有限公司
辽宁科学技术出版社

图文编辑

张 浩 刘玉卿 肖 艳 刘 菲 康 鹤 王静雅 纪凤薇 杨 洋 戴 军 张军林

图书在版编目（CIP）数据

牙髓治疗并发症的管理 / (美) 穆罕默德・托拉宾内贾德 (Mahmoud Torabinejad), (美) 穆罕默德・萨贝提 (Mohammad Sabeti) 主编；赵今, 连冰洁主译. -- 沈阳：辽宁科学技术出版社, 2025. 6. -- ISBN 978-7-5591-4168-2

Ⅰ. R781.306

中国国家版本馆CIP数据核字第2025XY7348号

出版发行：辽宁科学技术出版社
（地址：沈阳市和平区十一纬路25号 邮编：110003）
印 刷 者：深圳市福圣印刷有限公司
经 销 者：各地新华书店
幅面尺寸：210mm × 285mm
印 张：16.25
插 页：4
字 数：325 千字
出版时间：2025 年 6 月第 1 版
印刷时间：2025 年 6 月第 1 次印刷
出 品 人：陈 刚
责任编辑：金 烁
封面设计：袁 舒
版式设计：袁 舒
责任校对：李 硕

书 号：ISBN 978-7-5591-4168-2
定 价：298.00 元

投稿热线：024-23280336
邮购热线：024-23280336
E-mail: irisin0120@163.com / cyclonechen@126.com
http://www.lnkj.com.cn

关注辽科口腔好书

咨询客服

中文版前言 Preface

以匠心守护牙髓治疗的每一步

亲爱的读者：

医学浩瀚，牙髓治疗只是微小一隅，但它也承载着患者对健康的期待。每一颗牙齿的成功保存，也是对患者生活质量的真切关怀。本书由Mahmoud Torabinejad教授和Mohammad Sabeti教授倾力主编，是一部“以临床安全为核心、以患者长期预后为目标”的著作。很荣幸能将其翻译引入。

本书系统构建了牙髓治疗并发症管理的体系，从失误分类到处理流程，从病例分析到预后评估。全书以临床治疗流程为主线、以并发症防治为核心，层层递进，强调“诊断-治疗-预后”全程管理，充分体现了主编团队治患于精微的理念。本书的独特之处在于，它不是一本简单的操作手册，而是一部培养“安全思维”的教科书。从初入临床的住院医师到经验丰富的专家，都能从中获得启示——年轻的医生可以建立规范的并发症防控意识，资深专家则能通过系统化的失误分析，进一步提升治疗的可预测性。

作为译者，我们期待本书能让更多从业者在并发症管理的迷雾中找到前行的航标。愿每一名读者都能从中汲取经验，在临床实践中以匠心守护牙髓治疗的每一步，让更多患者重获健康笑容。

谨向原著编者致敬，感谢你们的学术贡献。衷心感谢参与本书翻译、审校及编辑的工作人员，正是诸位的专业、智慧与严谨，完成了这一次跨越语言与文化的学术对话。让我们共同期待这部凝聚集体智慧的著作，能为中国牙髓病学发展注入新的活力。

赵　今

2025年4月

译者简介 Translators

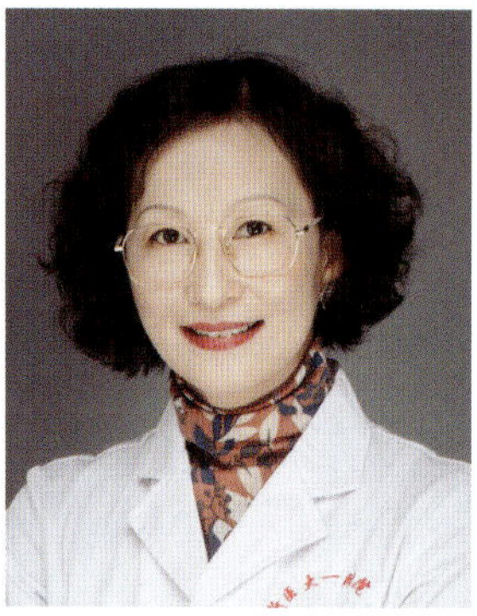

主译　赵　今

新疆医科大学口腔医（学）院教授/主任医师，博士研究生，博士、硕士研究生导师。新疆医科大学口腔医（学）院院长，国际牙医师学院（ICD）中国区院士，享受国务院政府特殊津贴专家。先后主持国家级和省部级科研项目10项。发表论文200余篇，其中SCI收录20余篇。参编第八轮全国高等学校口腔医学专业五年制本科教育部、国家卫生健康委员会“十三五”规划教材《牙体牙髓病学》《口腔医学》《口腔科学》等国家级教材6部，主编省部级论著2部，副主编论著2部。担任《现代口腔医学杂志》副主编，《华西口腔医学杂志》《口腔疾病防治》《中华口腔医学杂志（电子版）》《新疆医科大学学报》编委。先后获得新疆维吾尔自治区科技进步奖二等奖3项，新疆医学科技奖二等奖2项。主持教育教学改革项目6项。荣获霍英东教育基金会教育教学二等奖，省部级教学成果奖三等奖，校级教学成果奖二等奖2项。兼任中华口腔医学会理事会常务理事、中华口腔医学会牙体牙髓病学专业委员会常务委员、口腔医学教育专业委员会和口腔急诊专业委员会常务委员，中国医院协会口腔医院分会常务委员，新疆口腔医学会会长，教育部高等学校口腔医学专业教学指导委员会委员，全国高等学校口腔医学专业教材评审委员会委员，医师资格考试口腔医学试题开发委员会委员。先后获得新疆维吾尔自治区有突出贡献优秀专家、科技创新领军人才、自治区教学名师、“天山英才”专家、最美科技工作者等称号。

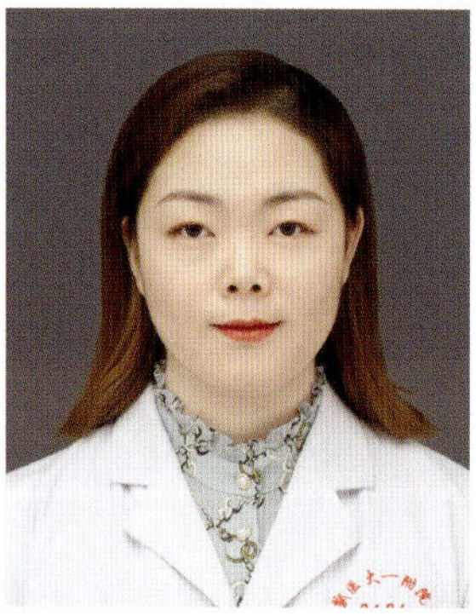

主译　连冰洁

新疆医科大学口腔医（学）院副主任医师。先后主持省部级科研项目2项，厅局级科研项目1项，校级科研项目2项。发表论文6篇。参编《口腔门诊常见疾病PBL案例教学》教师版和学生版。先后获得新疆维吾尔自治区科技进步奖2项，新疆医学科技奖1项，省部级教学成果奖及校级教学成果奖各1项。兼任中华口腔医学会口腔生物医学专业委员会委员，新疆口腔医学会牙体牙髓病学专业委员会委员。先后获得新疆医科大学校级教学能手、教师教学创新大赛二等奖、大学生医学技术技能大赛口腔医学赛道优秀指导老师等荣誉。

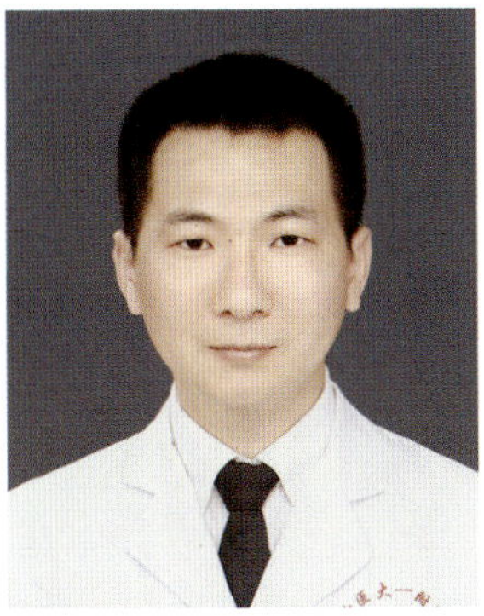

副主译　吴泽钰

新疆医科大学口腔医（学）院讲师，博士研究生。入选新疆维吾尔自治区“天池英才”。先后主持国家自然科学基金项目1项，新疆维吾尔自治区自然科学基金青年项目1项，省部级科研项目1项；参与省部级科研项目10余项。以第一作者和共同第一作者身份发表论文16篇，其中SCI收录8篇。兼任《口腔疾病防治》编委会青年编委。获得国家挑战杯三等奖1项，新疆维吾尔自治区青少年科技奖，新疆维吾尔自治区科技进步奖二等奖1项、挑战杯一等奖1项。获得国家发明专利1项，新型实用专利1项。参译论著1部。

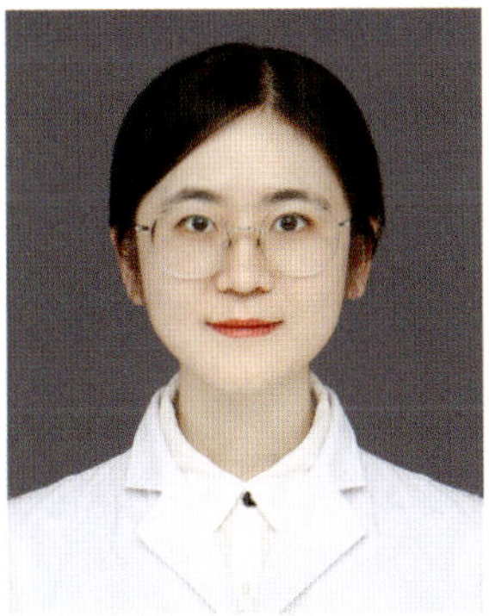

副主译　于　倩

新疆医科大学口腔医（学）院主治医师。发表论文3篇。主持教育教学改革项目1项。担任《口腔门诊常见疾病PBL案例教学》教师版和学生版副主编。获得新疆维吾尔自治区科技进步奖二等奖1项，校级教学成果奖二等奖1项。

译者名单（按姓名首字笔画为序）：

于　倩　马　婷　刘　媛　连冰洁

吴　龙　吴泽钰　张洋洋　林　静

孟凡琦　赵　今　侯鑫山

以上均来自新疆医科大学口腔医（学）院

前言 Preface

牙髓病学是口腔医学的一个分支，专注于根管治疗的生物学与技术层面。根管治疗是一项成熟的治疗技术，几十年来一直为患者致力于疼痛缓解、功能恢复和美学修复。该学科的主要目标是保留患者的天然牙。

与其他口腔医学和临床医学一样，牙髓病学的实践由科学与艺术两个不可分割的部分组成。其科学部分涵盖该领域的理论和临床方面，涉及生物学和病理学的相关内容；而艺术部分则侧重于技术层面的精准执行。

与口腔医学的其他领域类似，根管治疗也可能面临一些不期而遇的挑战或意外情况，从而影响其预后。这些意外情况被统称为操作事故或操作失误。这类问题可能发生在诊断、髓腔预备、根管清理和成形、根管充填、修复、非手术及手术再治疗，以及根管治疗效果评估等各个阶段。本书的主要目标是探讨根管治疗前、治疗中和治疗后操作失误的病因、预防及处理。

本书对根管治疗中遇到的各种轻微和严重并发症各个方面提供了清晰而简明的指导。每一章都详细描述了并发症的病因，解释了如何预防这些并发症，并推荐了与之相关的治疗方案。本书的主要特点包括学习目标和关键参考资料；对每一种并发症的系统化处理方法，涵盖了预防、识别与管理；超过500张高质量的临床和影像学图像，形象展示了所讨论的概念。

在编写本书的过程中，我们注意到，牙髓病学仍有许多需要进一步研究和探索的领域。我们相信，临床从业者应当紧跟该领域的最新科学证据，并了解如何为研究贡献自己的力量。基于此，我们特地编写了一章在线补充内容，详细说明了撰写和发表研究方案的正确方法，并重点分析了在研究成果撰写与发表过程中常见的错误。扫描此处的二维码即可获取这一补充信息。

了解操作失误的病因以及正确预防和处理它的方法，应该能在全世界保存数百万颗牙齿。我们坚信，通过坚持诊断、病例选择、治疗计划、髓腔预备、根管清理和成形、根管充填、修复、非手术及手术再治疗，以及结果评估的基本原则，大多数手术失误都可以避免。

我们衷心感谢所有参与编写本书的编者，他们与我们及读者分享了宝贵的知识和经验。同时，我们也向Quintessence出版社的工作人员表示诚挚的谢意，感谢他们对本书出版所提供的帮助。

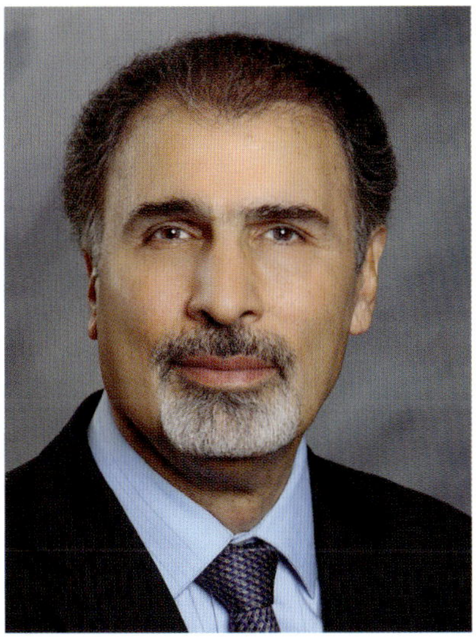

Mahmoud Torabinejad, DMD, MSD, PhD
Professor of Endodontics
Loma Linda University School of Dentistry
Loma Linda, California

Research Professor
University of Minnesota
Minneapolis, Minnesota

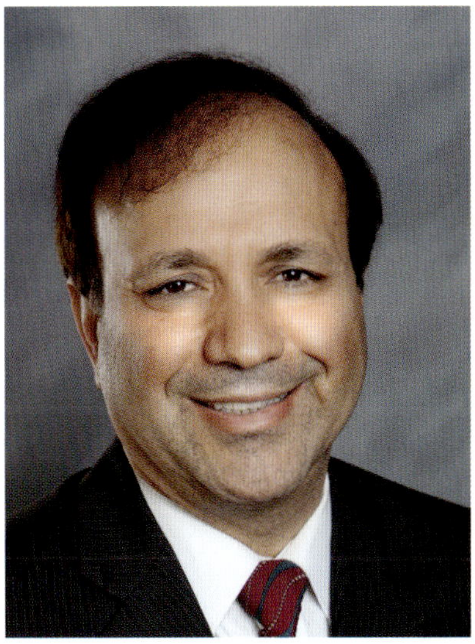

Mohammad Sabeti, DDS, MA
Professor of Endodontics
University of California, San Francisco
San Francisco, California

编者名单 Contributors

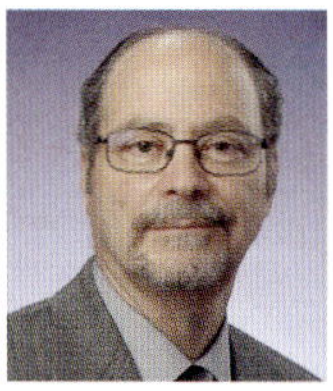

Kenneth Abramovitch, DDS, MS
Professor and Chair
Department of Oral Pathology, Radiology and Medicine
University of Missouri—Kansas City, School of Dentistry
Kansas City, Missouri

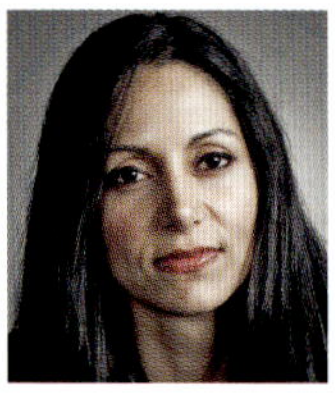

Anita Aminoshariae, DDS, MS
Professor
Department of Endodontics
Case Western Reserve University School of Dental Medicine
Cleveland, Ohio

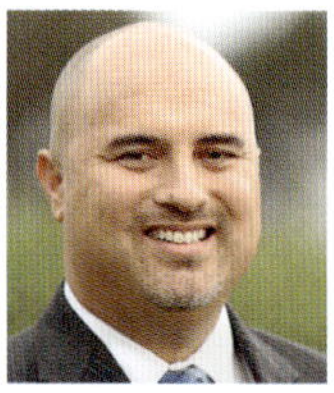

Daniel J. Boehne, DDS
Assistant Professor
UCLA School of Dentistry
Los Angeles, California

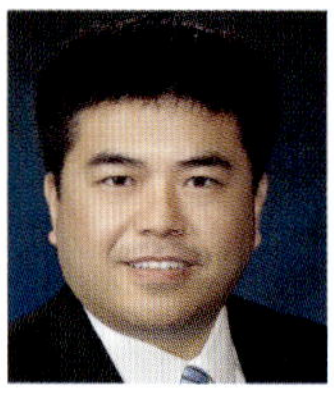

Yujie Huang, DDS, PhD
Assistant Professor
Division of Endodontics
University of California, San Francisco
San Francisco, California

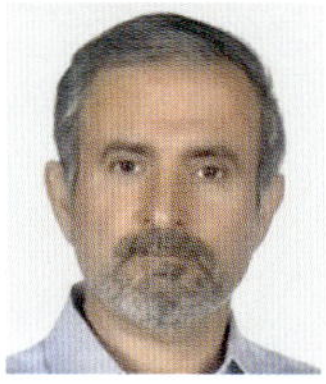

Kiumars Nazari Moghadam, DDS, MSc
Associate Professor
Department of Endodontics
Shahed University Dental School
Tehran, Iran

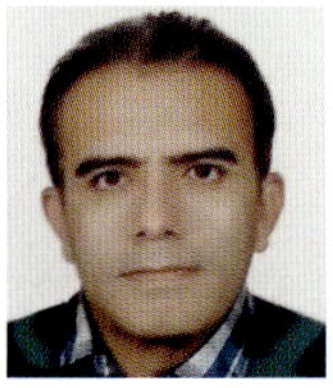

Zahed Mohammadi, DMD, MSD
Distinguished Clinical Scientist
Iranian Center for Endodontic Research
Universal Scientific Education and Research Network
Tehran, Iran

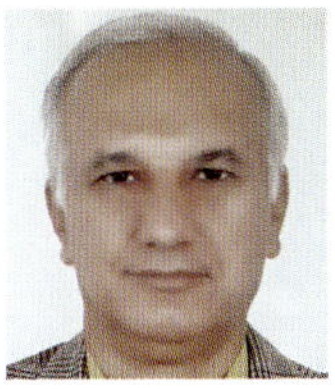

Masoud Parirokh, DMD, MSc
Distinguished Professor
Endodontology Research Center
Kerman University of Medical Sciences
Kerman, Iran

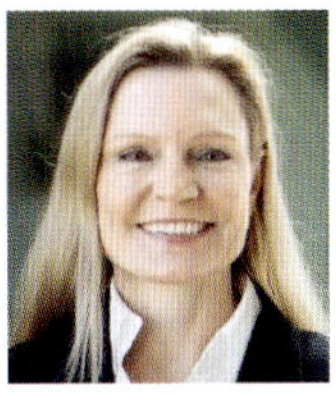

Christine I. Peters, DMD
Professor of Endodontics
The University of Queensland School of Dentistry
Herston, Queensland
Australia

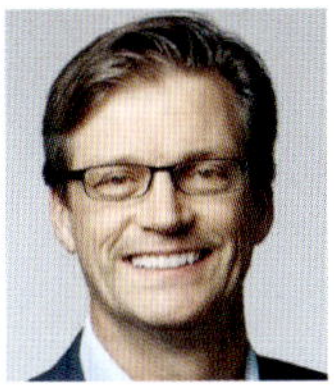

Ove A. Peters, DMD, MS, PhD
Professor of Endodontics
The University of Queensland School of Dentistry
Herston, Queensland
Australia

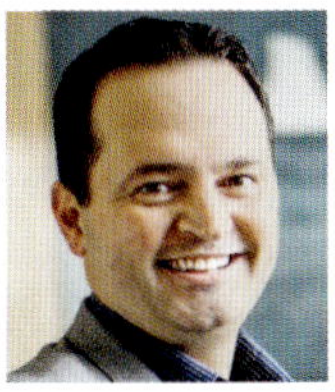

Joseph A. Petrino, DDS, MS
Private Practice Limited to Endodontics
Missoula, Montana

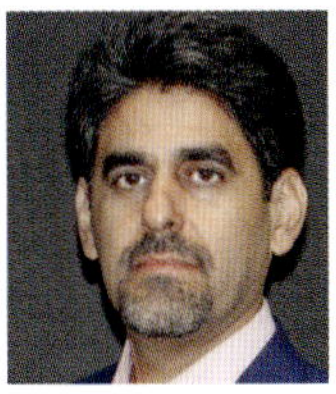

Mohsen Ramazani, DDS, MSc
Assistant Professor
Department of Endodontics
Mazandaran University of Medical Sciences School of Dentistry
Sari, Iran

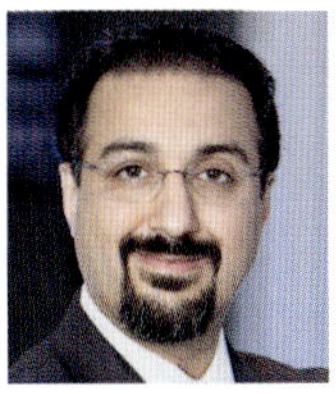

Seyed Aliakbar (Ali) Vahdati, DDS, MSD
Lecturer
Division of Endodontics
UCLA School of Dentistry
Los Angeles, California

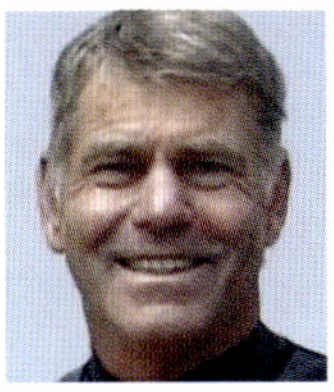

Shane N. White, BDentSc, MS, MA, PhD
Professor
UCLA School of Dentistry
Los Angeles, California

目录 Contents

扫一扫即可浏览
参考文献

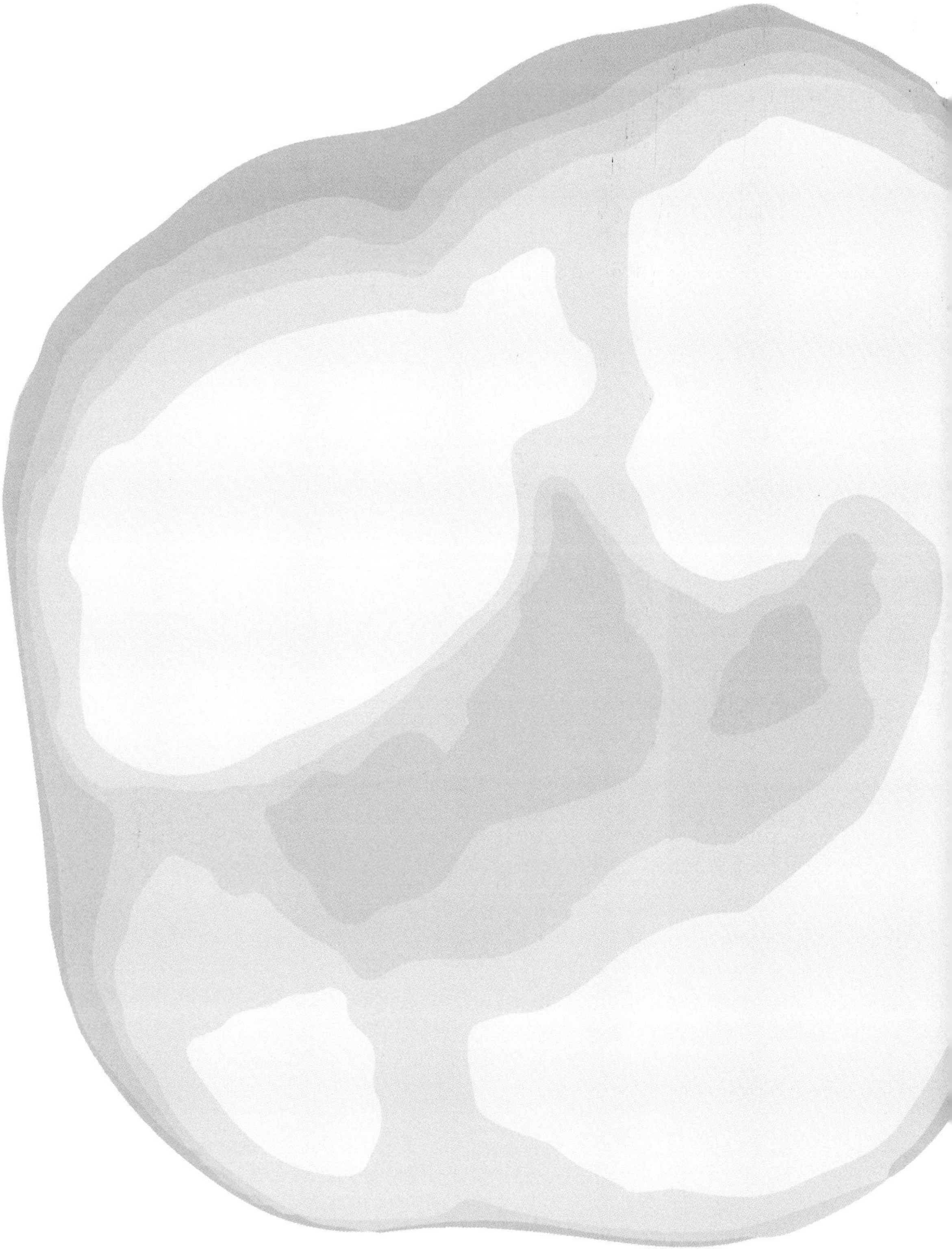

诊断和治疗过程中的并发症
Complications During Diagnosis and Treatment Planning

MAHMOUD TORABINEJAD
ANITA AMINOSHARIAE

目标

阅读本章后，读者应能够：

1. 区分牙髓源性疼痛和非牙髓源性疼痛。
2. 辨别伴有或不伴有根尖周病变的牙髓源性的疼痛特征。
3. 描述伴有或不伴有根尖周病变的非牙髓源性的疼痛特征。
4. 讨论以下情况可能会发生的意外状况：
   - 问诊
   - 处理主诉
   - 记录既往史
   - 记录牙科病史
   - 临床检查
     - 口外检查
     - 口内检查
       - 临床测试
       - 叩诊
       - 扪诊
       - 牙髓活力测试
       - 探诊
     - 松动度检查
   - 影像学检查
     - 透射影反映根尖周组织的病理状态
   - 其他辅助诊断检查

引言

牙髓病学这门学科不仅涉及人类牙髓和根尖周组织的生物学，还包括了与这些组织相关的疾病治疗。此外，牙髓病学的范围还包括伴有或不伴有根尖周病变的牙髓疼痛诊断和治疗、活髓保存治疗、再生性牙髓治疗、非手术根管治疗，以及对顽固性疾病病例的手术和非手术再治疗。当适应证明确时，根管治疗是一种安全有效的治疗方法，它能减轻疾病带来的疼痛和痛苦，并以良好和可预测的疗效保留天然牙列[1]。与其他口腔医学和临床医学的治疗过程一样，牙髓病学包括两个部分：理论和实践。通常来说，牙髓病学的实践部分是主观的，包括一系列根管治疗的操作过程。牙髓病学的理论部分则是客观的，它通过循证治疗的原则和方法，包含了对与牙髓治疗实践相关的生物学和病理条件的理解。应用牙髓理论和实践的最重要部分之一是准确诊断牙髓病及根尖周病。在牙髓病学的科学应用中，如果缺乏对细节的关注，就很容易造成误诊，进而导致不恰当的治疗。

失误往往发生在根管治疗实践之外，即在诊断期间。误诊可能导致不恰当和不必要的治疗、增加费用，造成患者不满意并导致对医疗服务提供者的法律诉讼。此外，误诊还会对患者的全身健康造成严重后果，并可能影响未来治疗的预后。总之，应避免不必要的根管治疗，即使操作完美，但仍会使患者和临床医生倍感沮丧。在临床检查和影像学中，有许多正常和病理状况会与牙髓病变相似[2]。为了避免误诊，临床医生应该使用系统的方法来收集相关医学和牙科信息，进行必要的检查，并分析收集到的信息以鉴别诊断、明确诊断和制订后续的治疗方案。只要坚持诊断和病例选择的基本原则，大多数误诊是可以避免的。本章将重点介绍在与患者访谈过程中获取信息的适当步骤，包括了解既往史和牙科病史、临床和影像学症状与体征，以及所收集的数据对治疗计划的意义。

牙髓源性疼痛和非牙髓源性疼痛的对比

多种伴有或不伴有根尖周病变的非牙髓源性疼痛可与牙髓病和/或根尖周病有相似的临床症状。由于这些病症的相似性，口腔医生必须系统地进行临床测试，以避免误诊和随后的误治。为了得出正确的诊断，口腔医生必须在诊断和治疗计划中回顾所有相关的患者病史、临床体征与症状、牙髓测试及影像学检查。口腔医生通常是第一个参与诊断和治疗这些疾病的临床医生[3]。为了成功治疗这些患者，口腔医生必须清楚地了解患者可能经历过的多种不同方式的非牙源性疼痛和牙源性疼痛。在牙科领域，最有用的疼痛顾问是接受过口腔颌面部疼痛培训的口腔医生、牙髓病医生和口腔颌面外科医生[2]。疼痛可能是急性或慢性的。急性疼痛源于牙髓和根尖周组织的炎症或损伤。慢性疼痛是持续性的，在病损愈合后很长时间仍然存在，甚至可能与病损本身无关。尽管牙源性疼痛和非牙源性疼痛有明显的相似之处，但二者病症的特征却存在一些微妙而关键的差异。密切关注这些差异往往可以减少误诊的概率。

伴有或不伴有根尖周病变的牙髓源性疼痛的特征

牙源性疼痛通常十分剧烈，可能会在夜间将患者痛醒或使其无法入睡。睡眠障碍是鉴别诊断的重要组成部分。向患者询问有关疼痛对睡眠模式影响的具体问题是很重要的[2]。无论是否伴有根尖周病变，患者或医生都很容易对牙髓源性疼痛进行初步定位。受影响的牙齿通常在扪诊或叩诊时会感到疼痛。随着疼痛转为慢性，它可能会扩散到其他牙齿，患者可能更难确认是哪一颗或哪些颗牙齿引起的疼痛。牙源性疼痛有明显的病因学因素（如龋齿、修复体渗漏、外伤或牙折）。根据牙髓的状况，牙髓可能对温度变化非常敏感，或在牙髓坏死的情况下，牙髓对温度变化没有任何反应。如果没有牙髓病或根尖周病的临床和/或影像学症状和体征，则表明可能存在非牙源性疼痛。牙髓源性疼痛通常是局部的，一般局限于单颗牙齿。这种类型的疼痛可以通过局部麻醉和进行口腔治疗来缓解。

伴有或不伴有根尖周病变的非牙髓源性疼痛的特征

非牙源性疼痛有几个不同于牙源性疼痛的伴随特征[2]。大多数有非牙源性疼痛的患者都非常痛苦，随着治疗失败的不断增加，他们频繁地更换不同的医疗机构。多颗牙齿根管治疗失败或由多个医疗机构实施不同治疗程序的病史，是临床医生探究非牙源性疼痛可能性的一种良好指征。与牙源性疼痛不同的是，经历非牙源性疼痛的患者无法确定其不适感的来源，且无论是否存在根尖周病变，都难以找到牙髓病变的临床或影像学的体征和症状。非牙源性疼痛不像牙源性疼痛那样有明显的病因学因素。使用局部麻醉药物并不能持续缓解疼痛。疼痛通常是单侧的，但也可以是双侧的。第一组类似牙源性疼痛的非牙源性疾病包括与上颌窦毗邻的上颌前磨牙和磨牙相关的疼痛、肌肉骨骼疼痛、颞下颌关节紊乱病、神经病理性疼痛、神经血管性疼痛、非典型牙痛、神经瘤、神经炎、颅内疼痛、头痛及心理障碍[2]。第二组可能会导致疼痛传导至牙齿，并具有类似牙髓源性疼痛（无论是否伴有根尖周病变）症状的疾病是来自其他牙齿、上颌窦或鼻腔、颈椎、血管结构、心脏、头颈部的肿瘤或其他肿瘤引起的疼痛[2]。第一组最常见的误诊原因是来自上颌窦、咀嚼肌和颞下颌关节（temporomandibular joint，TMJ）的疼痛。

患有上颌窦疼痛的患者将其描述为该区域持续的压力和饱胀感。疼痛可能会传到上颌前磨牙和磨牙。头部位置或运动往往会加重不适感[4–5]。这些患者通常没有诱发牙髓病和/或根尖周病的龋齿或修复体。对这类患者来说，咨询并转诊至耳鼻喉科（ear，nose，and throat，ENT）专科医生是正确的做法。

肌筋膜疼痛是口腔颌面部最常见的肌肉疼痛疾病。与肌肉问题相关最常见的症状是触痛、运动异常和牵涉痛。这些患者通常没有导致牙髓病或根尖周病的龋齿或修复体；然而，将此类症状误诊为牙髓病和/或根尖周病而导致牙髓治疗失败的情况并不少见[6]。关节紊乱病是肌肉骨骼疾病的一个亚分类，常被认为是口腔颌面部非牙源性疼痛的主要原因[7]。

颞下颌关节紊乱病（temporomandibular joint disorder，TMD）是导致非牙源性疼痛的主要原因之一。磨牙症或牙关紧闭造成的创伤或车祸等外力造成的外伤被认为是TMD的病因[4–5,8]。在长时间的口腔治疗过程中，颞下颌关节的过度伸展也可能是另一个引起TMD的病因[2]。患有TMD时，触诊颞下颌关节和咀嚼肌会导致不适或疼痛。在对颞下颌关节进行检查时，可发现关节有“咔嗒”声或弹响。与鼻窦疼痛的患者类似，这些患者通常也没有引起牙髓病和/或根尖周病的龋齿或修复体。治疗TMD的方法包括佩戴夜用护牙具和服用肌肉松弛剂。

三叉神经痛影响第Ⅴ对脑神经，可引起另一种常见的疼痛，这种疼痛可能会被误认为是牙源性疼痛。三叉神经痛的病因尚不清楚，但脱髓鞘、血管畸形和既往拔牙、牙周病变及牙髓治疗部位出现的病理性空洞都与这种疾病有关[5]。它通常是单侧的，涉及第Ⅴ对脑神经的上颌或下颌分支。由于三叉神经痛症状发生的位置与牙齿有关，因此许多患者会被转诊接受根管治疗。患者将这种高强度疼痛描述为电击样疼痛，其触发区与进食、说话甚至呼吸冷空气等活动相关[9]。疼痛的强度很高，但持续时间或短或长[9]。尽管疼痛剧烈，但通常不会唤醒患者，这有助于将这种疼痛与牙髓源性疼痛和/或根尖周疼痛区分开来[2]。

第二组类似牙源性疼痛的非牙源性疾病的症状是牵涉痛。当来自几颗牙齿或其他结构的神经元汇聚到一个敏感化的二级神经元上时，牵涉痛发生的可能性就会增加。在牵涉痛中，一颗牙齿产生的疼痛似乎来自另一颗牙齿或另一个区域，甚至是口外[10-15]。这些牵涉痛包括以下情形：从一颗牙齿到另一颗牙齿或耳朵、从上颌窦到上颌牙齿、从血管结构到牙齿，甚至从心肌到牙齿。

诊断过程中最常见的失误之一是误诊、误治正常的牙齿而非患牙。单颗牙齿上由于不可复性牙髓炎引起的疼痛可以传导到同象限或对颌牙齿上。下颌牙弓的疼痛也可能涉及耳鼻喉科。细致的临床检查和影像学检查可以避免这些误诊。

另一个常见失误是上颌窦和/或鼻旁黏膜的问题导致的上颌前磨牙和磨牙疼痛。这种疼痛的类型多为钝痛，并随着咳嗽或打喷嚏而加重。此外，低头可能会增加窦腔压力，从而加剧这种疼痛[2]。使用冷诊、叩诊进行牙髓测试可能会增加窦腔的疼痛。上呼吸道感染、鼻塞或鼻窦相关病史是判断是否存在窦腔问题而非牙痛的良好指标。这些患者通常在该区域没有能引起牙髓病和/或根尖周病的龋齿或修复体。鼻窦X线影像、锥形束计算机断层扫描（cone beam computed tomography，CBCT）图像或磁共振成像（magnetic resonance imaging，MRI）可以极大地帮助诊断这些疾病，从而避免误诊。当怀疑有这些情况时，应转诊至耳鼻喉科专科医生。

颈动脉或颞动脉的动脉炎可表现为牙齿、颌骨和相关结构及其周围的疼痛。对这些特定的解剖位置进行触诊有助于明确诊断[4-5,8]。与鼻窦疼痛患者类似，这些患者也没有龋齿或修复体，因此不会出现牙髓病和/或根尖周病。

心源性疼痛是另一种常被误诊的非牙源性疼痛。心绞痛或急性心肌梗死等心脏问题会导致肩部、手臂甚至下颌牙痛，这也是这些患者寻求口腔治疗的原因。口腔医生必须意识到，这种疼痛可能与胸痛有关，但有时两种疼痛不会同时发生[2]。当牙痛源于心脏疾病时，疼痛通常会在运动时加剧，而在服用硝酸甘油片等药物后减轻。在这种情况下，口腔医生的作用是排除牙髓病或根尖周病，并立即将患者转诊给内科医生治疗潜在的心脏问题。

在与患者问诊过程中的失误

患者问诊过程中的失误可能涉及主诉、既往史或牙科病史。

主诉

记录患者就医原因的信息要从他们的主诉开始，这也是患者与医疗服务提供者或其工作人员的第一次接触。临床医生应仔细聆听主诉，并用患者自己的话记录下来。记住，这是患者寻求帮助的原因。患者通常会根据治疗效果和能否有效解决他们的主诉来判断医生的医术与人品。患者希望知道，作为一名临床医生，你优先考虑的应是他们的健康，而不是你所掌握的知识。忽视或不够重视患者的主诉不仅会导致错过有价值的诊断信息，还可能导致患者和医生之间缺乏信任。

既往史

准确完整地记录病史与体征对于全面的牙髓评估和随后的诊断非常重要。近年来发现，系统性疾病与根尖周病间存在许多共同的生物和风险因素，这使二者之间的关系错综复杂[2,16-19]。可能影响牙髓病变、治疗和预后常见的疾病［包括心血管疾病（cardiovascular disease，CVD）、糖尿病、血液系统疾病、肾脏疾病、神经系统疾病和癌症］。在考虑牙髓手术干预时，应避免使用骨吸收抑制剂和已知会增加颌骨坏死风险的药物（双膦酸盐、地舒单抗和血管生成药物）。

心血管疾病

心血管疾病是心脏和血管系统疾病的总称。人群中最常见的心血管疾病包括心内膜炎、心肌梗死、高血压、心律失常和缺血性心脏病。系统性回顾和流行病学数据已证实了牙髓病与心血管疾病之间的关联，强调了将二者联系在一起的共同机制和免疫调节效应[18,20]。这种关联主要是由这两种慢性疾病共有的细菌副产物引起的，诱发炎症反应，使C反应蛋白、白细胞介素、基质金属蛋白酶和免疫球蛋白水平上升，从而导致NF-κB促炎基因表达增加[21-22]。

心内膜炎

美国牙科协会（American Dental Association，ADA）和美国心脏协会（American Heart Association，AHA）于2021年更新了一份科学声明，支持仅对复发的原发性或前置瓣膜感染性心内膜炎高危患者进行抗生素预防[23]。该声明强调了对所有涉及牙龈或根尖周区域操作的口腔治疗中进行预防的重要性。

心肌梗死

不推荐非甾体抗炎药（nonsteroidal anti-inflammatory drug，NSAID）用于心肌梗死（myocardial infarction，MI）患者[24]。最近的MI（定义为过去6个月内）表明，应选择性推迟口腔治疗，如果急需，应咨询患者的内科医生[25]。为了减轻压力，可能需要口服镇静剂。应实时监测生命体征，并准备硝酸甘油和阿司匹林81mg。为应对突发状况，需要准备一个除去药品等应急设备外的随身用品包。关于应急包的组成，应参考口腔颌面外科教科书。

血管收缩剂

对于患有心血管疾病的这类人群，肾上腺素的使用量应限制在0.04mg。如果血压读数＞180/110mmHg，则应终止预约进行口腔治疗。一般来说，以下患者禁用血管收缩剂：近期发生过心肌梗死、不稳定型心绞痛、近期接受过冠状动脉搭桥手术（3个月内）、未控制或治疗的高血压、难治性心律失常、未控制的甲状腺功能亢进或糖尿病[25]。

非选择性β–受体阻滞剂和血管收缩剂可能导致血压危险性升高。因此，建议避免使用肾上腺素，或在使用0.017mg肾上腺素后密切监测血压。

抗凝血剂和抗血小板剂

在牙髓手术过程中，服用抗血栓药物的患者可能会面临出血过多的风险[26]。由于华法林相关的并发症较多，大多数患者目前直接口服抗凝血剂（direct oral anticoagulant，DOAC）。DOAC包括阿哌沙班（Ⅹa因子抑制剂）、达比加群酯（Ⅱa因子抑制剂）、艾多沙班（Ⅹa因子抑制剂）和利伐沙班（Ⅹa因子抑制剂）。在治疗这些患者时必须小心谨慎，尤其是在进行切开引流、手术治疗或穿孔修补时，因为可能会发生大量出血。建议采取局部措施控制出血，不建议停用抗凝药物[26]。服用华法林的患者不应服用氟康唑或甲硝唑，因为这两种药物会增加华法林的浓度。

地高辛

服用地高辛的患者不应注射肾上腺素，因为这会增加心律失常的风险。

糖尿病

糖尿病是一种由胰岛素缺乏或胰岛素抵抗引起的代谢性疾病，会引起血液循环不良、愈合不良及预后不佳[17,27]。糖尿病引起的微血管病变可能会导致眼睛、肾脏、四肢以及其他小动脉所在的任何其他区域问题。据报道，2型糖尿病患者中根尖周透射影的检出率很高[28]。学者认为，通过使用药物（胰岛素、二甲双胍、他汀类药物）控制血糖与降低根尖周炎的发病率相关。这表明，在治疗这些患者时，敏锐的医疗人员应了解患者目前的血红蛋白A1c状态（hemoglobin A1c，HbA1c）。

血液系统疾病

镰状细胞性贫血

镰状细胞性贫血患者罹患口腔颌面部疼痛和牙髓坏死的发病率很高[29-30]。

血友病

应查明先天性出血性疾病并适当治疗。因为这些患者在侵入性牙科操作中有很大的出血风险，所以应避免使用非甾体抗炎药。血友病与血管性血友病患者可以用去氨加压素和氨基己酸进行治疗。血友病A治疗前可能需要补充因子Ⅷ，血友病B侵入性治疗前可能需要补充因子Ⅸ。在操作过程中应使用局部止血剂控制出血。

白细胞相关疾患

白细胞（white blood cells，WBC）分为3类：粒细胞、淋巴细胞和单核细胞。由于白细胞负责抵御微生物的侵入，因此白细胞的缺陷会导致感染和愈合延迟。双膦酸盐和地舒单抗是用于治疗骨髓瘤的骨吸收抑制药物[31-32]。虽然这两种药物的骨吸收抑制作用相似，但作用方式却不尽相同：地舒单抗通过与RANKL结合并抑制RANKL而起效，但双膦酸盐则抑制破骨细胞生成[33]。这两种药物和另一类药物血管生成抑制剂都与药物相关性颌骨坏死（medication-related osteonecrosis of the jaw，MRONJ）有关[34]。这些药物也用于骨质疏松、多发性骨髓瘤和/或癌症的治疗[35]。因此，在处理这些患者的硬组织时，必须格外小心。地舒单抗属于单克隆抗体类抗癌药物。这类药物也与牙颈部外吸收有关[36]。

肾脏疾病

慢性肾病（chronic kidney disease，CKD）和终末期肾病（end-stage renal disease，ESRD）是继发于高水平甲状旁腺激素的肾性骨营养不良疾病。临床医生不能将这些病变与根尖周透射影混淆。这些患者不应服用非甾体抗炎药、四环素、大剂量阿昔洛韦和大剂量阿莫西林或头孢菌素[37]。他们可能正在服用免疫抑制剂和抗凝血剂。

神经系统疾病

莱姆病

莱姆病可能会引起口腔颌面部疼痛。因此，临床医生必须确保所有临床体征和症状一一对应，从而得出准确且合理的诊断结果。

多发性硬化症

多发性硬化症是以皮质脊髓束神经元发生脱髓鞘改变的一种常见的自身免疫性疾病。多发性硬化症可诱发三叉神经痛，应将其纳入鉴别诊断。三叉神经痛可继发于多发性硬化症，并可导致口腔颌面部疼痛[38]。

癌症

化疗药物会导致免疫抑制。此外，骨吸收抑制剂（如双膦酸盐和地舒单抗）和血管生成抑制剂，也用于癌症患者[39]。当然，这些药物主要用于治疗骨质疏松[40]。如前所述，这些药物可能会导致药物相关性颌骨坏死。因此，临床医生应熟知患者的病史和药物治疗史，并知道何时要求患者进行全血细胞计数（complete blood count，CBC）从而进行鉴别诊断。

强烈建议在准备进行外科手术前咨询患者的主治医生。有时，白细胞计数超出正常值的患者可能需要使用抗生素（正常值为4000～10000/mL，其中中性粒细胞占比应为50% cell/mL）。

头颈部或咽喉超过60Gy辐射的患者发生放射性骨坏死的风险会增加至11倍[41]。因此，应避免外科干预。

妊娠

根据美国牙科协会（ADA）和美国妇产科医师学会的联合声明，在妊娠期间的任何时候都可以安全地进行牙髓治疗，无须延迟[42]。B类妊娠药物，包括利多卡因和普鲁卡因、对乙酰氨基酚、头孢菌素、克林霉素和阿奇霉素，均是首选药物[43]，但对乙酰氨基酚应慎用[44]。肾上腺素应慎用，因为它会导致子宫壁和血管壁收缩，从而致使流向胎儿的血液减少[45]。

吸烟

吸烟与牙髓坏死和根尖周炎的高发病率有关[28,46]。然而，尚无法证明吸烟是否与牙髓预后欠佳相关[46]。

牙科病史

近期在其他医疗机构就诊的情况可能会为患者的主诉病因提供有价值的信息。有关最近的外伤、修复及既往颞下颌关节功能障碍治疗的信息有助于制订最适合患者的治疗类型。在记录牙科病史时，临床医生应询问疼痛的持续时间和性质、是否有肿胀、牙齿断裂或松动、牙齿变色和/或有异味。如果在记录牙科史时遗漏了这些信息，很容易导致误诊和不恰当的治疗。

如果同时存在两种或两种以上的主诉，则必须了解每种主诉的病史[47]。当疼痛是患者的主诉时，应就现有疼痛的特征和性质询问以下问题：疼痛的部位、诱因和性质（短暂、剧烈、持续时间、钝痛、跳痛、持续性、偶发性）；是否影响睡眠或工作；是否在早晨或傍晚病情加重；是否有自发性（非自发性或自发性）；体位的变化是否影响疼痛；是否有任何刺激（热、冷、咬合）使疼痛好转或加重。疼痛程度的量化（0～10分的Likert量表）不仅能让医生了解疼痛的严重程度，还能对每次就诊的疼痛情况进行比较，尤其是在治疗后仍有疼痛未消退的情况下[47]。

临床检查中的失误

临床检查包括对口外与口内组织的仔细视诊和诊断性测试，以将它们与没有明显病变的其他正常结构进行比较。

口外检查

在对患者进行口外检查时，要对患者的整体外观、肤色和面部对称与否进行评估。同时评估有无肿胀、变色、发红、口外瘢痕、窦道和淋巴结病。详尽的口外检查可以明确造成患者主诉的病因，并有助于发现口内病变的原因。与上下颌牙齿有关的口外窦道就是一个很好的例子（图1–1）。这些病症常被误诊为皮肤感染，并使用药物和多次手术进行治疗。

口内检查

口内检查包括口腔软组织和硬组织的仔细视诊与相关测试。软组织检查包括对唇、口腔黏膜、颊、舌、牙周组织、腭部和咀嚼肌进行详尽的视诊及数字化评估。其中检查牙槽黏膜和牙龈是否有炎症、溃疡、变色和窦道形成。通常，窦道的存在表明牙髓坏死，而慢性根尖周脓肿可能提示存在牙周脓肿（图

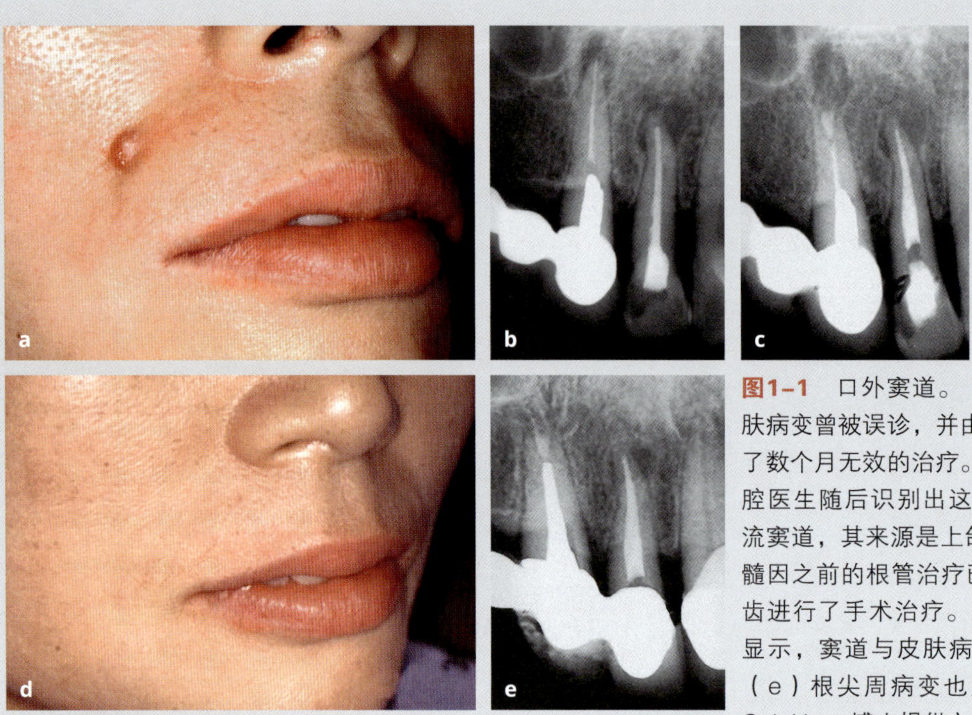

图1-1 口外窦道。（a）这个面部皮肤病变曾被误诊，并由皮肤科医生进行了数个月无效的治疗。然而，患者的口腔医生随后识别出这实际上是一个引流窦道，其来源是上颌尖牙。（b）牙髓因之前的根管治疗已坏死。（c）牙齿进行了手术治疗。（d）7年的随访显示，窦道与皮肤病变已完全愈合。（e）根尖周病变也完全愈合。（由C.J. Hong博士提供）

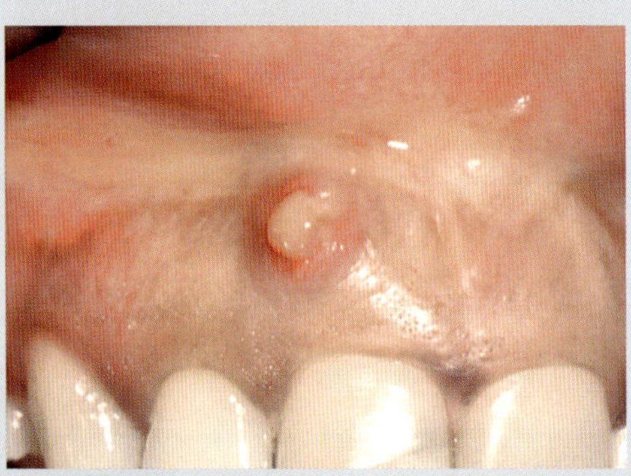

图1-2 口内窦道。窦道的存在通常提示牙髓坏死和慢性根尖周脓肿。

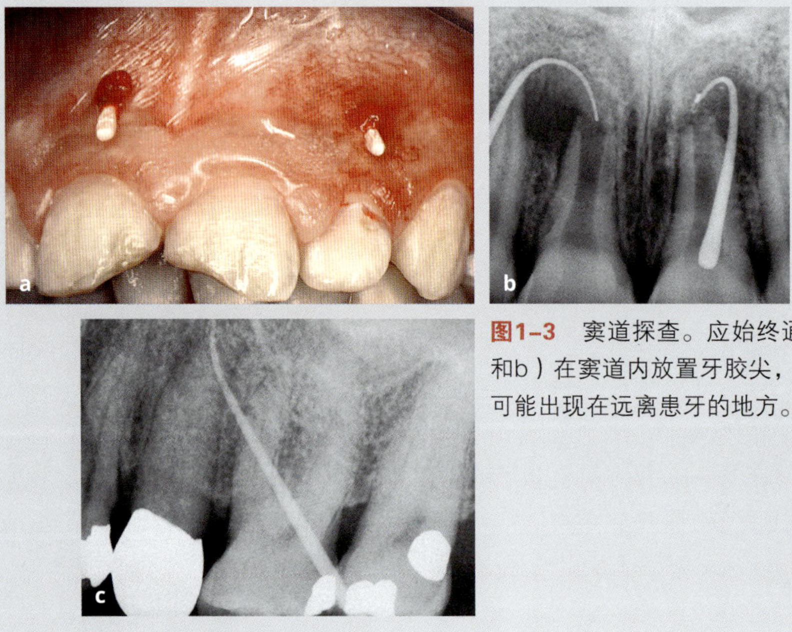

图1-3 窦道探查。应始终通过以下方法追踪窦道：（a和b）在窦道内放置牙胶尖，然后拍摄X线片。（c）窦道可能出现在远离患牙的地方。

1–2）。应始终通过在窦道中放置牙胶尖来追踪，然后通过拍摄X线片来进行确认。一个常见失误是，一些临床医生习惯性认为窦道出现在患牙附近。但事实并非总是如此，窦道也可能出现在远离患牙的地方（图1–3）。当局部出现肿胀时，必须询问肿胀开始的时间、肿胀增大的速度、肿胀的性质（是否波动、硬化、压痛）、肿胀是否有引流物流出以及肿胀是否与过度松动或压痛的牙齿有关[47]。患者对这些问题的回答可以明确肿胀是由根尖周脓肿还是牙周脓肿引起的。以上信息可能有助于防止误诊误治。

在进行临床测试之前，应使用口镜和探针检查牙齿是否有变色、牙折、磨损、酸蚀症、龋齿、不良修复体或其他异常[2,47]。变色的牙冠通常是牙髓病变或既往根管治疗后遗症的典型特征（图1–4）。

临床测试

针对牙体是否存在病变的检测手段多种多样。之所以要使用多种检测方法，是因为每种检测方法都有其固有的局限性，必须结合所有其他可用信息来加以辨别。为了使测试的结果更加准确，应使用通俗易懂且简洁的话语向患者说明每种测试的作用。这其中较为重要的是要在测试过程中对与可疑患牙相似的牙作为对照。在进行临床测试时，常见失误是忽略了与对照牙进行比较。对照牙为临床医生提供了比较患者基线反应的一重要信息。叩诊、扪诊、牙髓活力测试、探诊、松动度检查和影像学检查均为诊断过程中常用的检测手段。

叩诊

叩诊是一种通过使用镜柄末端与牙冠平行或垂直地向患牙进行叩击，在患牙极其脆弱的情况下可使用手指轻轻按压，以确定患有牙髓病或根尖周病的牙

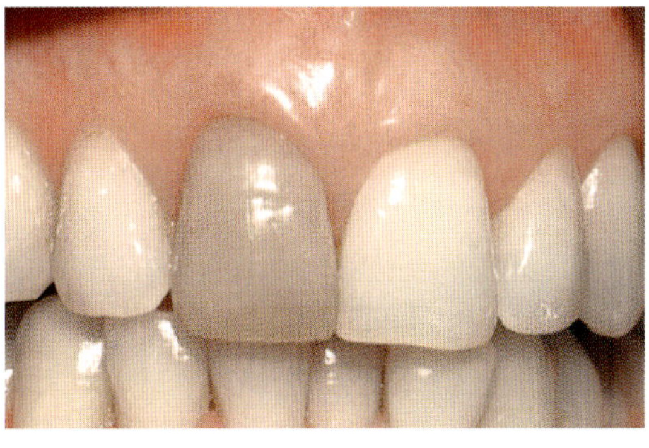

图1–4 11变色可能表明牙髓坏死、髓腔钙化或既往根管治疗不充分。

齿。当叩诊疼痛呈阳性时，它仅表明该牙齿的牙周膜某处存在炎症可能。重复的牙周膜应力（如牙关紧闭、严重错殆畸形或牙齿外伤），即使没有牙髓病或根尖周病变的情况也可以导致牙周膜的炎症。咬紧牙关、严重错殆畸形或牙齿外伤引起的牙周膜重复性劳损可导致其炎症，但并不伴有牙髓病和/或根尖周病[2]。在叩诊检查过程中的一个常见失误是认为根尖周炎导致牙齿对叩诊呈阳性。为避免这种错误，应考虑是否存在其他病因（如牙齿对叩诊有反应时是否存在深龋和/或修复体）。

扪诊

扪诊有反应表明牙齿根尖周组织存在炎症，比叩诊测试更可靠。扪诊阳性通常提示患有牙髓病和/或根尖周病的牙齿存在根尖周炎症。

牙髓活力测试

目前，检查牙髓反应的方法有3种：冷测、热测和电活力测试。这些测试其实并不能确定牙髓的活力，只能提示牙髓对这些刺激的敏感程度。根据患者的主诉来选择适当的测试，用以模拟和再现患者的主诉症状。如果患者的主诉是对冷刺激敏感，那么再无对患者进行热测和电活力测试的必要。

冷测法是确定牙齿是否存在活髓组织最可靠的方法。用棉卷隔湿并干燥牙齿后，在牙齿靠近釉牙骨质界（cementoenamel junction，CEJ）的颊面或舌面施加冷刺激。对牙齿施加冷刺激后疼痛持续通常是不可复性牙髓炎的征兆。但是，对冷测无反应并不一定意味着牙髓坏死。有些患者对温度变化不敏感，但并不存在牙髓病变。存在牙髓钙化的牙齿在冷测时往往会出现假阴性反应；但当冷测接触到牙龈或接触到邻近活髓牙上时，则可能会出现假阳性反应。牙龈退缩和附着丧失会降低对冷测法的敏感性[48]。冷测结果误判的常见原因是没有正确隔离受测牙，没有与对照牙进行比较，以及误读了假阳性、假阴性的测试结果。

牙髓电活力测试（electronic pulp test，EPT）用以确定牙髓对刺激的敏感性。将受测牙棉卷隔湿及干燥后，用少量牙膏在电测仪的电极上作为导电剂，对牙齿的颊面或舌面施加电刺激。假阳性和假阴性结果可能是该测试的主要问题[49]。细小根管或髓腔及根管闭塞可能会导致假阴性结果[50]。一些临床医生使用牙髓电活力测试中的准确读数作为判断牙髓状态的指标。然而，测试中的准确读数并不重要，因为它不能检测到牙髓活力的细微变化[51]。此外，牙髓电活力测试无法显示出牙髓是否存在部分坏死，尤其是在多根牙中。牙髓电活力测试误判的常见原因是没有正确隔离受测牙，没有与对照牙进行比较，以及对该测试的缺点缺乏了解。

热测法是最不可靠的，只能用于主诉是对热敏感的患者[52]。在用橡皮障隔离受测牙以防止邻牙产生假阳性反应后，在可疑患牙的颊面或舌面加热，与冷测一样，牙齿受热后出现持续性疼痛提示可能存在不可复性牙髓炎。与冷测和电活力测试一样，误判的常见原因是没有正确隔离受测牙，没有与对照牙进行比较，以及对该测试的缺点缺乏了解。

尽管单一的诊断测试具有便利性，但当前的“金标准”检测方法依然需要不同的材料和技术，因此尚未得到充分重视。图1-5显示了目前用于牙髓活力测试的设备。一个能够在一个综合环境中提供冷、热、电和光的诊断设备将提高牙髓测试诊断的准确性。

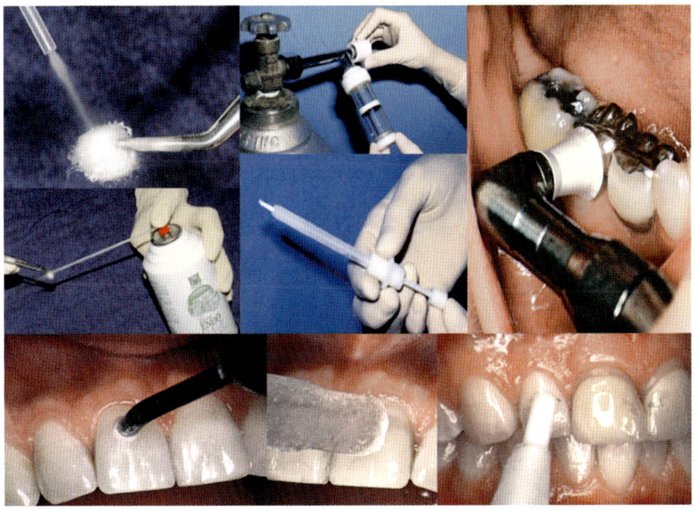

图1–5 目前用于牙髓活力测试的设备。

探诊

探诊是一项重要的临床检查，但它却是诊断和治疗计划中最少使用的检查。根尖周病变和牙周病变都会破坏牙周组织，且可能临床表现相似。探诊是一种可以准确地区分这两种病变的诊断工具。牙周缺损被分为三大类[53–55]。它们或是牙髓源性（牙髓病），或是牙周源性，或是同时源于牙髓和牙周（真正的联合病变）。

牙髓源性病变导致的牙周缺损

牙髓源性病变导致的牙周缺损通常与牙髓坏死的牙齿有关（图1–6a）。牙周探查除了一个有狭窄缺损区无法探明以外，牙齿周围的正常龈沟均可探及。牙周探诊通常显示牙齿周围的龈沟正常，除了一个区域存在狭窄的缺损。这种缺损不是真正的牙周袋，因为根管系统的充分清理、成形和充填通常会完美解决缺损问题（图1–6b和c）。常见失误是探诊不充分，无法确定牙周袋的病因。

牙周源性病变导致的牙周缺损

牙周源性病变导致的牙周缺损通常与菌斑和/或结石堆积导致的牙龈炎和/或牙周炎有关（图1–7）。有上述问题的牙齿对牙髓感觉测试反应正常。探诊时，牙冠在正常范围内。然而，随着探针以“阶梯式”向下逐步深入。牙周袋的深度以“阶梯式”递减，并在牙周袋的另一侧达到正常深度[53]。在探诊时，龈缘处于正常范围内，探针以“阶梯式下降”的方式深入探查，袋深度在另一侧以“阶梯式上升”的方式逐渐恢复到正常深度。在这种情况下，常见的误区是错误地认为这些病变是牙髓源性，且认为患牙经根管治疗可获得良好疗效。

牙髓–牙周联合病变导致的原发性牙周缺损（真正的联合病变）

此病症由牙周部分和根尖周部分（图1–8a）共同组成。真正的联合病变通常伴有广泛的牙龈炎和/或牙周炎临床体征和症状。具有真正联合病变的牙齿对牙髓活力测试无反应。与牙周源性缺损类似，这种类型的缺损较宽，呈V形[56]。真正的联合病变需要同时进行牙髓和牙周治疗（图1–8b）。在这种情况下，常见失误就是错误地认为这些病变会对单一的牙髓或牙周治疗即可获得良好疗效。

松动度检查

与牙周探诊一样，在许多情况下，松动度检查也没有得到充分的应用和重视，而且往往没有得到正确的记录[57]。松动度测试可以帮助确定疾病的病因和预后。因牙周病导致的极度松动牙几乎没有牙周支持，通常预后较差。严重的根尖周脓肿会导致牙齿过度松动，通常在成功进行根管治疗后松动度会显著减轻。常见失误是误认为所有的牙齿，无论其病因如何，只要出现严重的松动，就表示预后不佳，需要拔除。

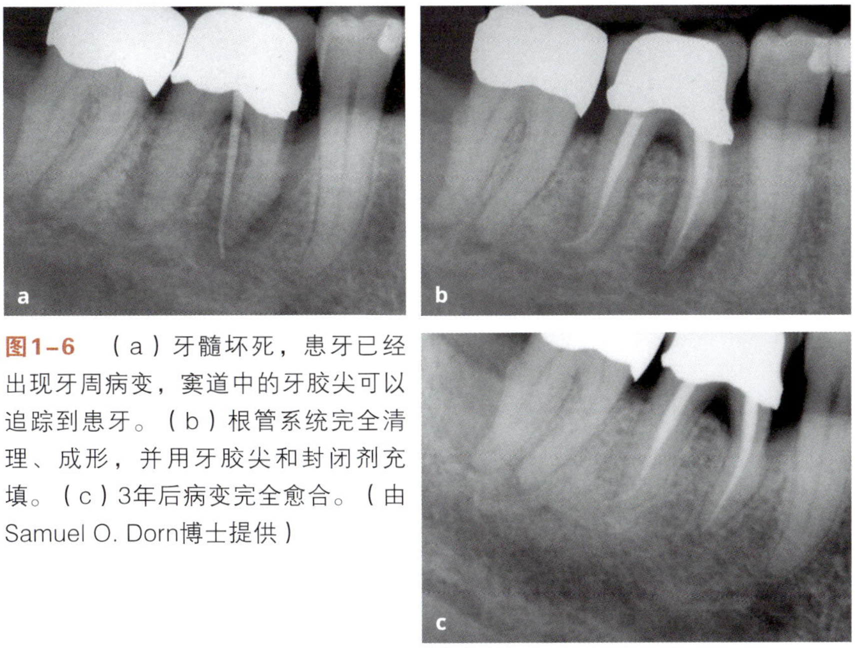

图1–6　（a）牙髓坏死，患牙已经出现牙周病变，窦道中的牙胶尖可以追踪到患牙。（b）根管系统完全清理、成形，并用牙胶尖和封闭剂充填。（c）3年后病变完全愈合。（由Samuel O. Dorn博士提供）

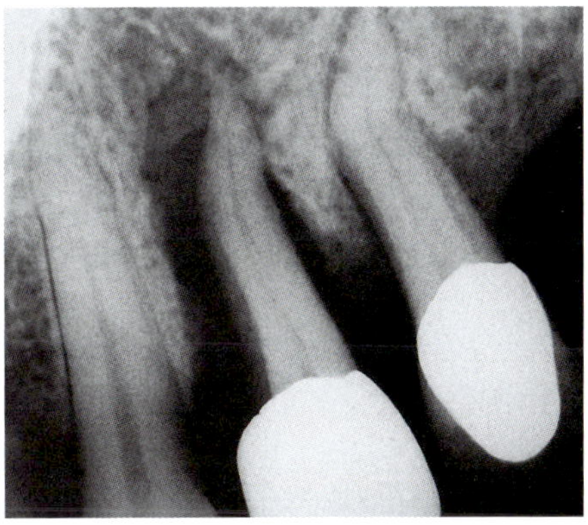

图1–7　上颌左侧前磨牙区域的根尖片显示该区域存在严重的牙周病变，沿根面有广泛的垂直和水平骨丧失。

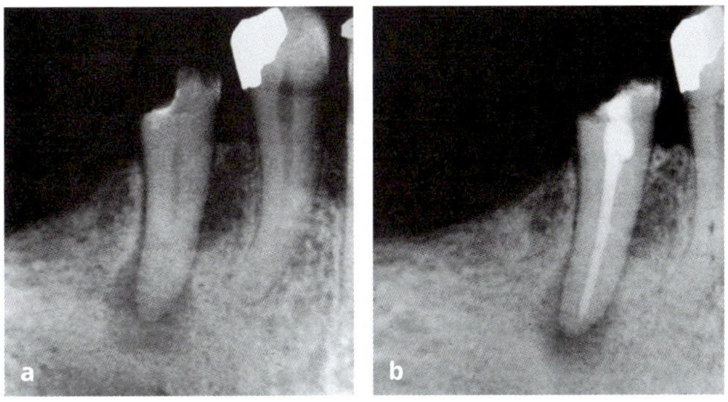

图1–8　（a）在45中观察到真正的牙髓–牙周联合病变。（b）对该牙齿进行牙髓和牙周治疗后，这些病变在6个月内明显缓解。

影像学检查过程中的失误

影像学检查对于硬组织的评估至关重要（见第2章）。然而，一些临床医生过于依赖影像学检查结果，而低估了临床检查的重要性。这种态度是错误的，会导致误诊、误治。影像学检查显示了牙齿与邻近神经血管束和上颌窦之间的关系，是否存在龋齿、不良修复体、既往牙髓治疗、异常牙髓和根尖周外观、阻生牙，以及由根尖周病和/或牙周病导致的骨丧失[58]。影像学检查还可能显示与牙髓无关的结构改变和骨性疾病。然而，X线片是二维（two-dimensional，2D）图像，可能无法全面显示临床问题的全貌。从不同角度拍摄多张X线片可最大限度地弥补这一不足。

CBCT可提供三维（3D）图像，有助于复杂病例的诊断。CBCT成像消除了2D成像中存在的解剖噪点，特别是在上颌后牙区这类容易造成结构重叠的区域[59]。与2D成像技术相比，CBCT图像可以在疾病的早期阶段检测出根尖周病变[60]。据报道，CBCT检测出根尖周病变的概率是传统2D根尖片的2倍[61]。使用CBCT成像的缺点是辐射暴露增加、成本高，且无法在所有牙科诊所普及使用。以下情况建议使用CBCT作为辅助诊疗手段：疑难诊断、复杂解剖结构、既往治疗并发症的评估、潜在手术病例的评估以及评估外伤或吸收病例[62–63]。

许多非牙源性透射性病变与牙髓病变的影像学表现非常相似。由于它们的相似性，口腔医生必须运用专业知识和系统性的临床检查加以区分，以此获得正确诊断、避免误诊。牙髓活力测试是区分牙髓源性病变和非牙髓源性病变最重要的辅助手段。伴有根尖周透射影的患牙，通常存在牙髓坏死，因此对牙髓活力测试无反应。相反，非牙髓源性病变通常不会影响邻近牙髓的血供或神经，因此这些牙齿对各种牙髓刺激的反应也不受影响。然而，有些临床医生仅依靠X线片进行诊断，而没有完整地了解病史、症状和体征，也不进行临床检查。为避免错误，应将所有牙髓检查、影像学检查、临床症状和体征以及患者的病史细节全部有机统一，从而做出诊断和治疗计划。事实上，大多数影像学变化是由牙髓病理变化引起的牙髓病变，一些影像学变异（如解剖变异以及良恶性病变），都可能存在与根尖周病变相似的特征[2]。

一些解剖结构的影像学表现与牙髓源性根尖周病变相似。例如，牙根尖附近的大骨髓腔隙、下颌下窝、上颌窦、正在发育牙齿的根尖牙乳头、鼻腭孔、颏孔（图1–9），以及下颌骨的舌侧凹陷。与这些相关的牙齿对牙髓活力测试有反应，并且没有表现出与任何疾病相对应的临床体征或症状。此外，通过改变

X射线管角度，这些透射性病变的位置可以相对于其原始位置和根尖移动（图1-9b）。

一些良性病变的影像学表现与牙源性根尖周病相似。例如，初期的根尖周牙骨质发育不良（图1-10）、初期的单骨型骨纤维异常增殖症、初期的骨化纤维瘤、始基囊肿、根侧牙周囊肿、含牙囊肿、鼻腭管囊肿、孤立性骨囊肿、中心性巨细胞肉芽肿、中央血管瘤、甲状旁腺功能亢进症、牙源性黏液瘤和成釉细胞瘤。与这些病变相关的牙齿根尖周硬骨板通常是完整的，并且这些牙齿的牙髓测试结果在正常范围内。为了明确这些病变的最终诊断，需要进行手术活检和组织病理学检查[64]。

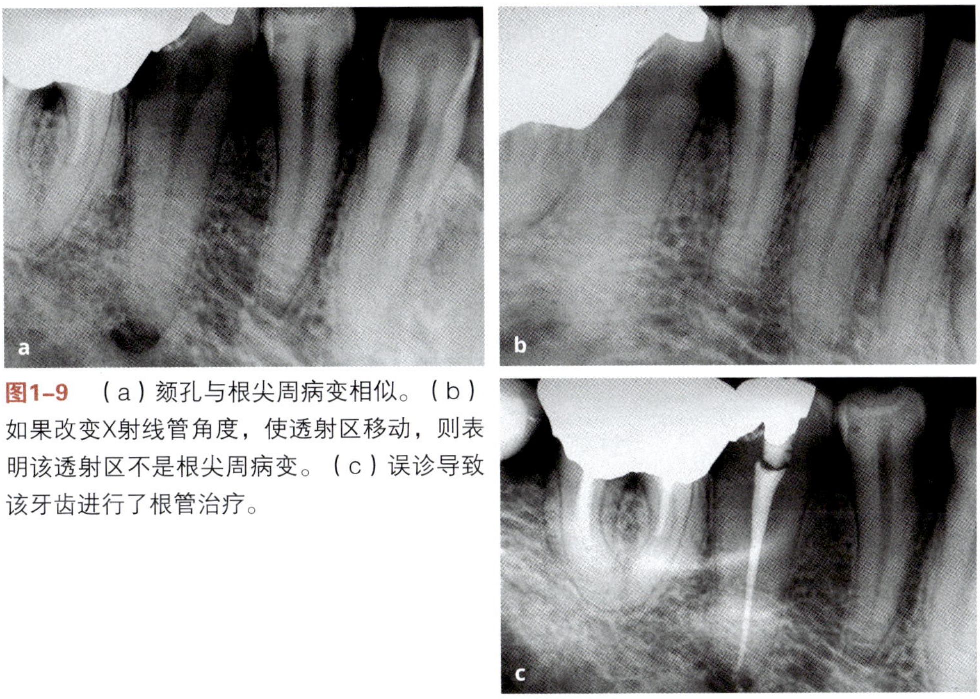

图1-9 （a）颏孔与根尖周病变相似。（b）如果改变X射线管角度，使透射区移动，则表明该透射区不是根尖周病变。（c）误诊导致该牙齿进行了根管治疗。

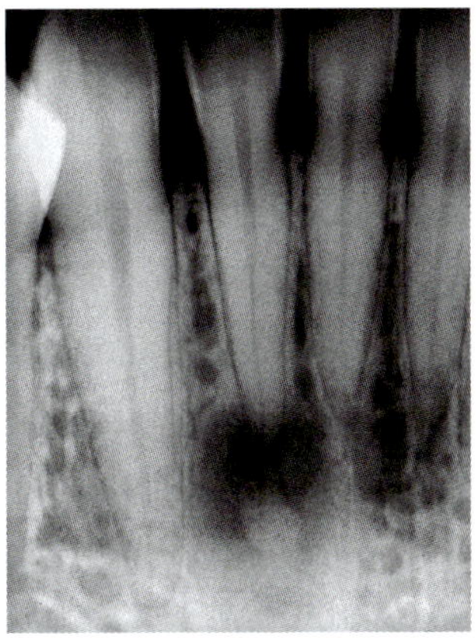

图1-10 牙骨质发育不良的初期阶段可能会被误认为是牙髓源性的根尖周病变。

一些恶性病变的影像学表现与牙源性根尖周病相似。例如，转移性淋巴瘤、鳞状细胞癌、骨肉瘤、软骨肉瘤和多发性骨髓瘤。与牙髓源性的牙髓病变不同，这些病变通常伴随着快速且大范围的硬组织破坏（图1–11）。病变区域内的牙齿通常对牙髓活力测试有反应，但在某些情况下，当病变破坏了牙髓或感觉神经，此时会对测试无反应。然而，这种情况偶发、并不常见。关于更完整的列表以及这些病变的临床和影像学描述，应参考口腔颌面病理学教科书[65]。

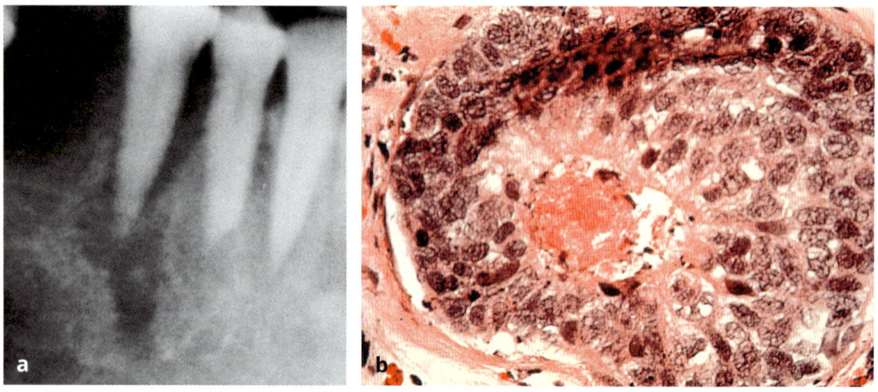

图1–11 腺癌。（a）尽管下颌前磨牙出现了病变，但该区域所有牙齿的反应都在正常范围内。（b）病变生长迅速，活检显示为腺癌。

辅助诊断过程中的失误

在系统地进行临床检查和影像学检查后，通常可以明确诊断和制订治疗方案。但是，如果临床医生无法做出明确诊断，辅助检查（如试验性备洞、选择性麻醉、咬诊和透照检查）可能会有所帮助。

试验性备洞

当冷测、热测或电活力测试结果不确定时，临床医生无法确定可疑患牙是否牙髓坏死，可采取试验性备洞的方法对牙本质进行刺激，该方法是目前最可靠的检测方法。向患者仔细解释试验性备洞的相关事项后，在不麻醉的情况下进行入路预备。当接触到牙本质时患者会感觉到疼痛，则证明牙髓有活力。如果到达牙本质甚至髓腔都无反应，则说明牙髓已经坏死。然而，大多数临床医生都没有意识到该检测方法对判断可疑患牙牙髓状态的重要性。此外，如果在测试前对患者的解释不充分，可能导致假阳性反应。

选择性麻醉

当患者无法明确患牙时，选择性麻醉是一种有效的定位疼痛的检测方法。当怀疑是患牙为下颌牙时，进行下颌阻滞麻醉后疼痛消失，则可明确诊断。从前向后的浸润麻醉可以帮助确定可疑的患牙是否为上颌牙齿。在操作过程中，一个常见失误是浸润麻醉的顺序颠倒为从后向前。另一个常见失误是认为牙周膜内注射法可以定位下颌的患牙。牙周膜内注射通常会麻醉多颗牙齿，因此不应作为定位下颌牙痛源的诊断方法[66]。该方法更适用于上颌牙。

咬诊和透照检查

咬诊和透照检查是鉴别牙齿中是否存在裂纹或断裂较为有用的方法[67]。使用这些测试的一个常见失误是在没有对相关牙齿进行数字化检查的情况下，将轻微裂线视为裂纹或断裂[68]。

影像学检查过程中的失误

Radiographic Mishaps

SEYED ALIAKBAR (ALI) VAHDATI
KENNETH ABRAMOVITCH

目标

阅读本章后，读者应能够：

1. 区分正常结构与异常结构或病理结构在影像学上的表现差异。
2. 了解不同放射成像方式的重要性，以及每种方式可能导致的失误或误诊。
3. 了解如何预防影像学检查过程中的失误。
4. 确定有助于获得理想影像学图像的技术因素：
   - X射线发射源的大小
   - X射线源到物体的距离
   - 物体到接收器的距离
   - 接收器与牙齿长轴平行排列
   - X射线束与牙齿和接收器的垂直方向
5. 了解影响牙髓病影像学诊断和治疗的解剖学因素：
   - 下颌骨影像上显示的正常解剖结构
   - 上颌骨影像上显示的正常解剖结构
   - 根管的数量和位置（same lingual opposite buccal，SLOB规则）
6. 识别非牙源性的牙齿异常和透射性病变。
7. 了解牙髓影像学诊断和治疗过程中的技术失误：
   - 锥形束切口
   - 重叠
   - 缩短
   - 拉长
8. 识别牙髓治疗术后影像学检查过程中的失误。
9. 了解如何使用CBCT来减少牙髓影像学诊断和治疗过程中的失误。

引言

影像学检查在牙科诊断和治疗计划中起到必不可少的支持作用。本章将概述在牙髓病学患者治疗过程中使用放射成像时所面临的挑战以及如何克服这些挑战。不断地创新使X射线成像成为牙髓病患者治疗中最先进的方面之一[1]。数字技术的引入和口内放射成像的持续使用，以及口外CBCT的不断进步是本章将讨论的两个创新的例子[2-6]。

口内图像接收器概述

口内放射影像可以通过放射胶片或数字接收器获取。务必要理解，从最早在玻璃板上使用感光乳剂，到后来开发出支持射线乳剂的塑料（即胶片），“感光器”这一术语在牙科成像中发生了巨大的变化。Francis Mouyen在20世纪80年代引入了口内数字传感器[2]。这项技术很快被牙髓病学家所采用，因为数字传感器极大地提高了牙髓病治疗的效率和完成率。数字传感器，特别是固态数字传感器，是牙髓病学管理中首选的传感器类型。

虽然事实证明数字图像质量与胶片图像质量相比并无明显优势，但数字传感器却更为实用。数字传感器的优势在于可减少患者辐射暴露，并提高图像采集、存储、检索和传输的速度。与胶片相比，数字传感器的另一个优势是省去了烦琐且费时的化学胶片冲洗工序，这一过程耗时更长，还需要使用暗室。数字传感器极大地提高了完成牙髓病治疗过程中的效率[6-18]。

数字接收器包括刚性固态传感器和荧光板传感器。口内数字接收器的大小与传统牙科胶片相当。刚性数字接收器通常有#1和#2两种尺寸，而荧光板传感器则有可用的固定尺寸（0、1、2、4）。可用尺寸的范围取决于具体的产品制造商。由于数字接收器无法进行消毒，因此使用正确的感染控制技术非常重要。传感器制造商会就如何准备和覆盖数字接收器以将其置于患者口内，以及如何在放射影像采集完成后有效去除覆盖接收器的屏障提供建议[19-21]。

刚性数字接收器被归类为直接数字设备。这些刚性数字接收器通常是互补金属氧化物半导体（complementary metal-oxide semiconductor，CMOS）传感器或电荷耦合器件（charge-coupled device，CCD）传感器，前者在当今的使用中最为普遍。前者因传感器通过USB直接与计算机相连而减少了硬件的数量。CCD传感器需要先进行模拟到直流的电源（direct current，DC）硬件转换，然后才能将信号连接到计算机。

这些直接数字接收器将衰减的X射线束光子信号转换成电子信号。然后，每个像素中的电能被转换成二进制数字灰度值（数字化），并在显示器上显示为灰度图像。数字信号还存储在采集计算机的存储介质中。实际图像采集可在曝光后2～7秒内显示。后者取决于传感器所连接的服务器。同一接收器可用于每个后续投影，每次曝光后只需将接收器重新定位以进行下一次观察即可[22]。

存储荧光板（storage phosphor plate，SPP）或光刺激荧光板（photostimulable phosphor，PSP）通常被称为间接数字接收器。这些平板上有一个铕激活剂（或铕掺杂剂）的氟化钡乳剂，在曝光后将潜像作为差分电荷信号存储在荧光板的像素上。

荧光板曝光后，用紫外线激光扫描接收器，以释放带电板上的光子。然后，荧光板上各个像素的光强度会被分配一个数值，用于图像处理。光强度数值被指定为灰度值，灰度值范围从非常亮到非常暗，取决于被成像物体的密度。数字图像的保存得益于计算机显示器上显示不同的灰度强度。不过，印版上存储的电荷可以通过暴露在白光下被擦除，这样印版就可以重复使用。每次投影都需要一个单独的印版，并且印版上存储的电荷必须在重复使用前用白光擦除。可选择在扫描步骤完成后立即进行擦拭印版，然后再退出扫描仪[22-27]。

软件增强功能允许临床医生通过不同的方式调整数字图像。这些调整包括改变对比度、密度、缩放或放大特定感兴趣区、图像密度反转、彩色化、测量以及应用滤波器降低噪声或锐化边缘。图像增强往往是主观的，取决于临床医生在解读图像过程中的视觉偏好。使用这些修改需要谨慎，因为后处理或图像增强/修改应用程序可能并不一定会提高图像的诊断价值，有时可能还会导致误读（图2-1）[23,28-30]。使用时，只建议查看先前感兴趣区，而不是查看对整个图像的修改。

数字成像的另一个有用的工具是减影。通过这一过程，临床医生可以比较治疗前后同一区域的情况，以评估其变化。计算机将两张图像相减，剩下的图像就代表了治疗前后骨密度的差异或变化。然而，数字减影的挑战在于减影之前需要对图像进行套准。图像的位置或投影几何形状很少是完全相同的。因此必须在结构上匹配，以便软件确定在不同时间拍摄的两张图像之间实际发生的变化。

在获取数字图像后，可将其存储在计算机中、打印或以电子化方式发送给转诊医生或保险公司等。数字放射成像技术便于图像的存储和查阅、打印、复制及电子传输。数字图像是完整电子病历不可或缺的一部分，无须物理存储空

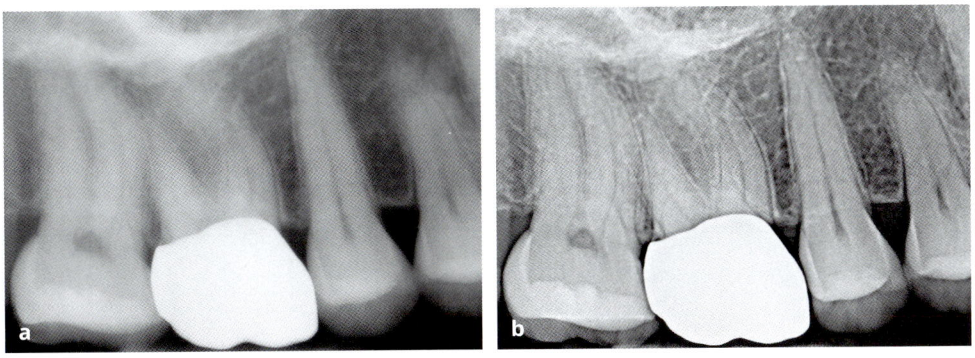

图2-1 数字根尖片。（a）未经过软件增强。（b）软件增强将图像锐化。增强后的清晰度显示出牙冠边缘的继发龋。

间，也不用担心打印间图像会被物理损坏或毁坏。无论如何，备份患者记录以免在发生数字事故时丢失数据是很重要的，因为数字事故可能会损害最初捕获的数字图像数据。备份可通过多种存储介质实现。例如，DVD、U盘、外置硬盘或云技术。对于大量数据存储（通常＞64GB），建议使用后两种方法。

数字成像技术与胶片放射成像技术一样，使用X射线束准直器来减少皮肤表面的曝光面积，并优先使用矩形准直器和接收器固定装置用以减少重拍次数。矩形准直器减少了初级辐射和散射辐射。这不仅有益于患者减少曝光量；散射辐射量的降低也改善了图像质量。由于数字接收器相较于胶片对散射辐射更为敏感，因此建议在数字成像系统中使用矩形准直器。临床医生可以使用多种市售设备来实现矩形准直并减少曝光。目前的数字接收器可比F-速度胶片减少同等或更多的剂量，但诊断效果却相当。

大多数在胶片曝光中出现的技术和曝光错误也会发生在数字接收器上。数字成像的最大优势在于消除了处理错误，这是胶片摄影中最常见的重拍原因。此外，数字成像无须暗室和化学处理设备。对存储空间、物理处理和化学处理成本的要求也不复存在。胶片的化学处理步骤、冗长的处理时间以及设备的使用都需要额外的时间和精力才能正确完成。

虽然数字成像技术为牙科影像的拍摄和存储提供了便利，但临床医生必须遵循所有必要的建议，以符合“尽可能低（as low as reasonably achievable，ALARA）原则”，从而进一步减少患者的辐射暴露[19-31]。

临床检查与影像学检查的比较

放射影像显示的结果往往超出临床检查的可视范围。但是，必须明白这些放射影像是对临床检查的补充，而不应取代全面的口内和口外临床评估。然而，一些临床医生过于依赖影像学检查结果，而低估了临床检查的重要性。这种做法确实低于患者口腔治疗的标准，并可能导致误诊、误治和不良结果（见第1章）。

影像学检查通过显示是否存在龋病或不良修复体来协助临床检查。影像学检查对于以下情形的鉴别诊断有更明确的意义，包括既往牙髓治疗、异常牙髓和根尖周外观、阻生牙、牙齿与邻近神经血管束和上颌窦之间的关系，以及由根尖周病和/或牙周病导致的骨丧失[1-3]。影像学检查还可显示与牙髓无关的结构改变和骨性疾病（见第1章）。

不同的放射成像方式

被用于牙髓病治疗的最常见牙科X线片是根尖片和咬合翼片。这些X线片是二维（two-dimensional，2D）图像，无法在所有解剖平面上显示疾病过程的细节。通常需要从不同的水平投影角度拍摄多张X线片，以尽量减少这一不足。

口外全景成像技术自面世以来就非常受欢迎，因为一次曝光就能获得广角的颌骨图像。但口外全景成像技术因较低的分辨率使根管错综复杂的结构和内部细节显像欠佳。因此，在CBCT问世之前，口外全景成像技术并没有使牙髓病患者的治疗受益。

CBCT是一种数字化口外成像技术，它显著地改变了牙髓病的诊断和治疗。CBCT提供三维成像，极大地帮助了复杂病例的诊断。三维成像是指软件能够生成感兴趣区的无限个多角度和多解剖平面视图的能力。这样就可以对相关的感兴趣区进行三维评估。

CBCT成像技术克服了解剖结构重叠的局限性（如颧突在上颌磨牙根上的重叠；颏孔与前磨牙根尖的重叠等）。与二维成像技术相比，CBCT成像还能够发现早期的根尖周病变。据报道，CBCT发现根尖周病变的概率是二维根尖周成像技术的2倍。使用CBCT成像的缺点是增加辐射暴露、经济成本高，而且并非所有牙科诊所都具备这种设备。对于诊断困难、牙槽骨解剖结构复杂、创伤性损伤或骨吸收病例的评估，推荐使用CBCT扫描。CBCT的其他适应证还包括评估先前治疗的并发症和潜在的手术病例[32-36]。美国牙髓病医师协会与美国口腔颌面放射学会（American Association of Endodontists/American Academy of Oral and Maxillofacial Radiology，AAE/AAOMR）的立场声明概述了CBCT在牙髓病患者治疗中更全面的适应证[37]。

还应该提到的是，在现代，成像不再仅仅依靠X射线的使用。其他有利于口腔治疗的成像方式包括光学扫描成像、磁共振成像（MRI）以及前沿的超声成像[38-39]。这些方法仍处于牙髓病学应用的初级阶段，但它们显示出未来牙髓病治疗的潜在优势。

每种模式下潜在的图像伪影和误诊

在图像采集过程中，可能会出现一些伪影，主要是物体变形，这可能会影响根管治疗过程中的影像学解读。伪影是指图像中与被研究对象无关的任何形变或错误。

拍摄到的图像中的锥形束切口、与其他牙齿和解剖结构的重叠，以及牙齿的缩短或拉长都是可能出现的主要技术问题。另外，解剖学上的挑战包括在正常结构上的重叠，这些结构可能类似于牙髓源性的牙髓病变。这些错误判读会导致误诊（见第1章）。因此，为了避免严重的错误，临床医生应该依靠他们系统的解剖学知识和临床检查来做出诊断。准确了解牙齿的内部解剖结构也是至关重要的。了解每颗牙齿和多根牙齿的每根牙根中可能存在的根管数量对牙髓治疗的结果起着重要作用。影像学判读中遗漏的根管可能导致根管未得到治疗，最终牙髓治疗失败。

识别牙齿异常和/或正常解剖结构的变化在准确的诊断及治疗计划中也起着重要作用。牙髓病患者治疗中最常见的解剖变异有畸形中央尖、牙内陷、远中舌根和副根管以及C形根管[40]。临床医生还应能够区分内吸收、外吸收和牙颈部吸收的影像学表现。对这些不同吸收模式的不正确识别可能会导致误治和不良预后。

CBCT也会受到图像伪影的影响，这些伪影可分为固有的、与程序相关的、引入的或患者运动引起的。固有的伪影产生于CBCT数据采集所涉及物理过程的限制。光束硬化伪影和散射伪影是两种最常见的固有伪影（图2–2）。

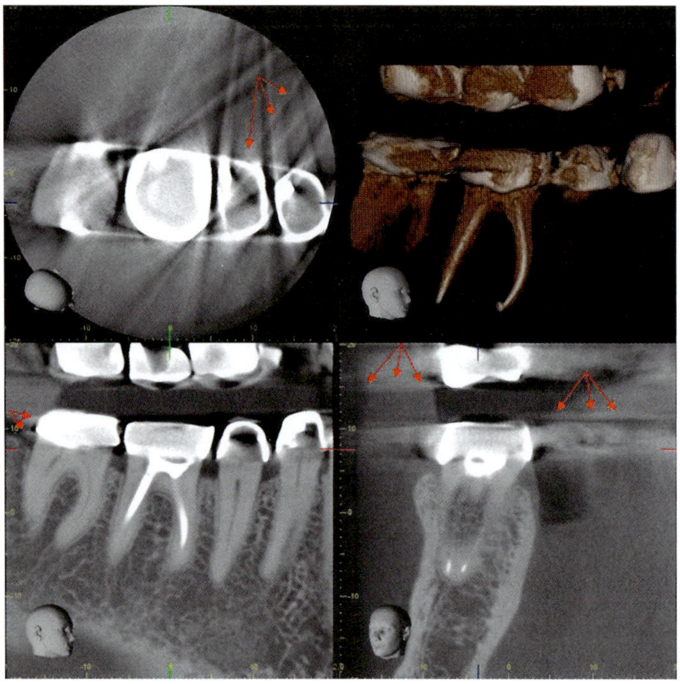

图2-2 CBCT多平面重建图像上的散射。箭头所示为部分散射伪影区域。

当X射线束穿过物体时，能量较低的光子比能量较高的光子吸收得更多。因此，更多的高能量光子与数字接收器相互作用。用于生成图像显示的重建算法非常复杂。为了方便和快速（即时间效率）地获取及显示图像，图像处理过程中会出现一些折中方案，从而增加了复杂性。这些折中方案实际上误解了衰减的程度，并假设金属结构附近的光束能量过饱和。这将导致图像显示出现暗区，也被称为像素显示值消失。这种现象被称为光束硬化，会形成两种类型的CBCT图像伪影：①金属结构因吸收差异而产生的变形；②相邻致密（金属）物体引起的条纹和暗带（图2-3）。

散射伪影是由X射线光子在与物体密集区域相互作用后从其原始路径衍射而产生的。在重建算法中，衍射光子会在图像显示中不该出现的区域产生信号增益和信号损失。散射会造成条纹伪影，这些伪影可以是在重建图像上的明暗“条纹”。

在临床实践中，建议缩小视野尺寸、调整患者体位或将牙弓分区操作，以尽量减少易受光束硬化或条纹影响的扫描区域（如金属修复体、牙种植体）。

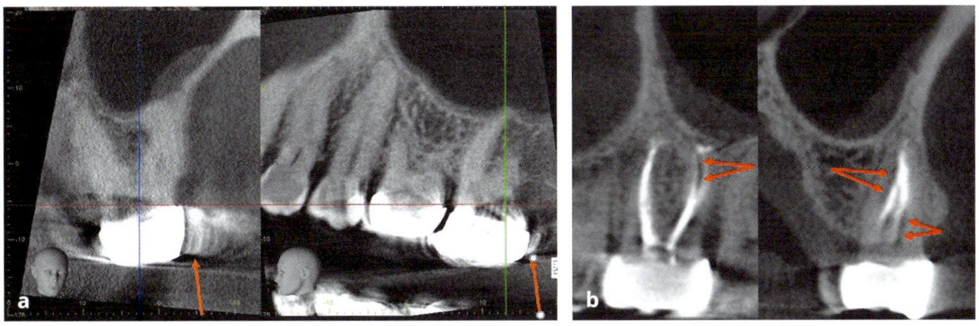

图2-3 （a）患者运动伪影。请注意箭头显示金属牙冠的多个边缘。（b）光束硬化伪影。箭头所示的暗区模拟根管充填物中的空隙。

在扫描前摘除珠宝等金属物品也很重要，以减少叠加在感兴趣区（region of interest，ROI）上的周边光束硬化效应。

X射线源与检测器的错位会产生类似于患者移动产生的双重轮廓伪影。因此，可能需要定期对源–探测器进行重新校准以防止出现伪影。

患者的体位和稳定性在图像采集中也起着重要作用。患者的移动会导致数据的错误配准，在重建的图像中表现为双重轮廓（图2–3a）。在重新扫描之前，应评估和考虑运动伪影对ROI可视化的影响程度。在采集过程中，可使用头带和颏托来避免运动伪影。一般来说，使用尽可能短的扫描时间可以最大限度地减少运动伪影，同时降低与CBCT成像相关的辐射剂量[41–43]。然而，对用于牙髓病诊断的高分辨率扫描来说，这并不是一个很好的选择。高分辨率扫描需要更长的曝光时间，以便为该扫描方案中使用的更多较小像素生成足够X射线信号。这些扫描还需要最大数量的基础图像来获得更高的分辨率。

影响根尖片理想诊断和工作的技术因素

为了防止X线片误差，首先要有一个理想的参照物。为了便于理解，X线片可以被看作是牙齿和周围结构的投影图像，类似于照片。接收器的作用是捕获感兴趣区的投影图像。下面总结了优化图像质量的诊断图像投照原则：

X射线发射源的大小

X射线光子应尽可能从最小的辐射源发出。在X射线管头部，X射线光子来源于X射线管阳极上的焦点。当电子在曝光过程中撞击焦点时，就会发射出X射线。焦点越小，图像分辨率越高。焦点的大小是制造商在购买X射线装置前设定的固定选项。在过去的几十年中，制造商已经能将焦点尺寸从1.2mm^{2}缩小到0.5mm^2。这归功于固有的X射线管冷却系统的改进。一些用于其他医学领域的X射线装置有不同的X射线管和冷却系统。其中焦点最小可达0.1mm^2。质量保证程序（quality assurance program）中使用的分辨率测试设备可以确定焦点大小是否出现与使用时长相关的衰减，并显示何时需要更换X射线头。焦点检测通常与国家规定的X线机定期检查一起进行[44]。

X射线源到物体的距离

X射线源到物体的距离应尽可能长。焦点与被成像物体之间的距离被称为源到物体的距离。具有更长开放式位置指示器（position-indicating device，PID；锥形）的机器能够使X射线光子在X射线束中以更直的路径发射，从而减少光束的发散。这样得到的图像会有更清晰的物体轮廓，图像放大倍数也会更低[44]。

物体到接收器的距离

物体到接收器的距离应尽可能短。将接收器放置在更靠近被拍摄牙齿或解剖结构（即物体）的地方，也可以降低放大倍数并提高图像清晰度。在分角线投照技术中，物体与接收器的距离比平行投照技术短。然而，分角线投照技术并不符合精确影像投影的其他原则。因此，它更容易出现尺寸和形状失真，不建议将其作为主要的成像技术。形状失真是指偏离物体的真实形状或尺寸。分角线投照技术被认为是次要方法，但在无法将接收器（即传感器）平行对准牙齿垂直轴时可能是必要的方法[44]。

接收器与牙齿长轴平行排列

接收器与牙齿长轴应相互平行。当接收器和牙齿长轴相互平行时（即平行投照技术），放射影像的几何形状失真会减少。这就提高了解剖学的准确性[44]。

X射线束与牙齿和接收器的垂直方向

X射线束应垂直于牙齿和接收器的垂直轴。理想情况下，X射线束最好与牙齿长轴垂直或成直角，牙齿长轴最好也垂直于接收器。如果不遵循这一原则，物体（牙齿）的垂直长度就会出现误差，所得到的图像要么会出现缩短（比实际物体短），要么会拉长（比实际物体长）。X射线束的垂直方向可提高解剖学准确性并减少几何形状失真[44]。表2-1总结了这些原则及其对放射成像的影响。

表2-1 放射成像原则及其影响的总结

原则	结果
X射线光子应尽可能从最小的辐射源发出	可提高图像清晰度
X射线源到物体的距离应尽可能长	可提高图像清晰度并减少放大倍数
物体到接收器的距离应尽可能短	可提高图像清晰度并减少放大倍数
接收器与牙齿长轴应相互平行	可提高解剖学准确性并减少几何形状失真
X射线束应垂直于牙齿和接收器的垂直轴	可提高解剖学准确性并减少几何形状失真

“完美”的影像投照技术应同时包含表2-1所列出准确影像投照的所有5项原则。但是，还没有找到一种能够满足准确影像投照所有要求的理想技术。平行投照技术通常使用接收器固定装置，是首选的口内技术，因为它遵循了表2-1（图2-4）所列的5项准确影像投照原则中的4项。然而，浅腭穹隆顶以及较高的下颌舌骨肌和颏结节使很难始终保持接收器的平行放置。

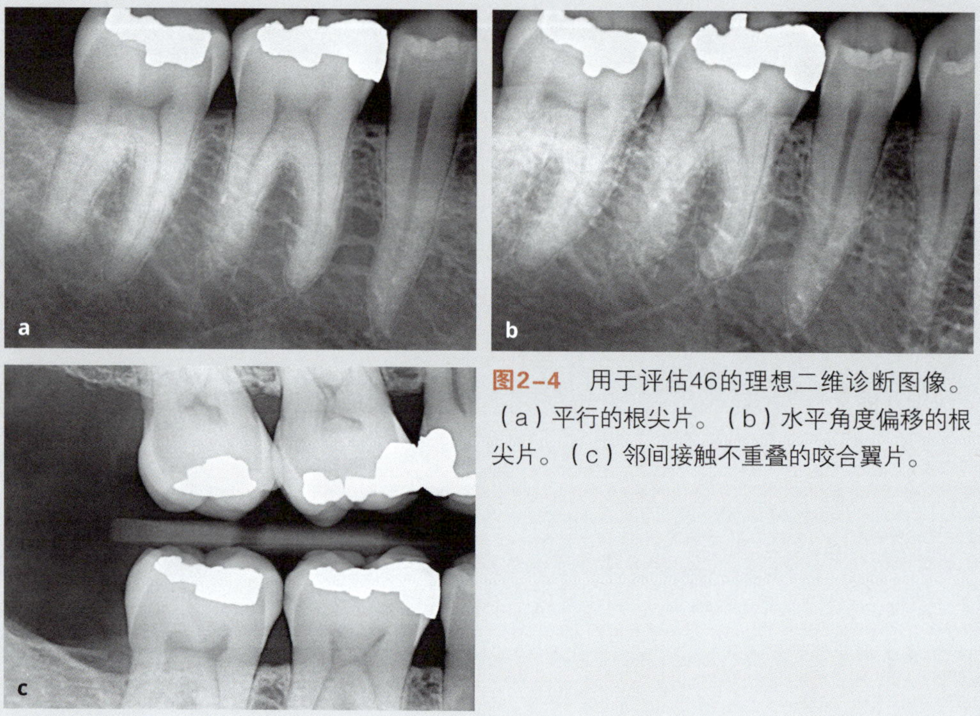

图2-4 用于评估46的理想二维诊断图像。（a）平行的根尖片。（b）水平角度偏移的根尖片。（c）邻间接触不重叠的咬合翼片。

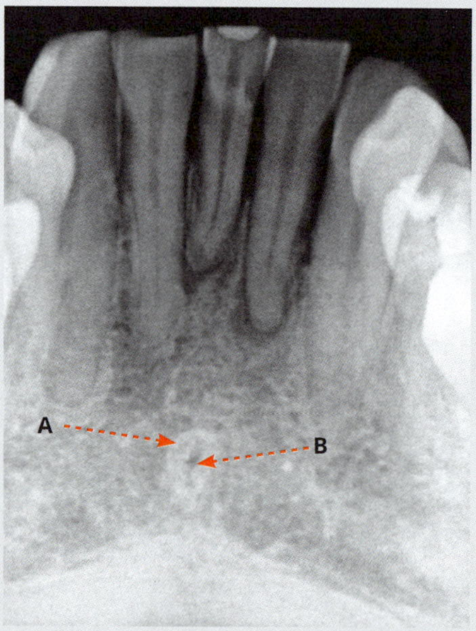

图2-5 颏棘和下颌舌侧孔。环形阻射影（A）为颏棘，中间的透射点（B）为下颌舌侧孔。

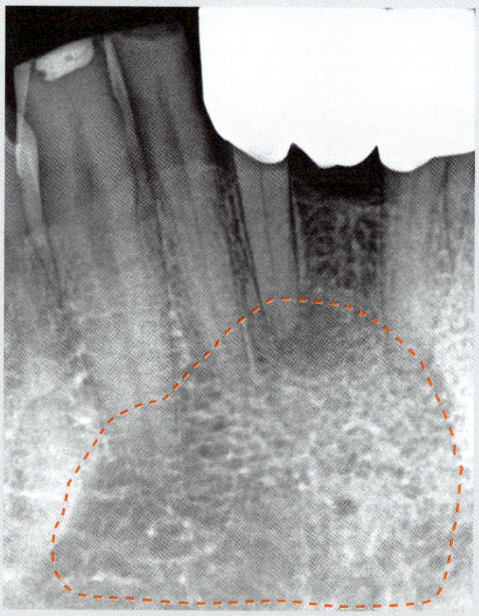

图2-6 颏窝（用虚线标出的区域）。［译者注：“颏窝”一词在国内教科书里找不到，而“切牙窝（incisive fossa）”多用于上颌，常与鼻腭管囊肿鉴别诊断，但国外也有将下颌的“颏窝”称为“切牙窝”］

影响牙髓病影像学诊断和治疗的解剖学因素

X线片的判读基于对正常解剖标志的识别，以及疾病进展过程改变了正常的解剖形态。因此，了解解剖结构对于区分正常结构、正常结构的变化（异常）和疾病至关重要[17–18,44–47]。在上颌骨和下颌骨中都有一些透射与阻射的解剖结构，临床医生应该了解这些结构。缺乏对正常解剖标志的识别可能会导致误诊和误治（见第1章）。此外，在进行影像学检查时还需要识别牙齿异常，避免将其当作某种疾病治疗。

下颌骨影像上显示的正常解剖结构

颏棘（genial tubercle）

颏棘是位于靠近下颌中线、切牙根方的一个骨性突起。该结构是颏舌肌和颏舌骨肌的附着点。虽然颏棘的外观各不相同，但在下颌中切牙根方通常会产生环形阻射影。颏棘也被称为颏脊（mental spine）[48]（图2–5A）。

下颌舌侧孔

下颌舌侧孔位于下颌前部舌侧，在中切牙根尖的下方，在下颌舌侧的舌尖上，舌下动脉从该孔中穿出。舌侧孔可以在下颌切牙根尖片上观察到[48]（图2–5B）。

颏窝

颏窝是下颌骨唇侧的一个解剖凹陷。它在颏嵴上方呈弥漫性透射影。颏窝的突出程度因下颌骨前部的凹陷程度、厚度和下颌骨前部骨小梁密度的不同而异[48]（图2–6）。

颏嵴（mental ridge）

颏嵴是下颌骨前部唇侧表面的骨突起。该结构呈倒置的V形阻射骨嵴，从前磨牙向两侧的尖牙区延伸，在中线处汇合。颏嵴的形状各异，有的颏嵴解剖结构非常明显，而有的则几乎看不到其存在。颏嵴可以在切牙根尖片和部分尖牙根尖片的近中侧观察到[48]（图2–7）。

2

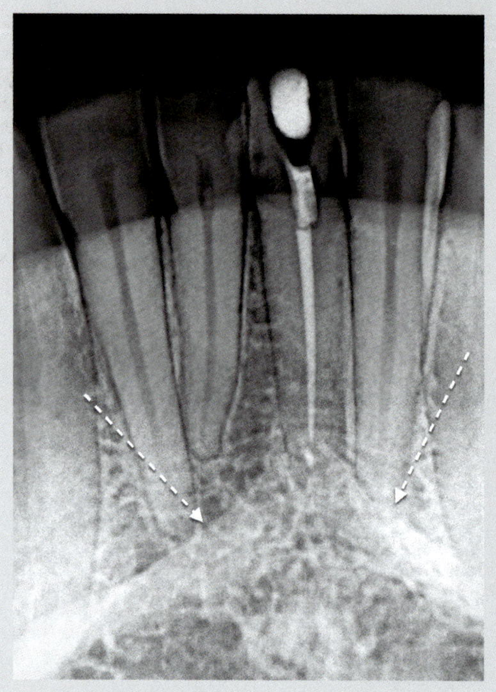

图2-7　颏嵴。

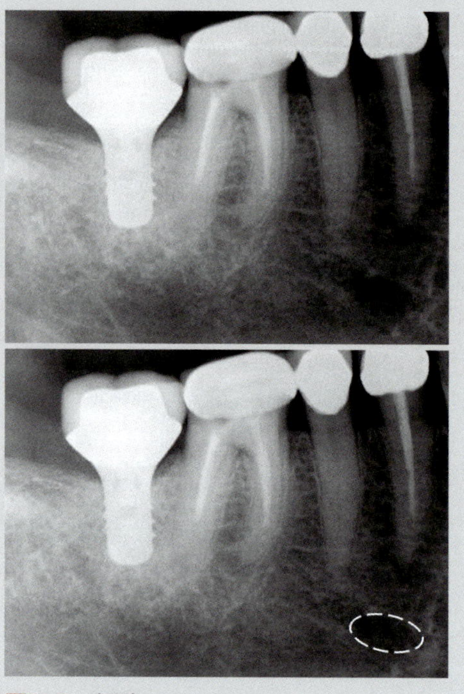

图2-8　颏孔。

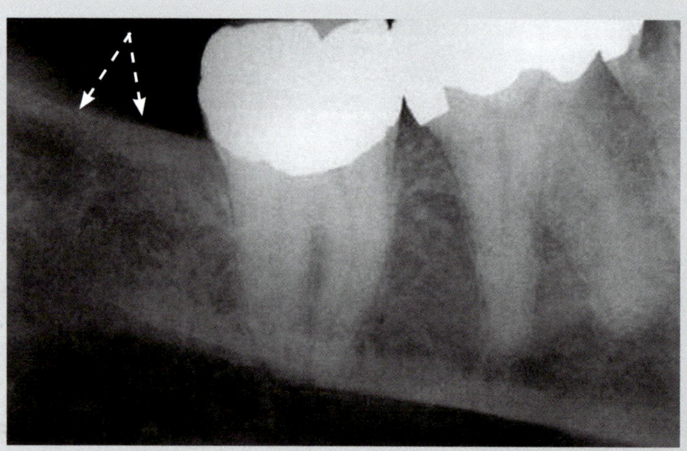

图2-9　外斜嵴（external oblique ridge）。［译者注：人民卫生出版社《口腔解剖生理学》（第7版）将此突起的嵴称为外斜线（external oblique line）］

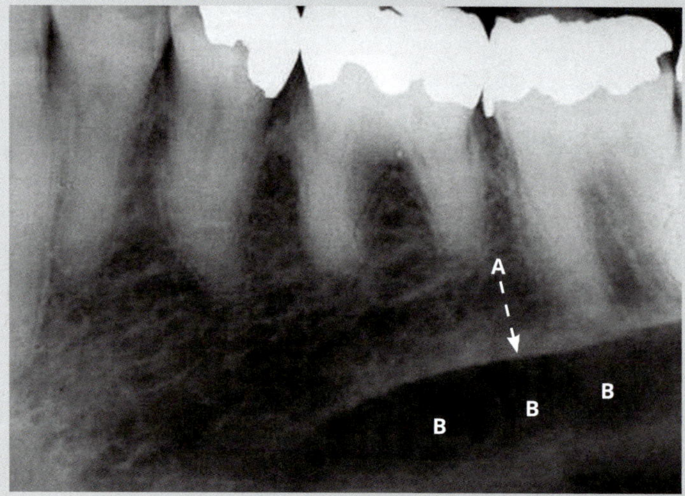

图2-10　内斜嵴（A）和下颌下窝（B）。

颏孔

颏孔是位于下颌前磨牙根部下方的圆形至卵圆形透射结构。这个结构是牙槽神经和血管系统通道的开口。颏孔可以在下颌磨牙、前磨牙和尖牙根尖片上观察到。这种双侧透射影可被误认为是根尖周病变。然而，通过仔细检查相邻的健康牙齿及其支持结构，很容易将其区分开来[48]（图2–8）。

外斜嵴

外斜嵴或外斜线是位于下颌骨外侧的嵴的骨性前缘。外斜嵴呈下–前对角线走向，可以在大多数下颌磨牙根尖片和磨牙咬合翼片上观察到[48]（图2–9）。

内斜嵴

内斜嵴是位于下颌骨后部舌侧的双侧骨嵴。这种阻射骨嵴的形态各异，有的内斜嵴解剖结构非常明显，而有的则几乎看不到其存在。当拍摄磨牙根尖片时，它与外斜嵴平行并位于其下方。外斜嵴比内斜嵴更突出，出现频率更高。因下颌舌骨肌以内斜嵴为起点，故内斜嵴也被称为下颌舌骨线（图2–10A）。

下颌下窝

下颌下窝是下颌骨舌侧后部的一个解剖凹陷。该凹陷位于双侧内斜线下方，下颌下腺的外侧就位于这个凹陷内，下颌下窝表现为两侧弥漫性透射影，通常只有少量的骨小梁。由于这种骨小梁的微量存在，它可能表现为颜色更深的透射影，从而诱使初级临床医生误认为是病变。下颌下窝可以在前磨牙和磨牙根尖片上观察到。下颌下窝也被称为下颌下腺窝或下颌窝[48]（图2–10B）。

下颌管

下颌管是下颌骨中的一条通道，下颌神经和血管通过该通道在下颌骨中穿行。下颌管从下颌骨中段的下颌孔延伸至前部，到达下颌前磨牙的下颌孔。这条呈管状的双侧透射影通常具有细小的阻射边界。下颌管可以在下颌前磨牙和磨牙根尖片上观察到。下颌管也被称为下牙槽神经管[48]（图2–11A）。

2

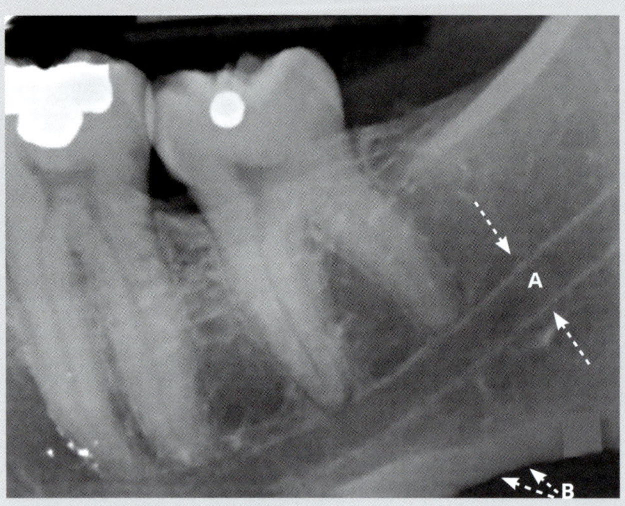

图2-11　下颌管（A）和下颌下缘（B）。

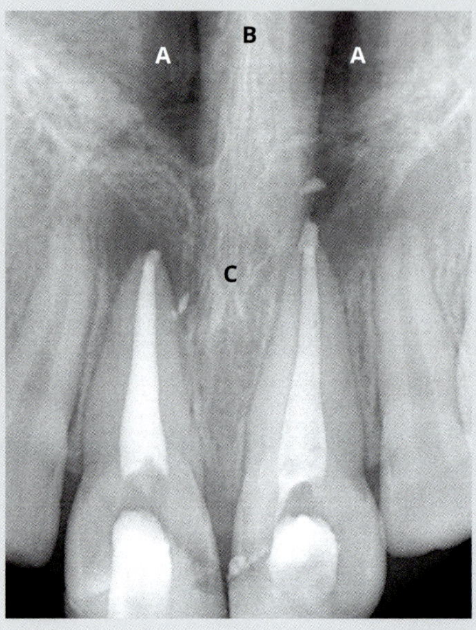

图2-12　鼻腔（A）、鼻中隔（B）和前鼻棘（C）。

表2-2　下颌骨的解剖影像学标志

标志	简要描述	透射影/阻射影	根尖片	双侧或中线	别名
外斜嵴	对角线	阻射影	磨牙	双侧	外斜线
颏棘	环形	阻射影	中切牙	中线	颏脊
下颌下缘	水平带	阻射影	任何下颌	双侧	下边界
内斜嵴	对角线	阻射影	磨牙	双侧	下颌舌骨线
下颌舌侧孔	点	透射影	中切牙	中线	
下颌管	管状	透射影	前磨牙、磨牙	双侧	下牙槽神经管
颏孔	圆形，卵圆形	透射影	前磨牙、尖牙*	双侧	
颏窝	弥漫性	透射影	中切牙	中线	
颏嵴	倒置的V形	阻射影	中切牙、侧切牙、尖牙	双侧	
下颌下窝	弥漫性	透射影	前磨牙、磨牙	双侧	下颌下腺窝、下颌窝

*译者注：原书此处前后文不一致，请读者阅读时自行甄别

下颌下缘或下颌骨下缘

下颌下缘或下颌骨下缘表现为一条阻射的致密皮质骨或片状骨带，与下颌骨的下部存在明显分界。在X射线垂直角度过大的情况下，下颌下缘可以在任何下颌根尖片上观察到[48]（图2–11B）。

表2–2总结了下颌骨的解剖影像学标志。

上颌骨影像上显示的正常解剖结构

鼻腔

鼻腔是位于上颌中线两侧上颌前牙上方的气腔。由犁状软骨和间隔软骨组成的中线分隔将左鼻腔和右鼻腔分隔开。鼻腔可以在上颌中切牙根尖片、部分侧切牙和尖牙根尖片上观察到[48]（图2–12A）。

鼻中隔

鼻中隔是位于中线的骨性阻射标志性结构，将鼻腔分为左右两腔。鼻中隔可以在上颌中切牙根尖片上观察到[48]（图2–12B和2–13A）。

前鼻棘

前鼻棘（ANS）是位于鼻腔前部中线处的骨性突起。左右两翼融合形成一个尖尖的前鼻骨棘。从影像学上看，ANS表现为V形或呈三角形尖锐的阻射影。前鼻棘可以在上颌中切牙根尖片上观察到[48]（图2–12C）。

下鼻甲

下鼻甲或下鼻甲骨从鼻腔的外侧壁伸入到鼻腔的下部，是双侧轻度阻射结构。下鼻甲有时可以在中切牙和侧切牙根尖片上观察到[48]（图2–13B）。

腭中缝

腭中缝是上颌骨两半在中线的连接处。腭中缝也被称为中线腭缝。它从牙槽嵴沿中线延伸到硬腭的后侧面。这是一条很细的线，因此在X线片上可能并不总是被观察到。如果它很明显，在上颌中切牙根尖片上表现为一薄的“锯齿状”中线线性透射影[48]（图2–14A）。

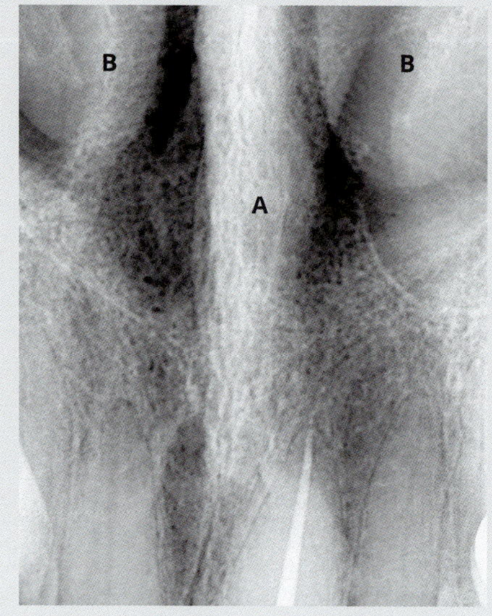

图2-13　鼻中隔（A）和下鼻甲（B）。

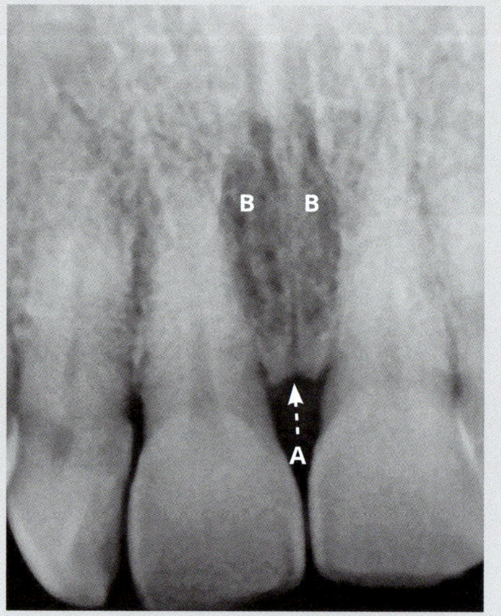

图2-14　腭中缝（A）和切牙孔（B）。

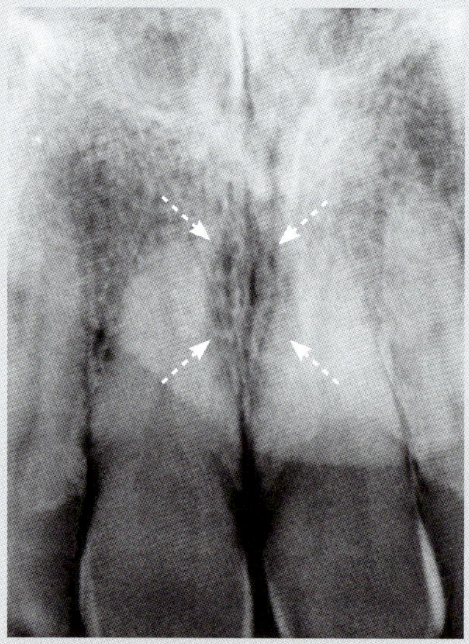

图2-15　切牙孔。

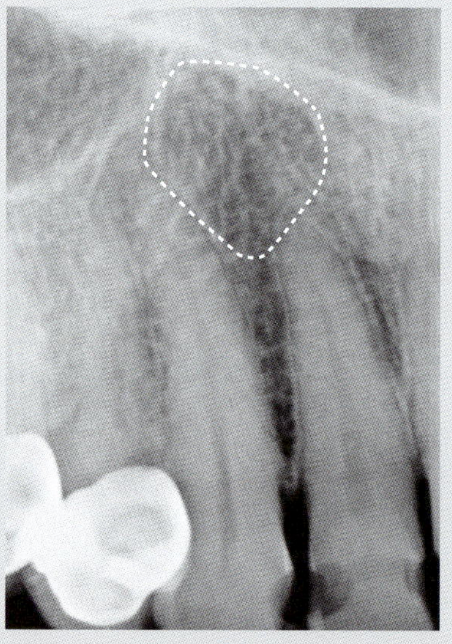

图2-16　侧窝。

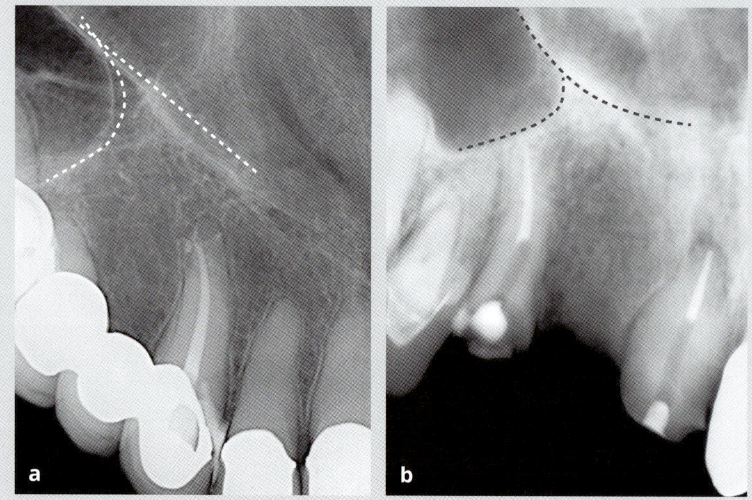

图2-17　（a和b）倒置的Y形。

切牙孔

切牙孔或腭前孔是硬腭舌侧的一个上颌骨中线结构，或位于中切牙根尖。切牙孔是鼻腭管的末端。从影像学上看，它出现在中切牙牙根之间，是一个圆形或椭圆形的透射影，最大直径不到1cm。它有不同的大小和形状，因此出现变异并不罕见。切牙孔可以在上颌中切牙根尖片上观察到[48]（图2-14B和图2-15）。

侧窝

侧窝是上颌骨唇侧的一个轻微凹陷，位于尖牙突起的内侧和侧切牙根部附近，是双侧弥漫性透射影。侧窝可以在侧切牙和尖牙根尖片上观察到。侧窝有时也被称为尖牙窝[48]（图2-16）。

倒置的Y（或X）形

倒置的Y形是一个影像学标志，用来描述鼻腔与上颌窦的交界处。它们之间的边界形状像一个倒置的字母Y或X，因此得名。倒置的Y形是上颌骨左右前方的经典影像学标志。鼻腔位于中线位置，而窦腔向后延伸至上颌骨。通常情况下，倒置的Y的顶点位于上颌尖牙根尖的顶端。然而，基于水平投照角度不同，相对于尖牙根尖的位置也会随之改变。X射线束的水平角度与这两个气腔的交界处越接近切线，该结构看起来就越像倒置的Y形。如果水平角度不与该分界线垂直，那么它看起来更像X形[48]（图2-17）。

鼻腔软组织

鼻腔的软组织，包括鼻尖和鼻翼（鼻孔的外侧），通常会覆盖在尖牙和切牙的牙根之上。鼻腔软组织有轻微的阻射外观[48]（图2-18）。

上颌窦

上颌窦是成对副鼻窦中最下方的一个。这些突出的透射气腔位于上颌骨左右两侧的后牙上方。上颌窦是成对的水平椭圆形结构，边界呈阻射的细皮质状。上颌窦内可能有隔层，这些隔层在窦腔内表现为阻射线。上颌窦的大小可以有很大差异，有时会向下侵入牙槽突，并与后牙牙根的上部和外侧表面相邻。如果后牙被拔除，愈合后的上颌窦空间也有变大的趋势，并向缺失牙槽骨的区域延伸。通常情况下，上颌窦腔从右到左均匀分布。上颌窦有时也被称为

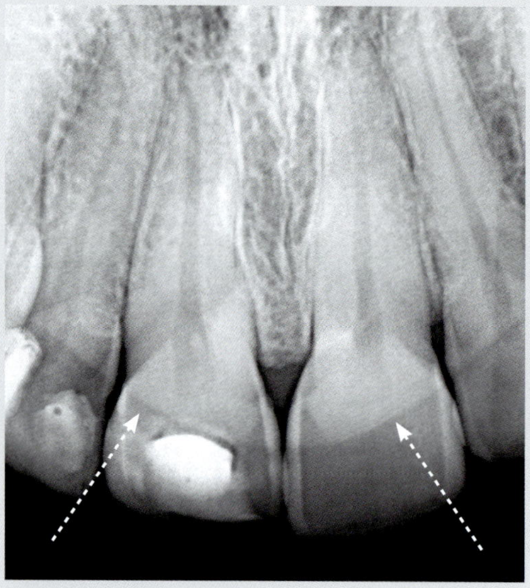

图2-18 鼻腔软组织。

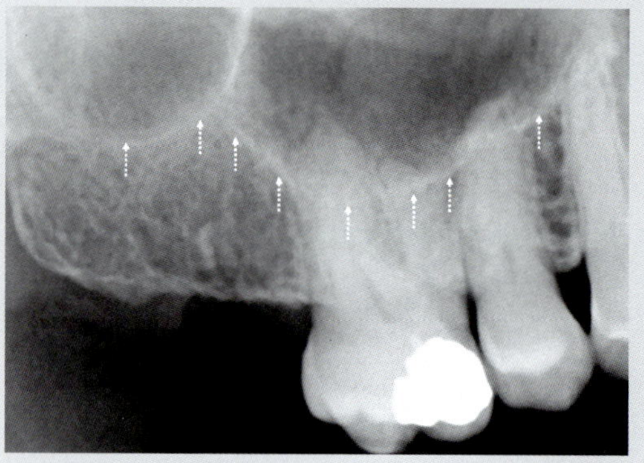

图2-19 上颌窦。

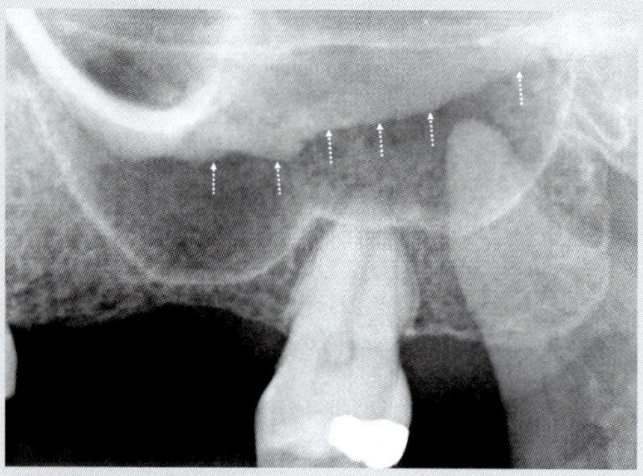

图2-20 颧骨。

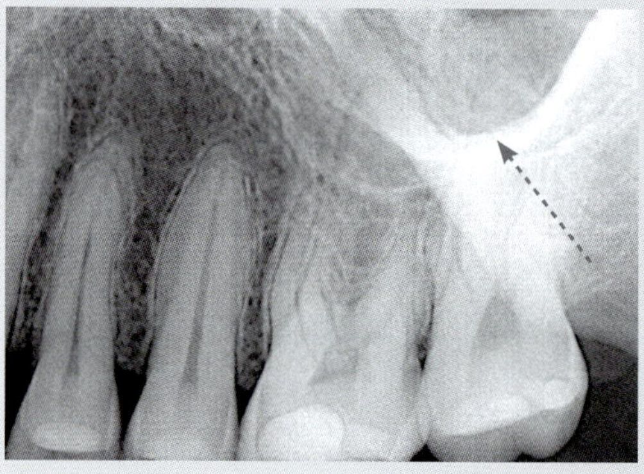

图2-21 颧突。

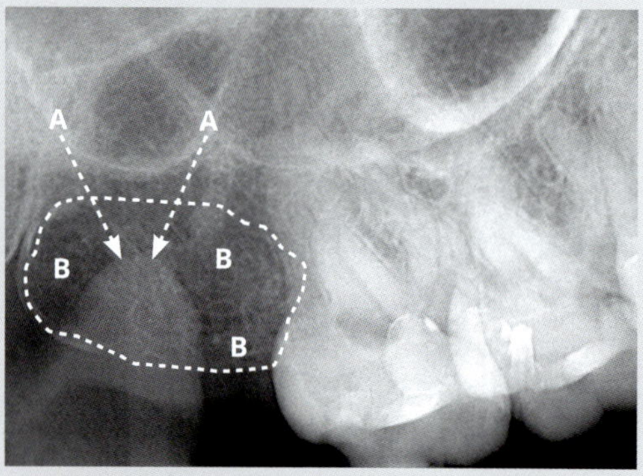

图2-22 冠状突（A）和上颌结节（B）。

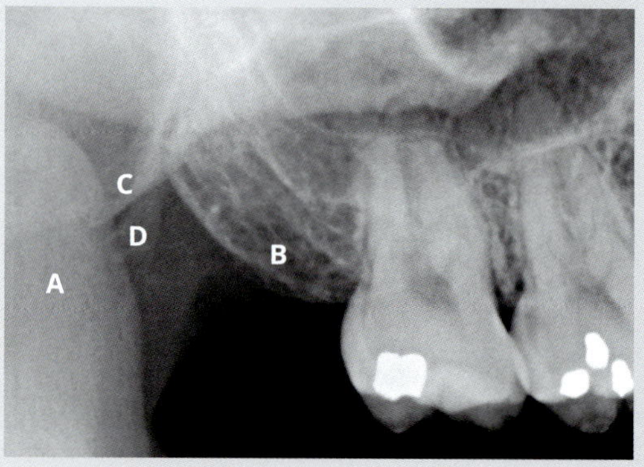

图2-23 冠状突（A）、上颌结节（B）、翼板（C）和翼钩（D）。

上颌窦口，可以在上颌前磨牙、磨牙根尖片上观察到，一小部分上颌窦可在尖牙根尖片上观察到[48]（图2–19）。

颧骨

颧骨附着在上颌骨后部的左右两侧。它的形状是四边形的，向后延伸时逐渐变宽。这种双侧阻射结构有几个同义词，包括颧弓和面颊骨。颧骨可以在上颌前磨牙和磨牙根尖片上观察到[48]（图2–20）。

颧突

颧突是U形阻射结构，代表颧骨最前部与上颌骨的连接位置。这个突起位于颧骨的前方和内侧。颧骨随后向后方延伸。颧突有时被称为颧骨突，可以在上颌前磨牙和磨牙根尖片上观察到[48]（图2–21）。

冠状突

下颌骨的冠状突是下颌支前上方的双侧三角形骨性部分。当患者张口时，下颌骨会向前移动，因此冠状突可以在上颌磨牙根尖片上观察到。它在上颌后牙影像上表现为双侧三角形或拇指状阻射影。三角形部分向前突出。冠状突是上颌根尖片可观察到的唯一的下颌骨结构[48]（图2–22A和图2–23A）。

上颌结节

上颌结节是上颌牙槽突的圆形末端部分的双侧阻射结构。上颌结节可以在双侧上颌磨牙根尖片上和磨牙咬合翼片上观察到。上颌结节在上颌牙槽突末端向上弯曲[48]（图2–22B和图2–23B）。

翼板

翼外板和翼内板位于上颌结节后方，是双侧阻射线结构。它们呈薄骨翼状，从结节向后延伸。当接收器位于上颌结节后方时，翼板可以在上颌磨牙根尖片上偶尔观察到。然而，在大多数情况下，接收器无法到达如此靠后的位置，因为患者可能无法忍受将接收器放置在口腔如此靠后的位置[48]（图2–23C和图2–24）。

2

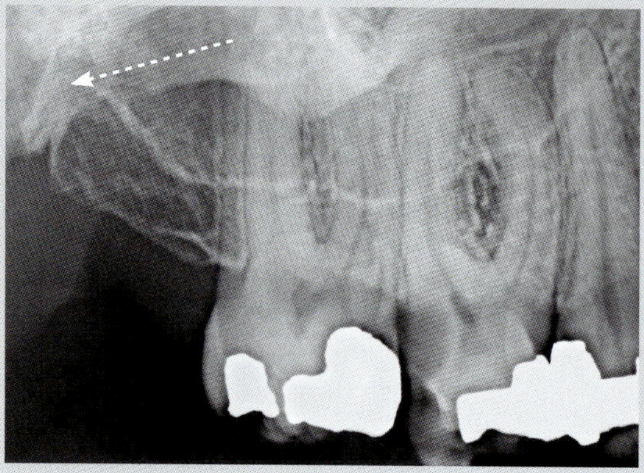

图2-24 翼板。

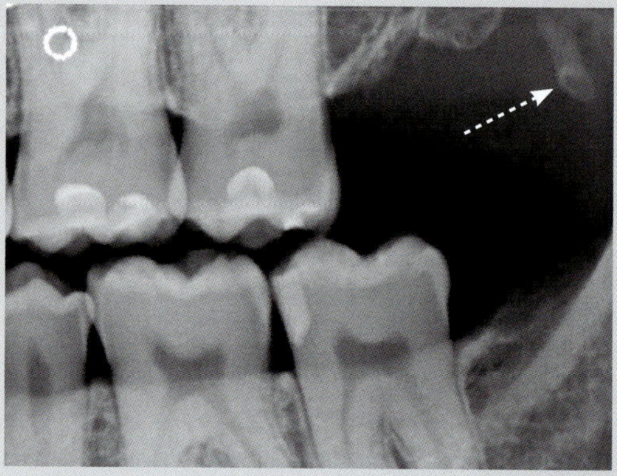

图2-25 翼钩。

表2-3 上颌骨的解剖影像学标志

标志	简要描述	透射影/阻射影	根尖片	双侧或中线	别名
前鼻棘	三角形	阻射影	中切牙	中线	
冠状突	三角形	阻射影	磨牙	双侧	
翼钩	指状	阻射影	磨牙	双侧	翼板钩突
切牙孔	圆形/椭圆形	透射影	中切牙	中线	腭前孔
下鼻甲	圆形/椭圆形	阻射影	中切牙	双侧	下鼻翼管
倒置的Y形	倒置的Y形	阻射影	侧切牙、尖牙	双侧	
侧窝	弥漫性	透射影	侧切牙*	双侧	尖牙窝
上颌窦	水平椭圆形	透射影	前磨牙/磨牙	双侧	上颌窦口
上颌结节	圆形	阻射影	磨牙	双侧	
腭中缝	垂直线	透射影	中切牙	中线	中线腭缝
鼻腔	垂直椭圆形	透射影	中切牙、侧切牙、尖牙	双侧	鼻窝
鼻中隔	垂直带	阻射影	中切牙	中线	
翼板	骨翼	阻射影	磨牙	中线	
颧骨	四边形	阻射影	前磨牙/磨牙	双侧	颧弓、面颊骨
颧突	U形	阻射影	前磨牙/磨牙	双侧	颧骨突

*译者注：原书此处前后文不一致，请读者阅读时自行甄别

翼钩

翼钩是翼内板伸出的一个微小的指状或钩状的骨突，是双侧阻射线结构。当接收器位于足够后方时，翼钩可以在上颌磨牙尖片和磨牙咬合翼片上偶尔观察到[48]（图2–23D和图2–25）。

表2–3总结了上颌骨的解剖影像学标志。

同样重要的是要知道，一些解剖结构的影像学表现与牙髓源性根尖周病变相似。例如，牙根尖附近的大骨髓腔隙、下颌下窝、上颌窦、正在发育牙齿的根尖牙乳头（图2–26）、鼻腭孔、颏孔，以及下颌骨的下颌舌侧凹陷。与这些相关的牙齿对牙髓活力测试有反应，并且没有与表现出任何疾病相对应的临床体征或症状。此外，通过使用偏移投照技术，这些透射性病变的位置可以相对于其原始位置和根尖移动。真正的根尖周病变在采取其他替代管位移图像时不会移动。

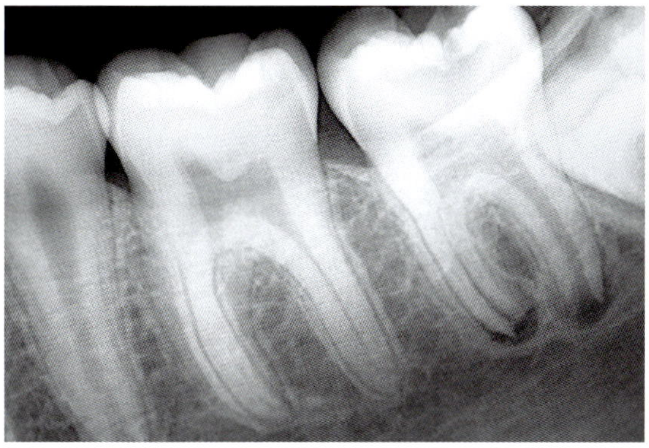

图2–26 发育中37的根尖牙乳头。

根管的数量和位置（SLOB规则）

另一个解剖学上的挑战是口内X线片的自身局限性引起的。标准的口内根尖片和咬合翼片只能提供前后和上下的二维视角。这种局限性会自动造成重叠，从而导致对根管的误读和误治。

异物和阻生牙的定位以及在单根中区分颊根和舌根都需要从颊舌角度进行观察。为了克服这些二维成像难题，口外CBCT成像是一种更有效的选择，这将在本章的结尾详细讨论。

然而，在没有CBCT的情况下，另一种用于物体定位的口腔内技术是偏移投照技术。这种技术有不同的术语，包括“Clark’s法则”、“颊侧物体规则”和最常见的“SLOB规则”。“SLOB”是“舌同颊反”的缩写。该技术最早由Clark于1910年提出[45]。其原理是通过调整X射线管的水平角度来捕捉口内物体的两个不同角度的投影。第一个图像作为参考图像。通过比较第一张图像和管水平移位后拍摄的第二张图像中目标物位置的变化，可以确定目标物是更偏向位于颊侧还是舌侧。例如，如果与第一张图像相比，管向近中方向水平移动，而目标物似乎向远中移动（与管移动方向相反），则目标物位于颊侧。如果目标物与管同向移动，则目标物位于舌侧。相反，如果与第一张图像相比，管向远中水平移动，而目标物向近中移动，则目标物位于颊侧。这项技术对于确定有多个根管牙根的根管数量和位置至关重要，或在难以确定舌根和颊根的情况下也是如此。遗漏根管是初次非手术根管治疗（nonsurgical root canal treatment，NSRCT）失败的主要原因之一[46-50]（图2-27）。

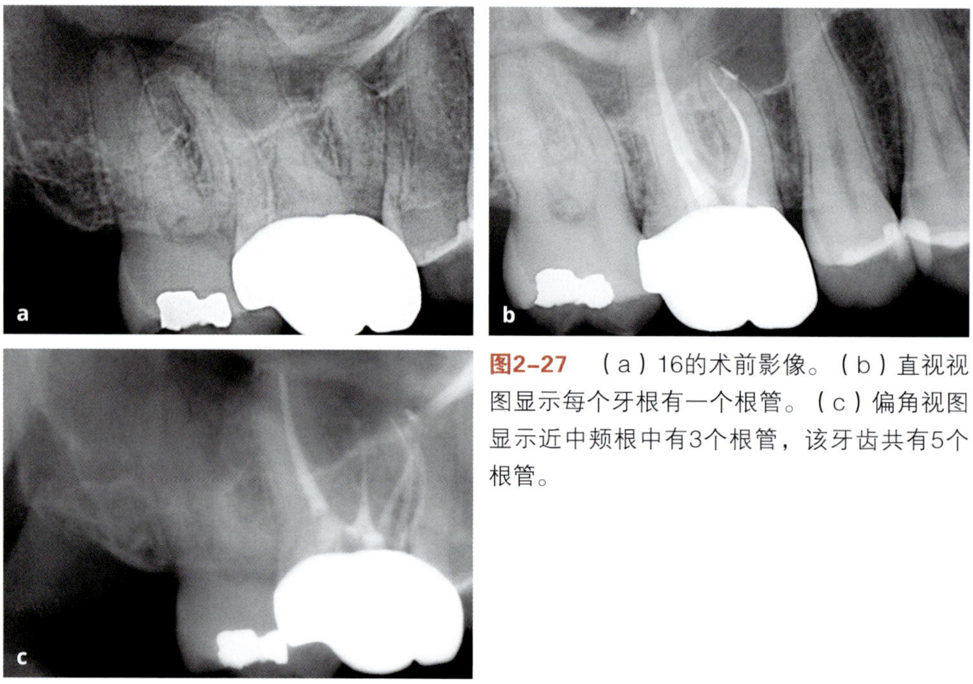

图2-27 （a）16的术前影像。（b）直视视图显示每个牙根有一个根管。（c）偏角视图显示近中颊根中有3个根管，该牙齿共有5个根管。

牙齿异常

影像学解读的另一个重要领域是识别牙齿异常。异常情况并非疾病过程。它们是正常解剖结构呈现出变异形态。通常情况下，它们不需要治疗，但需要正确的诊断以排除疾病实体。一些异常情况更容易导致龋齿、牙周病和牙髓感染等疾病过程。颌骨中可能出现的关于牙齿数量和范围的异常不在本章讨论范围之内；然而，这里介绍的异常是那些更容易导致牙髓病干预或经常被误诊而导致不必要或不正确治疗的异常。

过小牙

过小牙，是一个术语，用于描述一颗或多颗在各方面看起来正常，但尺寸较小的乳牙或恒牙。过小牙可见于颌骨任何有牙齿的区域和任何年龄的人身上，好发于上颌恒侧切牙和上颌恒第三磨牙。此外，过小牙通常与骨发育不全症、Ehler–Danlos综合征（先天性结缔组织发育不全综合征）和Down综合征有关[51]。另一种过小牙是锥形侧切牙，是上颌侧切牙发育不全的一种表现，具有非综合征遗传特征[52]（图2–28）。

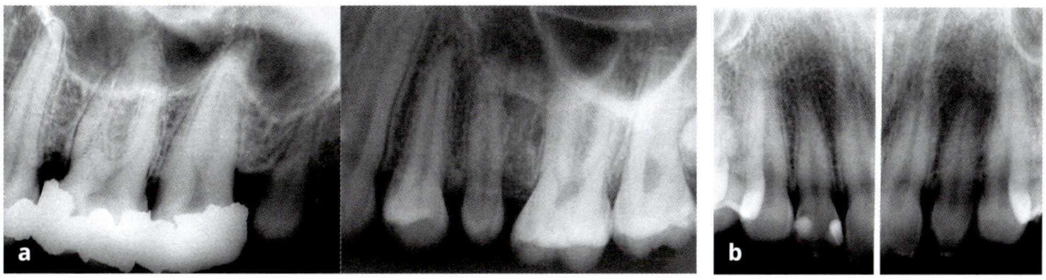

图2–28 过小牙。（a）请注意，上颌第三磨牙和上颌前磨牙明显比相邻的磨牙及前磨牙小。（b）注意与对侧12相比，22锥形牙冠的大小。

牙内陷

牙内陷，也被称为牙中牙，是一种被认为由上颌切牙舌隆突边缘嵴内卷所致的一种牙齿发育异常。好发于上颌侧切牙。牙内陷在X线片上表现为舌隆突边缘嵴在龈沟区内卷形成的倒置“梨形”透射区。这种内卷在牙髓上形成一层薄薄的牙釉质和牙本质。菌斑聚集在变异的舌隆突处，导致常规的口腔清洁无法将其彻底清除，这无异于增加了龋齿牙髓暴露的风险。牙内陷与性别、年龄和种族无关。当龋齿牙髓暴露，患者症状通常为疼痛和/或在影像学检查时显示为根尖周透射影[51]（图2–29）。使用复合树脂将舌隆突处进行预防性树脂充填可降低患龋和牙髓暴露的风险。

髓石

髓石，也被称为牙髓结石或内结石，是恒牙或乳牙髓腔内形成的圆形或椭圆形钙化物质。髓石的影像学特点通常是均匀、致密的阻射性团块，边界清晰。其直径可从1mm到完全充满整个髓腔。在临床实践中，其发生率与年龄和种族无关，通常无症状[53]（图2–30）。

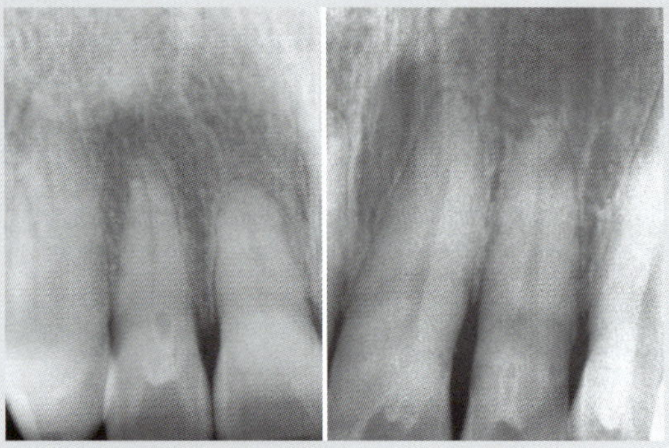

图2-29 牙内陷的根尖片。注意侧切牙舌隆突到根尖的透射影和牙釉质轮廓的阻射影。

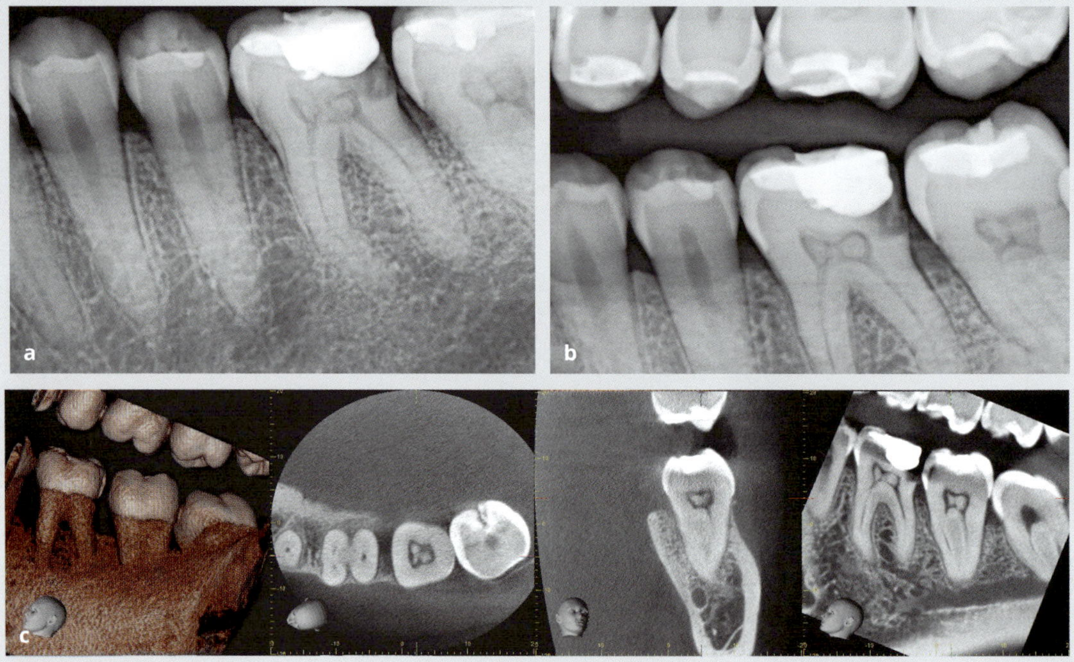

图2-30 36、37的髓石。（a）根尖片。（b）咬合翼片。（c）CBCT多平面图像。

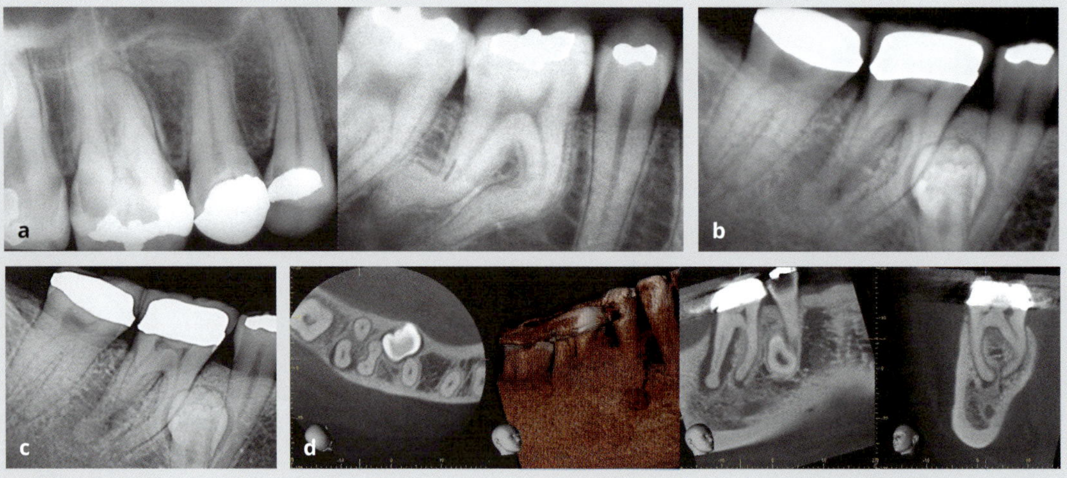

图2-31 （a）15、16和46弯曲牙。（b～d）46牙骨质过度增生症的直视根尖片、偏角根尖片及CBCT多平面图像显示远中根有根尖周脓肿和过度钙化，还可见一颗埋伏的多生前磨牙。

弯曲牙

弯曲牙，是指牙根或冠根交界处的异常变形。人们普遍认为，牙齿发育过程中的外伤是造成这种变形的病因。弯曲牙可见于乳牙、恒牙，但好发于恒牙。弯曲牙与性别和种族无关，可好发于各个年龄段。除了根部形态的弯曲或过度弯曲外，牙齿外观看起来正常。在临床上，由于弯曲牙通常无症状[51]，只有当需要拔牙或进行根管治疗时，弯曲才具有重要意义，因为这些治疗过程会因此增加一定的复杂性（图2-31a）。

牙骨质过度增生症

牙骨质过度增生症，被称为牙骨质增生，是由于继发性牙骨质过度沉积而导致的恒牙根形状的改变。它通常被描述为“棒状”、“球形根部形态”或“火柴棍上的火焰形状”。无论牙根形状如何改变，它通常都能保持牙周膜的正常宽度。继发性牙骨质可覆盖在整个牙根表面，或局限在某一区域内。由于牙骨质的阻射效果较牙本质低，所以二者间的边界清晰可辨。牙骨质过度增生症可见于前磨牙和磨牙，并好发于下颌，与性别和种族无关，通常很少在6岁以下的儿童中确诊。临床上，大多数病例中受影响的牙齿是有活力的，且无症状。牙骨质过度增生症通常与全身性疾病有关［如肢端肥大症和变形性骨炎（Paget病）[51]］（图2-32，图2-31b～d）。

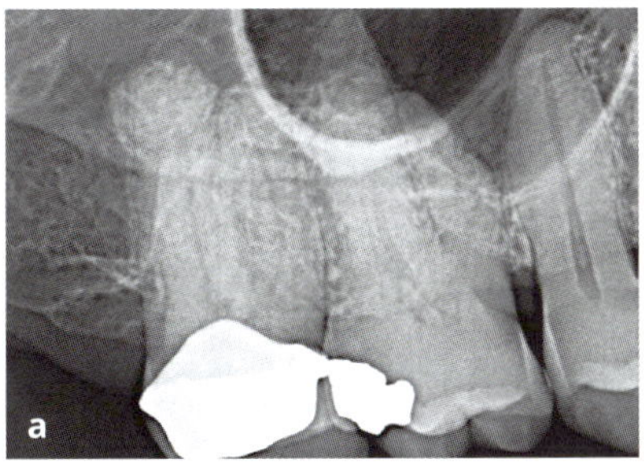

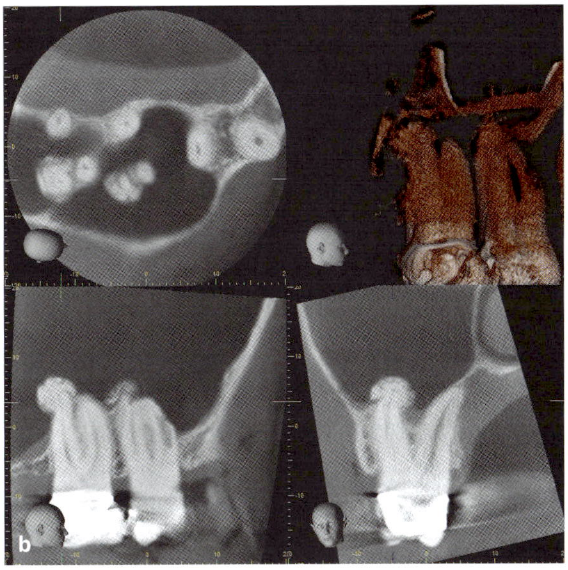

图2-32 17远中根牙骨质过度增生症。（a）根尖片。（b）CBCT多平面图像。

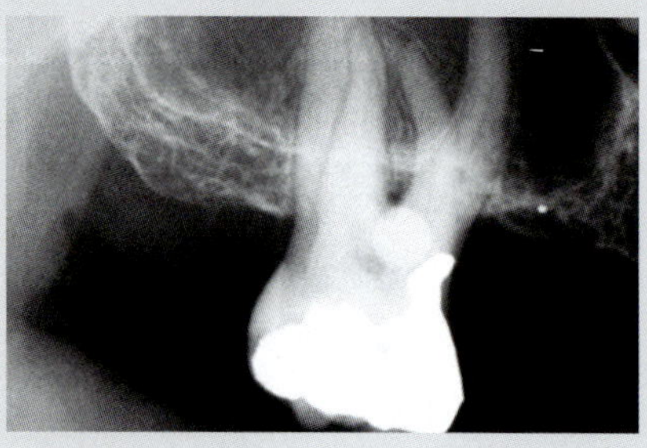

图2-33　釉珠。（由Dwight D. Rice博士提供）

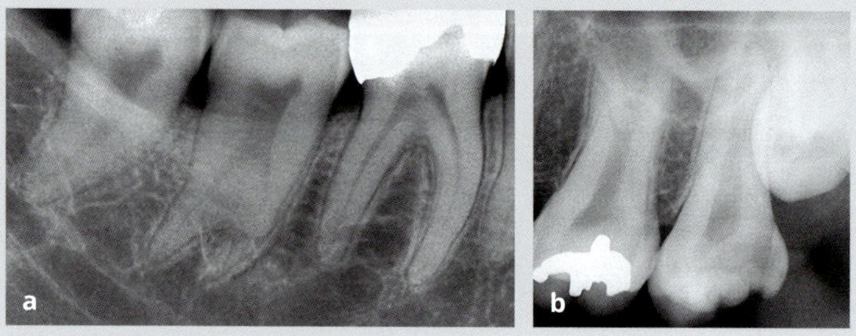

图2-34　（a和b）发生在下颌磨牙和上颌磨牙中的牛牙症。

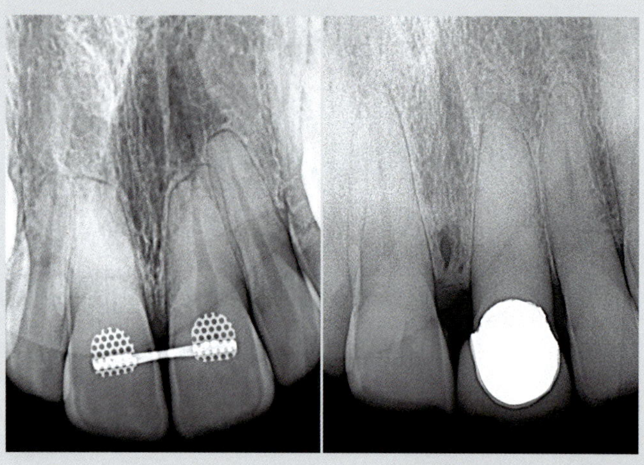

图2-35　牙髓闭锁。

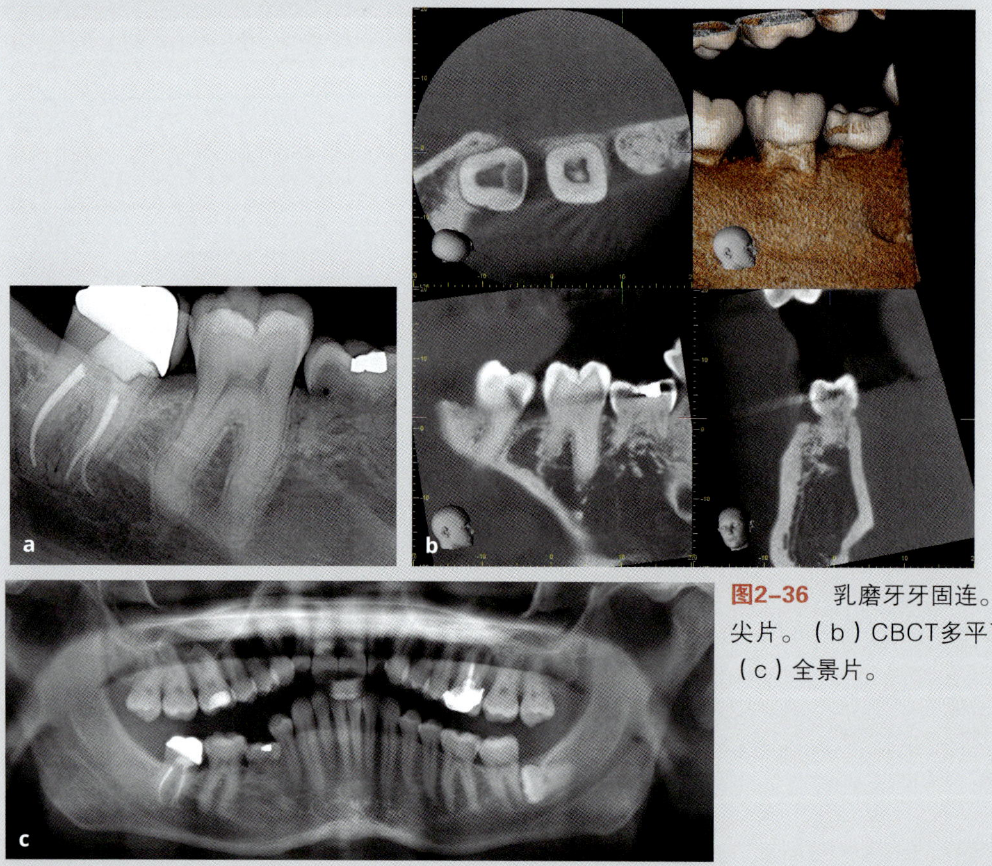

图2-36　乳磨牙牙固连。（a）根尖片。（b）CBCT多平面图像。（c）全景片。

釉珠

釉珠，是附着在恒牙表面的一小块半球状牙釉质团块。通常情况下，它是在多根牙的根分叉或近釉牙骨质界处的单个膨出性结构，尤其好发于上颌第一磨牙。没有性别倾向。釉珠表现为轮廓清晰、圆形或卵圆形、致密的阻射性突起，伴有或不伴有正常的硬骨板或牙周膜样间隙。卵圆形釉珠的直径或长轴范围为1～5mm。在临床上，它通常是无症状的[51]（图2–33）。

牛牙症

牛牙症，也被称为“牛状牙”，是指先天性牙体和髓腔较大、根部形成很少的牙齿。牛牙症牙的大小和长度通常在正常范围内。6岁以下儿童很少出现这种情况。除非需要对牛牙症患牙进行根管治疗或拔除，否则牛牙症不会引起严重的临床问题。较大、较深的髓室使磨牙的根管入路难以建立。较小的根部也更容易在拔除过程中折断[40,51,54]（图2–34）。

牙髓闭锁

牙髓闭锁，是指髓腔和/或根管部分或完全闭塞，通常被称为牙髓硬化，可能导致牙髓空间的丧失或牙髓闭锁。牙髓闭锁可见于数颗恒牙或乳牙，与牙齿类型、年龄、性别和种族无关。牙髓闭锁表现为牙髓的普遍性闭塞。虽然牙髓闭锁通常与龋齿或创伤引起的牙髓炎或牙本质发育不全等发育性疾病有关，但患者通常是无症状的[51]（图2–35）。

牙固连

牙固连，通常被描述为牙根的牙骨质或牙本质与牙槽骨之间的骨质增生，伴随所有中间的软组织消失。牙固连尽管病因不明，但既往通常存在钝性创伤和口腔感染的病史。牙固连与年龄、性别和种族无关。牙固连可见于乳牙、恒牙，但好发于乳牙。在X线片上，透射的牙周膜间隙被与周围骨组织融为一体的阻射区所取代。在某些情况下，根部会出现外围轮廓不规则的虫蚀现象。因此，牙齿的整体尺寸也可能缩小。在临床上，受影响的牙齿通常是无症状的[51]（图2–36）。

磨损（abrasion）

磨损，是指通过机械作用对牙冠产生的病理性损耗。磨损的程度不一，损耗范围从1mm到整个牙冠结构被全部破坏不等。从X线片上看，磨损区域比牙冠的其他部分更加透射，而且通常边界不规则。磨损可见于乳牙、恒牙，与年龄、性别和种族无关。不正确的刷牙技巧、具有研磨牙膏、不合适的局部义齿、个人习惯和职业危害是造成磨损的部分病因。患者通常无症状[51]（图2–37）。

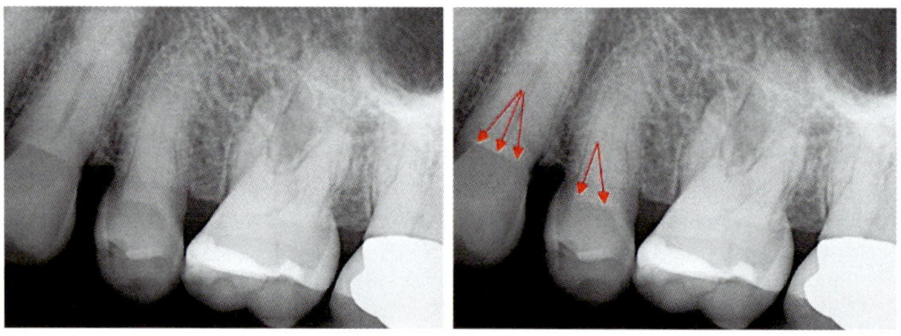

图2–37　过度刷牙导致尖牙和前磨牙发生磨损（即牙刷磨损）。

酸蚀症（erosion）

酸蚀症，是指通过化学作用对牙齿冠部造成的病理性损耗。与牙齿磨损类似，损耗范围从1mm到整个牙冠结构被全部破坏不等。酸蚀区域比牙冠的其他部位更加透射，并且具有清晰的边界。酸蚀症可见于乳牙、恒牙，与年龄、性别和种族无关，以上特点与牙齿磨损如出一辙。值得注意的是，牙齿的近中面和远中面极少受到影响。在临床上，因酸蚀症而造成损耗的牙齿表面通常表现为光滑的圆盘状凹陷缺损或坑状的牙齿表面。职业危害、饮食、药物和低pH的唾液均是其病因[51]（图2–38）。

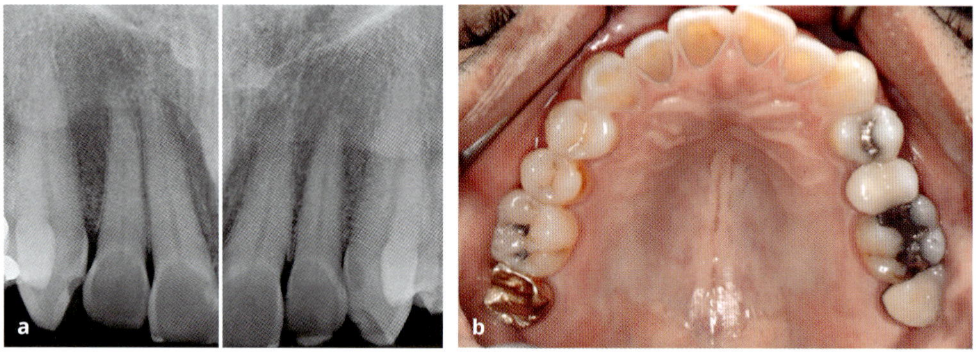

图2–38　（a）上颌中切牙舌侧因边缘嵴和舌隆突处牙釉质受到酸蚀的侵袭而变薄。（b）因暴食症导致的舌侧表面被酸蚀的临床照片。

磨耗（attrition）

牙齿磨耗，是指通过牙齿与牙齿之间接触而造成的、与年龄相关的牙齿结构丧失。损耗范围从1mm到整个牙冠结构被全部破坏不等。口腔功能异常和自伤性损伤会加速牙齿磨耗。通常没有固定的磨耗模式。除牙齿体积缩小外，还可能出现牙髓闭锁和根管闭锁。磨耗可见于乳牙、恒牙，与年龄、性别和种族无关。职业危害，尤其是患者从事的工作接触到空气中的腐蚀性物质、牙齿位置不正或粗糙饮食，都是导致牙齿过度磨耗或病理性磨耗的病因。除非磨耗速度快到足以引起牙髓炎的症状，否则患者通常是无症状的[51]（图2–39）。

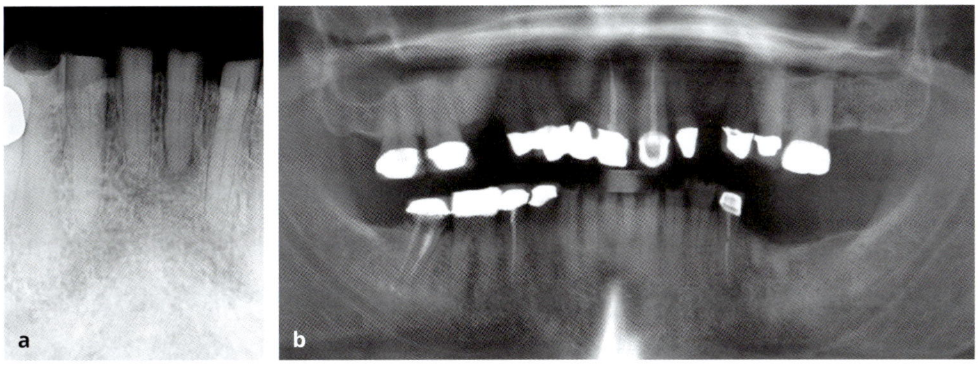

图2–39　下颌前牙的磨耗。（a）根尖片。（b）全景片。

外吸收

外吸收，或外部吸收性缺损，是指乳牙或恒牙的牙冠或牙根从外表面开始向内（或轴向）朝牙髓方向的结构丧失。一般来说，髓壁不会受到影响。这就导致牙冠或根部出现光滑或不规则的边缘。牙齿结构的丧失可以是1mm的线性大小，也可以是牙齿被全部破坏。虽然病因尚不完全明确，但正常的生理性吸收、既往的正畸治疗、外伤或先天性缺陷是公认的常见病因。再次强调，外吸收与年龄、性别和种族无关[51]（图2–40）。

内吸收

内吸收，或内部吸收性缺损，与外吸收相反，是从髓腔出发向牙根表面行进、持续向外的牙本质丧失。内吸收可见于乳牙、恒牙，但好发于恒牙。内吸收一般会在牙齿的中央部分形成一个轮廓清晰的圆形或椭圆形透射区，与髓腔相连，偶尔也会延伸到牙根的外表面。不过，被吸收的区域也可呈现任何形

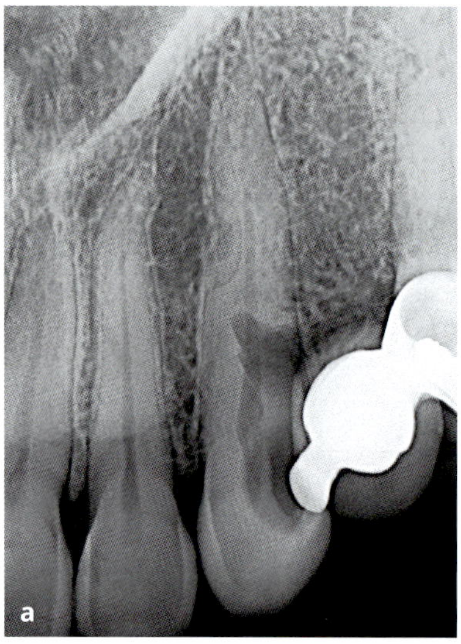

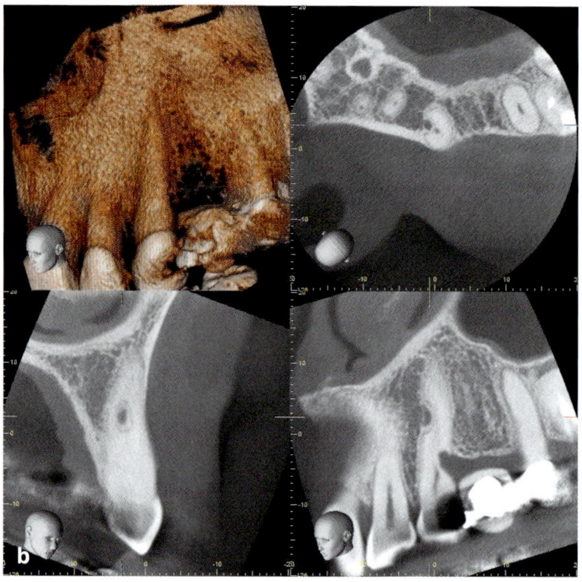

图2-40　23外吸收。牙颈部的透射区似乎是医源性的（固定义齿修复准备过程中的意外情况），但远中根中段存在外吸收。（a）根尖片。（b）CBCT多平面图像。

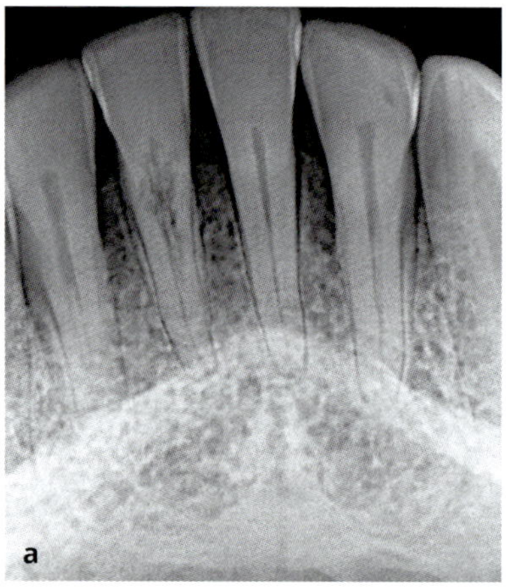

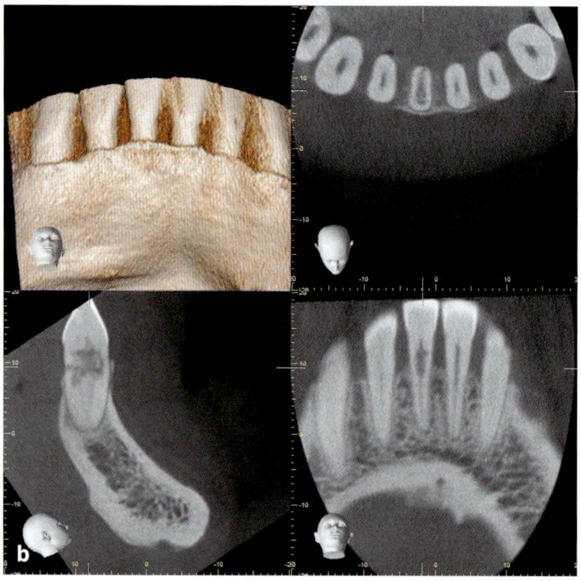

图2-41　41内吸收。（a）根尖片。（b）CBCT多平面图像。

状，其线性大小在X线片上可能从不足1mm到牙齿被全部破坏不等。和其他不同的牙齿结构丧失类似，内吸收与年龄、性别和种族无关。多数情况下，患牙既往史包括牙髓切断术或其他创伤。在临床上，可能会看到牙冠结构呈现粉红色，这是内吸收的典型特征[51]（图2-41）。

表2-4总结了本章所呈现的各类牙齿异常。

表2-4 牙齿异常

牙齿异常	简要描述	透射影/阻射影	常见受影响的牙齿	症状	别名
过小牙	尺寸和形态较小的牙齿	不适用	上颌恒侧切牙和上颌恒第三磨牙	无症状	矮小牙、锥形侧切牙
牙内陷	舌隆突边缘嵴内卷	混合	上颌侧切牙	疼痛和/或根尖周透射影	牙中牙
髓石	在牙髓腔内部有一块钙化的、均匀的致密体	阻射影	任何恒牙或乳牙	无症状	牙髓结石、内结石
弯曲牙	根部形状呈急转弯或扭曲	不适用	任何恒牙*	无症状	
釉珠	在釉牙骨质界处有球状团块	阻射影	上颌第一磨牙	无症状	
牙骨质过度增生症	过度沉积的继发性牙骨质	阻射影	下颌前磨牙和磨牙	无症状	牙骨质增生
牛牙症	大的牙体和髓腔，根部形成很少	不适用	磨牙	无症状	牛状牙
牙髓闭锁	部分或完全闭塞的髓腔和/或根管	阻射影	任何恒牙或乳牙	无症状	
牙固连	牙周膜部分或完全消失	不适用	任何恒牙或乳牙	无症状	
磨损	牙齿结构的机械磨损	透射影	任何恒牙或乳牙	无症状	
酸蚀症	牙齿结构的化学磨损	透射影	任何恒牙或乳牙	无症状	
磨耗	牙齿结构因相互接触而磨损	不适用	任何恒牙或乳牙	无症状	
外吸收	从牙根表面开始并向牙髓移动的吸收	透射影	任何恒牙或乳牙	无症状	
内吸收	从牙髓开始并向外移动的吸收	透射影	任何恒牙或乳牙	无症状	

*译者注：原书此处前后文不一致，请读者阅读时自行甄别

非牙源性透射性病变

许多非牙髓源性透射性病变与牙髓源性病变的影像学表现非常相似。由于它们的相似性，口腔医生必须运用专业知识和系统性的临床检查加以区分，以此获得正确诊断、避免误诊（见第1章）。牙髓活力测试是区分牙髓源性和非牙髓源性病变最重要的辅助手段。伴有根尖周透射影的患牙，通常存在牙髓坏死，因此对牙髓活力测试无反应。相反，非牙髓源性病变通常不会影响邻近牙髓的血供或神经，因此这些牙齿对各种牙髓刺激的反应也不受影响。然而，有些临床医生仅依靠X线片进行诊断，而没有完整地了解病史、症状和体征，也不进行临床检查。为避免错误，应将所有牙髓检查、影像学检查、临床症状和体征以及患者的病史细节全部有机统一，从而做出诊断和治疗计划。

尽管大多数影像学变化是由牙髓病理变化引起的牙髓病变，但一些影像学变异（如解剖变异、发育异常、良恶性病变），都可能存在与根尖周病变相似的特征[55]。

一些良性病变的影像学表现与牙源性根尖周病相似。例如，初期的根尖周牙骨质结构不良、根侧牙周囊肿、含牙囊肿、牙源性角化囊肿、牙源性黏液瘤和成釉细胞瘤。一些非牙源性病变的影像学表现与牙源性根尖周病相似。例如，初期的单骨型骨纤维异常增殖症、初期的骨化纤维瘤、鼻腭管囊肿、孤立性骨囊肿、中央性巨细胞肉芽肿、中央血管瘤（见第1章）。与这些病变相关的牙齿根尖周硬骨板通常是完整的，并且这些牙齿的牙髓测试结果在正常范围内。为了明确这些病变的最终诊断，需要进行手术活检和组织病理学检查[56]。

一些恶性病变的影像学表现与牙源性根尖周病相似。例如，转移性淋巴瘤、鳞状细胞癌、骨肉瘤、软骨肉瘤和多发性骨髓瘤。与牙源性的牙髓病变不同，这些病变通常伴随着快速且大范围的硬组织破坏。虽然病变区域内的牙齿通常对牙髓活力测试有反应，但在某些情况下，当病变破坏了牙髓或感觉神经，此时会对测试无反应。关于更完整的列表以及这些病变的临床和影像学描述，应参考口腔颌面病理学教科书[44,57–58]（见第1章）。

牙髓影像学诊断和治疗过程中的技术失误

正确放置口内的接收器包括4个基本步骤：放置接收器、位置指示装置（position indicating device，PID）的垂直角度校准、PID（锥体）的水平角度校准以及X射线束中心定位。如果其中任何一个步骤执行不当，都可能导致技术失误。

接收器放置错误

覆盖不足/根尖缺失

非常常见的接收器放置错误是在影像学检查中对待检区域覆盖不足。这种错误通常发生在磨牙影像中，因为患者难以保持或忍受正确的接收器位置而感到不适。在完整的影像学检查中，每张根尖片和咬合翼片都有明确的放置标准。这些标准描述了如何摄取每张图像的关键部位。这些标准应用的一致性对于最大限度地减少接收器放置错误至关重要。

接收器放置错误会导致根尖缺失。将接收器放置在更靠近牙齿舌侧、腭部和口底较深的位置，会使患者的定位更容易和更舒适。首先将咬合块和接收器放置在正确的位置，然后让患者慢慢咬合以保持正确的位置，这是首选也是最有效的方法。此外，在使用接收器固定装置时，咬合块应放置在待成像的牙齿上，并非对侧牙齿上。如果将咬合块放置在对侧牙齿上，而患者需要将接收器咬到位，很可能会导致定位错误[48]（图2-42）。

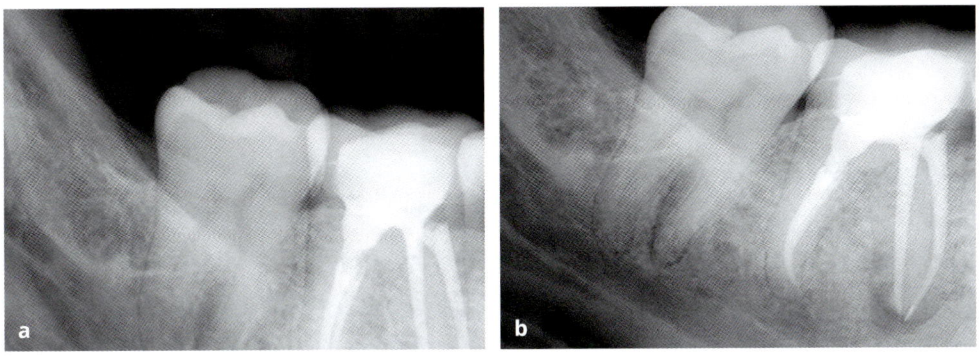

图2-42 （a）根尖周影像覆盖不足。（b）纠正后的根尖周影像覆盖。

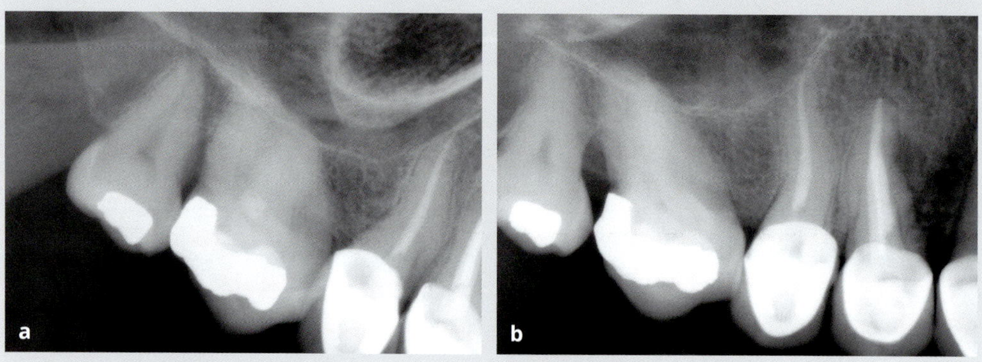

图2-43 （a）倾斜的咬合平面。（b）用更靠近或接触殆面的咬合块纠正后的根尖周影像。

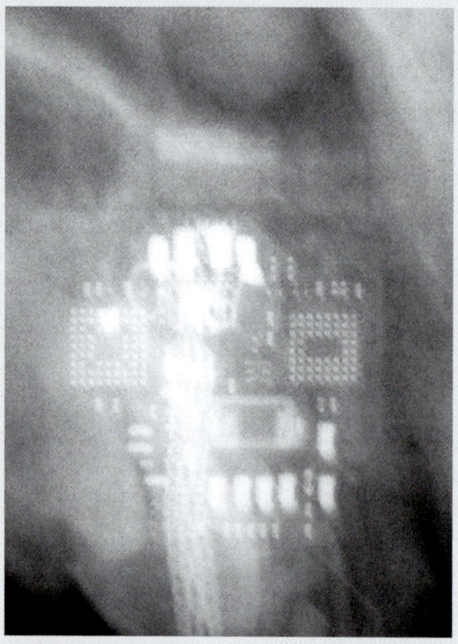

图2-44 反面放置固态口内接收器。

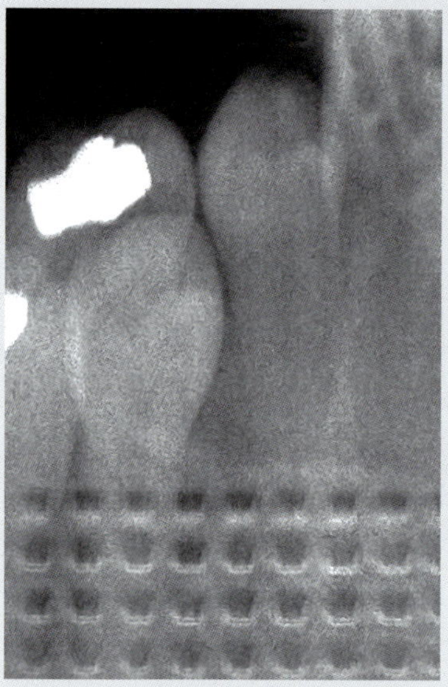

图2-45 反面放置PA胶片。

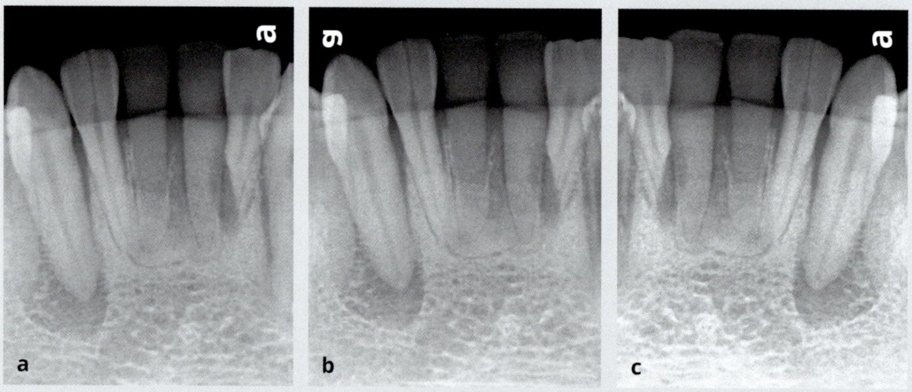

图2-46 反面曝光PSP造成混淆的示例。本病例显示了在模型上拍摄的图像。（a）下颌右侧前部的正确定位。注意右上角的字母“a”方位标记。（b）将接收器反面放置在同一区域的根尖片。请注意，左上角的字母“a”方向标记也是前后颠倒的。（c）与（b）部分相同的图像，但图像翻转后显示字母“a”的方向，以便正确读取。然而，当这样做时，图像会错误地显示为下颌左侧前部的根尖周影像。这种错误会引起混淆，并可能导致解剖识别、误诊和误治，甚至可能导致医疗法律问题。

倾斜的咬合平面

如果接收器的咬合边缘不平行于咬合平面，记录的图像上咬合平面就会出现倾斜或呈对角线的状态。在拍摄咬合翼片时，接收器的边缘可能会接触到腭弓或下颌舌侧。当出现这种情况时，咬合平面就会出现倾斜。为了避免这种错误，必须将接收器的捕捉面垂直于咬合平面，并远离牙齿，朝向矢状中线，因为在口内，接收器有更多的垂直深度可以容纳，因此对患者来说更舒适。拍摄根尖片时，咬合块必须与待成像牙齿的𬌗面或切缘接触（图2–43）。

放置在对侧牙齿上或太靠近牙齿会导致接收器在接触骨性解剖结构时移位。拍摄根尖片时，PSP接收器的定向点或板标记应朝向牙冠；拍摄咬合翼片时，应朝向下颌骨，以减少对观察记录图像上相关结构的干扰[48]。

反面放置接收器

为了生成可接受的影像，任何接收器的曝光侧需面向X射线源。由于传感器非曝光侧有导线连接，因此对刚性固态数字接收器而言，反面放置的可能性较小。然而，如果发生这种情况，出现在图像中的不是牙齿图像，而是电子电路板（图2–44）。

将胶片反面放入口中会导致胶片包内的铅箔直接面对辐射源而不是胶片。因此，在X射线光子到达胶片之前，铅箔会降低X射线束的强度。这种错误会导致铅箔上的印记图案、菱形纹效果或冲洗后胶片上的人字形图案。这种失误也会导致图像变浅和图像反转（图2–45）。

磷光板接收器也可能出现反面放置的情况。当影像在模板中排序（安装）时，这个问题可能导致无法正确记录解剖区域，从而引起混淆（图2–46）。注意，口内接收器的方向对于正确的解剖定位和避免误诊至关重要[48]。

接收器伪影

使用磷光板接收器时，可能会因空间限制或与下颌舌侧或腭侧曲面接触不当而导致弯曲。这些接收器可以是弧形弯曲的，但绝不能完全弯折到产生皱褶、折痕的程度。最好使用最小尺寸的接收器，既能充分覆盖待成像牙齿，又不会让患者产生过度不适。如果接收器有划痕、卷曲或折叠，嵌入的感光乳剂就会受损，从而影响影像质量（图2–47a～c）。更小尺寸的接收器、正确的放置位置和小心的操作可以最小化接收器弯折与其他接收器变形，从而减少伪影。

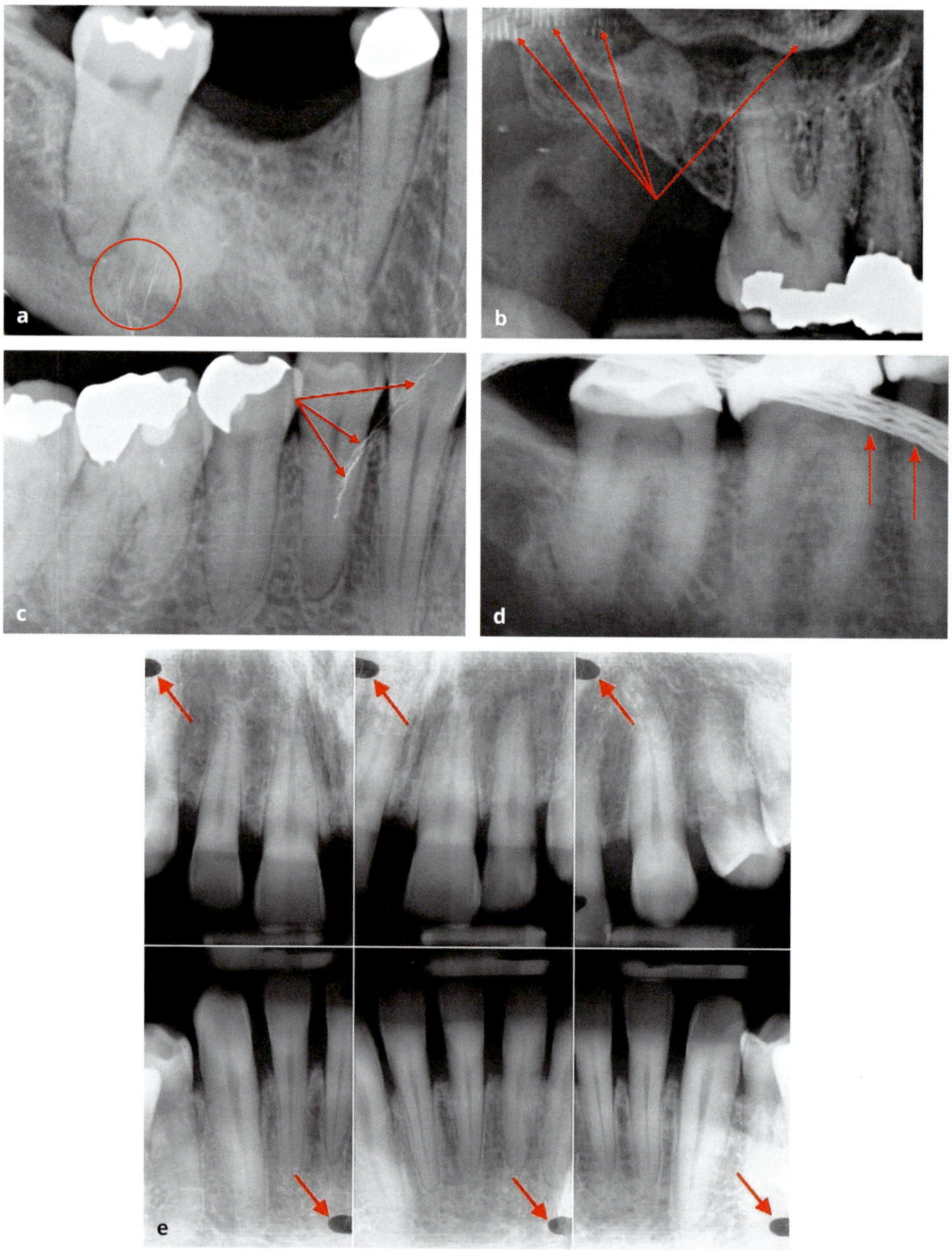

图2-47 接收器伪影。（a）47根尖区域的PSP板上的划痕。（b）止血剂对PSP乳剂的损坏。（c）由于弯折造成的永久折痕对PSP乳剂的损坏。（d）固态导线伪影。（e）由于像素压缩/咬合损坏造成的“坏点”。

尽管刚性数字接收器不能弯折，但它们可能会意外掉落在地板上，连接它们到计算机间的导线可能会受损或投影到图像上（图2–47d）。接收器在掉落或咬合时承受的过度压力可能会损坏传感器，并在接收器表面形成“坏点”或无反应像素（图2–47e）。这些事故可能导致硅板永久损坏，从而降低图像质量[48]。

垂直校准误差

在记录的图像中，牙齿的长度由垂直角度控制。应用平行投照技术并使用接收器固定装置时，垂直角度由固定装置决定，以帮助X射线束垂直于接收器和牙齿。因此，为了确保正确的垂直角度，临床医生必须将接收器平行于牙齿的垂直轴。垂直角度误差更常发生在分角线投照技术中，导致牙齿长度的拉长或缩短。在分角线投照技术中，X射线束垂直于将牙齿垂直轴和接收器形成的角度一分为二的平面。采用分角线投照技术时，垂直线性尺寸的误差范围非常小，因此拉长或缩短的图像比较常见。

重要的是要确定图像变形的原因，以便在需要重新拍片时进行纠正[48]。

拉长

拉长，是指由于X射线束下倾斜角度不足（即垂直角度不足）造成牙齿和周围结构的图像的拉长或变长。换句话说，当使用平行投照技术时，如果X射线束的角度小于垂直于牙齿长轴平面所需的垂直角度，就会出现拉长的情况。为了纠正这一错误，临床医生必须增加垂直角度（图2–48a）。临床医生应增加上颌投影的正垂直角度（PID指向下方），增加下颌投影的负垂直角度（PID指向上方）。

如前所述，使用分角线投照技术时也可能出现此失误。然而，造成这种误差的原因通常是X射线束垂直于牙齿长轴，而不是垂直于牙齿与接收器之间夹角的平面[48]。

缩短

由于X射线束的角度过大（即垂直角度过大），导致垂直角度不当，会造成牙齿和周围结构的图像缩短。在使用平行投照技术时，如果X射线束的角度大于垂直于牙齿长轴平面所需的垂直角度，就会出现缩短的情况。为了纠正这一错误，临床医生应减少上颌投影的正垂直角度，减少下颌投影的负垂直角度[48]（图2–48b和c）。

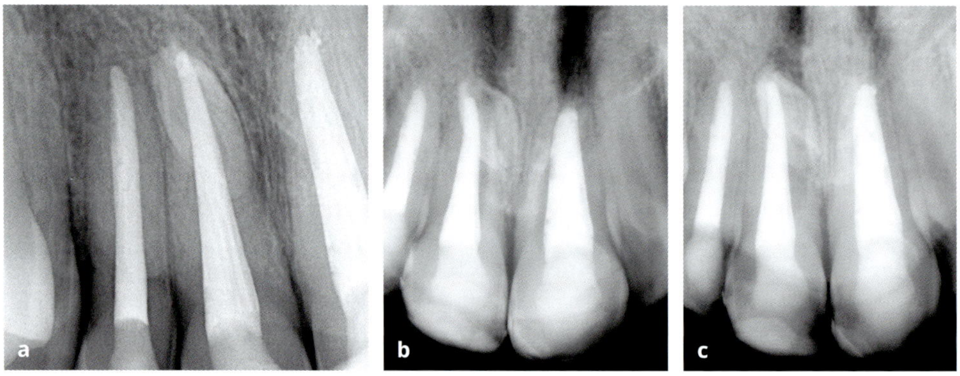

图2-48 （a）拉长和锥形束切口的根尖周影像。（b）同一区域缩短的根尖周影像。（c）同一区域的令人满意的根尖周影像。请注意，11的根尖可见一个长度约占整个牙齿1/4的多生牙。

水平对齐误差——解剖结构的重叠/覆盖

只要将X射线束水平对齐，牙齿的邻接点就会在图像上打开，不会重叠。这将有助于对龋齿和牙槽骨进行全面的影像学评估，而这两项都是全面的临床检查和影像学检查的重要组成部分。为了使邻接点之间打开，X射线束应直接瞄准目标牙齿之间。水平对齐误差会导致图像前移或后移，造成邻牙接触区域重叠（图2-49）。

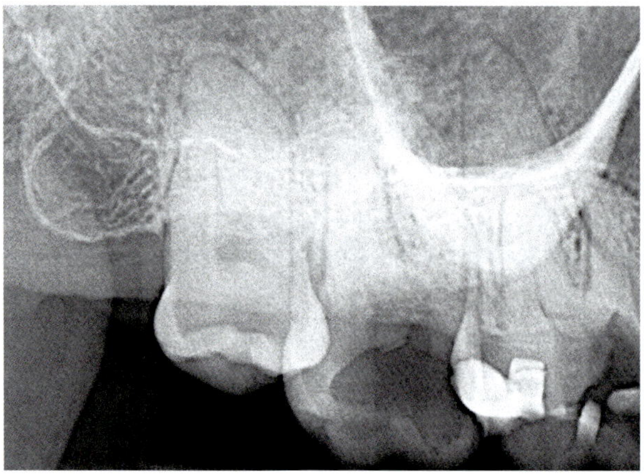

图2-49 重叠。

为了确定水平角度正确与否，临床医生应评估牙齿重叠的程度。颊侧物体规则可用于确定颊尖和舌尖的移动情况，从而判断是否存在错误。颊侧物体的移动方向与X射线管头的移动方向相反，而舌侧物体的移动方向则与之相同。应用颊侧物体规则来确定邻面重叠的原因需要评估X线管头的位置和咬合翼片图像上的重叠方向。例如，如果X射线管头的位置过于靠后，颊尖就会相对于舌尖向前方移动，从而导致邻面重叠。

相反，如果X射线头的位置过于靠前，颊尖就会相对于舌尖向后方移动，同样，邻面也会重叠。为了避免这种错误，中心射线必须穿过牙齿的邻接面，这样拍出的影像才能让邻接面打开并且不会产生重叠影像。为了帮助确定正确的水平角度，临床医生可以将棉签棒的一端放在接触区。这种方法有助于观察X射线的方向，以打开邻接点。

使用接收器固定装置时，由于接收器水平对齐不当，可能会产生水平误差。将接收器与牙齿的颊面、舌面放置在同一水平面上，使X射线束直接穿过接触区域，就可以避免这些误差。这将使接收器与牙齿的颊面平行，并与仪器指示环平行[48]。

X射线束中心误差——锥形束切口

X射线束中心应对准接收器中心，X射线束垂直于接收器，否则会出现锥形束切口。锥形束切口在图像上可显示为阻射区或透射区。锥形束切口的形状取决于曝光时使用的准直器类型（圆形或矩形）[48]（图2-50）。

表2-5总结了本章的技术失误。

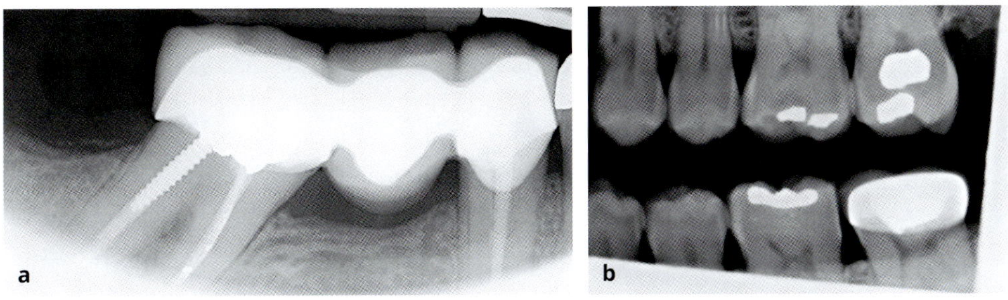

图2-50 锥形束切口。（a）圆形准直器。（b）矩形准直器。

表2-5　技术失误

失误	原因	纠正
倾斜的咬合平面	接收器位置不正确	将接收器与咬合平面垂直
反面放置接收器	非曝光侧面向X射线源	将曝光侧面向X射线源
接收器伪影	弯曲、弯折、磨损	选择适当大小；轻轻处理
拉长	垂直角度不足	增加垂直角度
缩短	垂直角度过大	减小垂直角度
重叠	水平角度不正确	直接通过接触点进行X射线照射
锥形束切口	X射线束未居中	将X射线束居中位于接收器上方

根管治疗后影像学检查过程中的失误

根管治疗的目标是为了清除或减少细菌，紧跟其后的就是愈合的开始。病灶内的炎性细胞因子和介质从促炎性、破坏性阶段过渡到抗炎性及增殖性阶段。骨祖细胞会分化为成骨细胞，分泌骨基质来替代因根尖周炎而被破坏的骨组织[59]。自1956年以来，评价牙髓治疗是否成功的依据是Strindberg标准。标准包括影像学层面上的根尖周病变的完全愈合[60]。

愈合的判定

根尖片一直是评估根尖周炎愈合的主要手段，尤其是通过监测牙齿根尖周透射影的消退情况[61]。术前根尖片可用于诊断根尖周炎，并作为评估治疗开始后病变消退情况的基线。透射影范围的缩小表明病变正在愈合。相反，如果根尖周病变的面积增大，则表明病变没有愈合，疾病仍然具有侵袭性。但是，如果病变的大小保持一致或不变，就很难判断病情，进而难以确定如何进行治疗[62-64]。

由于根尖片影像只是二维的，因此提供的信息量有限。例如，颊舌向的尺寸无法通过根尖片进行评估。此外，相邻解剖结构（如上颌窦）的重叠可能会干扰对影像进行准确的解读。研究表明，在某些情况下，骨质必须脱钙30%～50%，才能在X线片上看到这些病变[65]。有研究认为，如果根尖周病变仅局限于松质骨，或该区域的骨质流失率低于12.5%，则根尖片无法检测到根尖周病变[66]。许多其他学者也证实，当病变突破皮质骨造成穿孔，这种情况才是影像学能够检测到病变的必要条件[67-70]。这也就很好地解释了为什么根尖周病变的愈合可能在治疗结束后多年内无法通过根尖片检测到。

相比之下，CBCT有助于显示由于体积小或局限于松质骨而无法在传统X线片检查中看到的根尖周病变[71-72]。此外，CBCT可以在3个正交平面上对根尖周病变进行评估和测量。CBCT的缺点包括辐照量较高、图像上散射伪影较多（金属桩）以及增加患者费用[73-74]。

此外，许多人认为CBCT在诊断方面高估了根尖周病变的发生率，从而可能导致对原本无症状的透射影进行过度治疗。最近的一项研究表明，在根据传统根尖片成功进行根管治疗的牙齿中，有20%的牙齿在CBCT影像中显示出根部牙周膜宽度超过1mm的透射影[75-76]。该研究指出，如果无法明确根尖周透射影的组织学诊断，即使在CBCT检查中发现了病变且患者无症状，则无须进一步治疗。这些透射影可能并不代表病理性变化，因此临床决策不能仅依据影像学解读[76]。

CBCT发现根尖周病变的概率较高，而根尖片漏诊根尖周病变的概率较高。尽管可能存在愈合现象，但这是一个非常动态的过程，可能会受到诸多因素的影响。因此，在进行术后评估时，应将临床检查和影像学检查结合起来，避免误诊、误治和过度医疗的发生；尽管CBCT具有优势，但临床医生仍需考虑患者治疗费用的增加和潜在的高辐射剂量。当CBCT被指定为首选影像学检查方法时，临床医生应使用有限视野（field of view，FOV）为50mm×50mm或更小的CBCT。有限的视野范围只暴露了颌骨的较小区域，并使用较小的体素尺寸进行编程，这可以提供更高的分辨率和更低的辐射剂量给患者[76-77]。

使用CBCT减少根管治疗过程中有关影像学诊断、治疗和术后评估的失误

CBCT技术是在20世纪末发展起来的[78-79]，它很快对牙髓病学领域产生了巨大的影响。CBCT已被证实能够克服根尖片的许多局限性[80-83]。这种成像模式有助于观察到由于早期病变较小或松质骨二维成像的局限性而无法观察到的根尖周病变[71-72]。此外，CBCT还能对根尖周病变进行多维度评估和测量[73]。

AAE/AAOMR联合发布了一份立场文件，为临床医生在牙髓病学领域使用CBCT提供了循证指导[37]。一般来说，CBCT的使用应仅限于复杂牙髓病的评估和治疗。

2

建议

以下是AAE/AAOMR[37]关于在牙髓病诊断和治疗计划中使用CBCT的联合声明：

1. 口内X线片应被视为评估牙髓病患者的首选影像学检查方法。
2. 如果患者的临床症状和体征与未经治疗或曾接受过根管治疗的牙齿有关，而这些症状和体征又相互矛盾或不具有特异性，那么有限视野CBCT应作为诊断首选影像学检查方法（CBCT成像能够在二维X线片显示根尖周病变之前发现它）。
3. 对于可能存在副根管且形态复杂（如下颌前牙、上下颌磨牙和前磨牙，以及牙畸形的牙齿），应考虑采用有限视野CBCT作为初始治疗的影像学检查方法。
4. 如果术前没有进行CBCT检查，则应将有限视野CBCT视为在术中识别和定位钙化根管的首选影像学检查方法。
5. 口内X线片应被视为术后即刻影像学检查的首选。
6. 如果临床检查和二维口内X线片无法确定牙根纵裂（vertical root fracture，VRF），则应将有限视野CBCT视为首选影像学检查方法。
7. 在评估既往根管治疗病损未愈的情况时，有限视野CBCT应该是首选影像学检查方法，以帮助确定是否需要进一步治疗（如非手术治疗、手术治疗或拔牙）。
8. 有限视野CBCT应被视为非手术再治疗用于评估根管治疗并发症的首选影像学检查方法（如超充的根管充填材料、分离的根管治疗器械以及穿孔的定位）。
9. 对于术前治疗计划，应考虑采用有限视野CBCT作为首选影像学检查方法，以定位根尖/根尖周区域，并评估其与邻近解剖结构的距离。
10. 有限视野CBCT应被视为手术植入种植体的首选影像学检查方法。
11. 在没有其他颌面部或软组织损伤可能需要其他更先进的成像模式情况下，有限视野CBCT应被视为诊断和处理局限性的牙槽骨创伤、根折、牙齿松动和/或牙移位以及局部牙槽骨骨折的首选影像学检查方法。
12. 有限视野CBCT应被视为定位和区分内部吸收性缺损、外部吸收性缺损，以及确定适当的治疗方案和预后判断的首选影像学检查方法。

结论

口内放射成像是一种宝贵的工具，为牙科疾病和其他口腔疾病的诊断与治疗提供了重要信息。这些具有成本效益高、分辨率高的图像仍然是牙科成像的主要方法。为确保获得高质量的诊断图像，临床医生必须注意最佳图像投照原则。此外，临床医生还必须能够在影像学检查过程中有效地管理患者，并确保在发生失误时如何识别和纠正失误。临床医生还负责减少不必要的重拍，并尽量减少患者的辐射暴露。

在许多特殊情况下，CBCT生成的三维图像重建有助于诊断和影响治疗。因此，为了防止放射事故、误诊和误治，临床医生应根据AAE/AAOMR关于CBCT成像用于牙髓诊断和治疗的联合声明，考虑在必要时使用CBCT检查。此外，当诊断和治疗的复杂性需要牙髓病的临床专业知识时，全科口腔医生和其他专科医生应考虑将牙髓病医生作为牙科团队的一员。

3

牙髓坏死、根尖孔开放和根尖周炎治疗过程中的挑战及意外管理

Management of Challenges and Mishaps Associated with the Treatment of Teeth with Necrotic Pulps, Open Apices, and Apical Periodontitis

JOSEPH A. PETRINO
MAHMOUD TORABINEJAD

目标

阅读本章后，读者应能够：

1. 讨论根尖孔开放的牙齿牙髓坏死的病因。
2. 阐述牙髓坏死和根尖孔开放的牙齿治疗选择。
3. 说明再生性牙髓治疗后根管中发现的组织类型。
4. 列举诊断和治疗计划中的挑战与意外。
5. 讨论再生性牙髓治疗过程中的挑战和意外。
6. 说明进行再生性牙髓治疗后面临的挑战。

牙髓坏死、根尖孔开放和根尖周炎的牙齿给临床医生带来了巨大的挑战。目前，我们有两种治疗方案选择：三氧化矿物凝聚体（mineral trioxide aggregate，MTA）根尖诱导成形术和再生性牙髓治疗（regenerative endodontic procedure，REP）。本章的目的是讨论治疗这些牙齿时的挑战、陷阱和管理。

牙髓治疗的主要目标始终是保留患者的天然牙列[1]。牙髓病学相关的文献表明，牙髓治疗具有很高的成功率和存活率[1]。然而，未成熟牙齿出现牙髓坏死和根尖周炎是最具挑战性的情况之一。未完全发育的开放根尖孔的存在使难以使用传统和公认的方案进行充分清理、成形以及获得三维封闭。此外，根管内封药和与这些牙齿相关的薄壁牙根可能会使这些牙齿更容易发生根折[2-4]。Cvek报告显示，与成熟牙齿相比，未成熟牙齿颈部根折的发生率更高[5]。

未成熟牙齿牙髓坏死及根尖周炎

病因学

在讨论牙髓坏死和根尖孔开放的牙齿治疗方案之前，描述这些牙齿的一些常见病因是非常重要的。众所周知，牙髓坏死是由于龋齿引起的细菌感染[6]。牙外伤造成的脱位或脱位性损伤会导致血供中断，随后造成牙髓缺血，从而导致牙髓坏死，常常还伴随着细菌造成的二次感染[7]。

与完全成熟的牙齿不同，根尖孔开放的牙齿牙髓坏死的后果是牙根停止发育，因此使用传统技术和材料进行的牙髓治疗变得困难，有时甚至无法进行。图3-1是一颗典型的牙髓坏死、根尖孔开放的未成熟牙齿。未成熟牙齿根尖常常开放且敞开，这不适合使用传统材料和方法进行充分的清理与封闭。由于牙齿的壁薄，常常造成这些牙齿在治疗后容易发生断裂[4]。此外，在治疗这些牙齿时使用的药物也可能会增加牙根折断的可能性[2-3]。

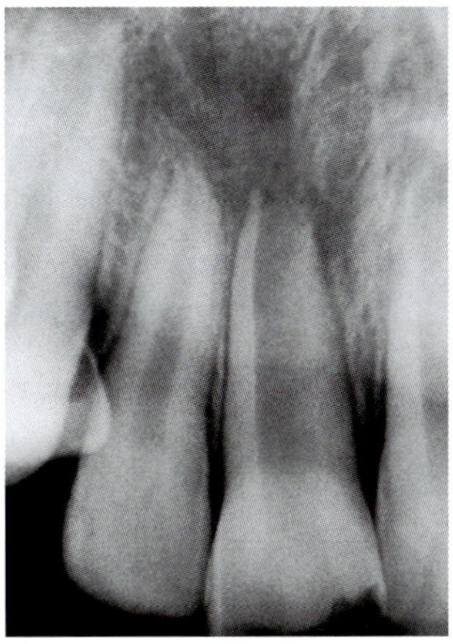

图3-1 典型的牙髓坏死、根尖周炎的未成熟牙齿。请注意，薄壁牙根和喇叭口状根尖孔使通过传统方法进行根管消毒和充填变得非常困难。

牙外伤

牙外伤是牙髓坏死、根尖孔开放和根尖周炎的常见病因。各年龄段患者牙外伤的总体发生率为5%。在0～6岁的患者中发生率增至17%[8]。男孩牙外伤的发生率高于女孩。此外，上颌前牙最常受影响[9-10]，其中上颌中切牙比侧切牙更易受影响（分别为66%和17%）。牙外伤在恒牙中更为常见[11-12]。未暴露牙髓的简单冠折是最常见的牙外伤类型（41%～68%）[13-15]。简单冠折后牙髓坏死的发生率很低（2%～5%），但是如果伴随牙脱位等并发症时，牙髓坏死的发生率将增加，与根尖孔开放的牙齿（占3.5%～11%）相比，根尖孔闭合的牙齿（占55%～65%）更易发生牙髓坏死。与根尖孔闭合的牙齿相比，根尖孔开放的牙齿在受到外伤后的牙髓出现愈合和存活的概率更大[16-18]。未成熟恒牙全脱位再植后，出现牙髓坏死的风险高达77%[19]。

牙发育异常

导致外伤后牙髓坏死较少见的病因包括牙发育异常［如畸形中央尖（dens evaginatus）、牙内陷（dens invaginatus）或畸形舌（腭）侧沟（radicular lingual or palatogingival groove）］。在上述的这些情况下，细菌能通过异常结构进入牙髓。畸形中央尖是在牙齿发育过程中由内釉上皮向星网状层内折叠形成的殆面突起结节，最常见于下颌第二前磨牙[20]。据报道，畸形中央尖在亚洲人中的患病率为1%～4%，在阿拉斯加尤皮克人（Yupik）、因纽特人（Iñupiat）和北美印第安人（North American Indian）中患病率高达15%[20-22]。相反，牙内陷是内釉上皮和成牙本质细胞层向牙髓内折叠形成。牙内陷的总体患病率为1%～10%，最常见于上颌侧切牙。如果牙髓暴露在外，例如，在牙内陷最严重的情况下，形成直接与根尖牙乳头相通的通道，同时与根管的根尖1/3相通，为细菌的侵入提供直接入口。在牙内陷病例中，畸形舌侧沟最常出现在上颌侧切牙，在中切牙中不太常见[23-25]。

治疗方案

MTA根尖屏障术（MTA apical plug，MAP）

如前所述，发生牙髓坏死、根尖孔开放和根尖周炎的牙齿对临床医生的治疗带来了许多挑战。在过去，临床医生通常需要通过多次治疗这些牙齿，治疗的过程常常需要延续数个月，需要用氢氧化钙［$Ca(OH)_2$］诱导牙体硬组织形成屏障，以防止充填材料超出根尖孔[26]。尽管这种治疗方法的成功率较高，但也存在包括治疗时间长、患者缺乏依从性以及长期使用$Ca(OH)_2$可能会导致牙根弱化等缺点[2-3]。然而，临床医生现在能进行单次就诊的根尖诱导成形术，即MTA根尖诱导成形术或MTA根尖屏障术（MAP），它能通过放置根尖屏障来实现根尖诱导成形。这大大减少了患者的就诊次数和完成治疗所需的时间[27-29]。

单次就诊的临床治疗方案因临床医生差异而不同。在完成牙齿的深度局部麻醉后，开髓并用手动器械清理根管。在进行根管清理的同时，使用1.5%～5.25% NaClO被动冲洗根管进行根管消毒。对于出现颊侧牙龈周围软组织肿胀或引流窦道的患者，需要使用$Ca(OH)_2$进行根管内封药，并用棉球和暂时修复体进行暂时保护。随后，在软组织病变确定消退后，可以通过使用超粗糙纸尖（视频中有）将MTA放置到根尖部。在有些情况下，可以放置胶原膜（如CollaPlug或CollaTape，Zimmer Biomet）与根尖处的周围组织接触，以此作为内部基质，防止或最大限度地减少MTA外溢到周围组织。可能需要使用大号加压器、纸尖末端或牙胶尖对根尖处的MTA压实，确保材料适应根管尖端的分叉根尖。应拍摄X线片以确认根尖MTA屏障充填是否充分，并评估根尖屏障的密度和厚度。MTA屏障至少放置5mm，在确保有足够的根尖封闭后，根管的冠部空间可以使用MTA或流动性牙胶充填，具体情况还要取决于牙齿的临床需求和修复计划。冠部修复可以使用粘接复合材料完成。

扫描二维码，
输入关键词"MTA"
可观看视频

应在术后6个月和12个月进行X线随访检查，以评估根尖周炎的消退情况和并发症的消失情况。图3-2是一个成功的MTA根尖屏障病例。最重要的是，与传统的$Ca(OH)_2$根尖诱导成形术相比，一步根尖诱导成形术显示出较高的成功率[30]。然而，无论是通过$Ca(OH)_2$还是其他方式进行根尖诱导成形术，其主要的局限性在于这些治疗方式在大多数情况下无法使牙根进一步发育。治疗后，牙齿仍然具有较大的开放根尖孔和未发育完全的牙根结构，根管壁薄且较短。因此，经过根尖诱导成形术治疗的牙齿发生根折可能性也增加了。图3-3是一例根尖诱导成形术治疗后出现颈部根折的患牙。

再生性牙髓治疗

有许多不同的再生性牙髓治疗（REP）方案能实现成功的治疗结果。尽管将这些治疗方案称为"再生"，但重要的是要认识到这些治疗方案并不总是会使牙髓再生。目前已经提出了几个术语来描述这些类型的治疗方案，包括

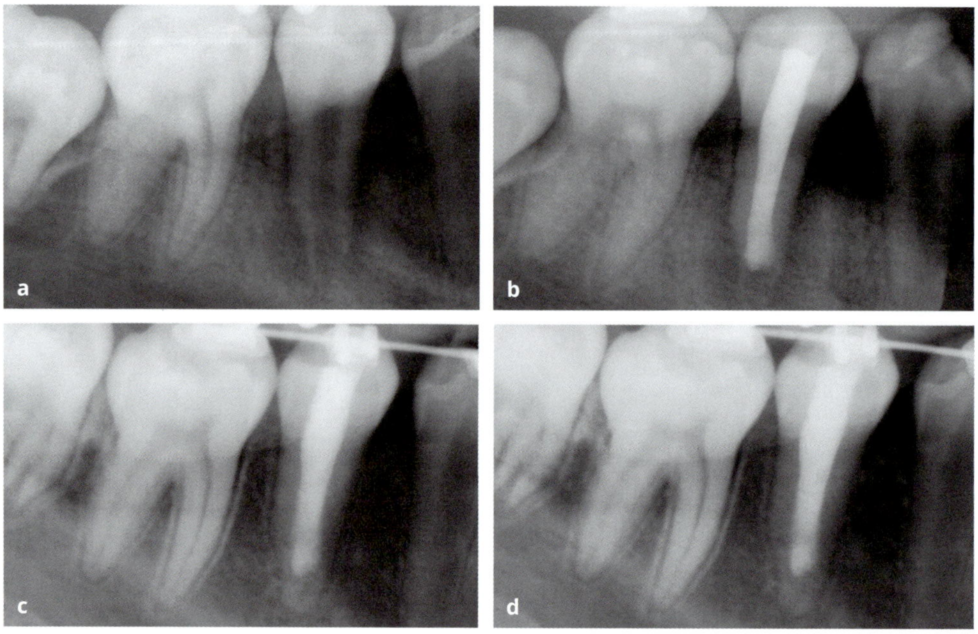

图3-2 （a）45显示出未发育的根尖、牙髓坏死和根尖周炎。（b）MTA根尖屏障术（MAP）完成。（c）1年后复查显示根尖周炎愈合。（d）2年后复查显示根尖周炎完全愈合。请注意，该牙齿现在显示出牙根已进一步发育。

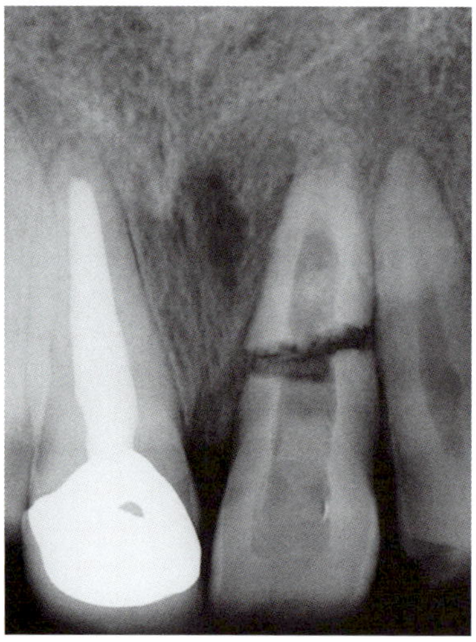

图3-3 21在进行根尖诱导成形术治疗后出现颈部根折。未成熟牙齿中的牙本质薄弱使颈部更容易发生根折。

“牙髓活化”、“血运重建术”或“成熟发生”。就像“再生”一样，这些术语都不完全正确。话虽如此，“再生性牙髓治疗”这个术语仍将用于描述所有旨在恢复功能性牙髓牙本质复合体的治疗方案。美国牙髓病医师协会（AAE）制订了一个临床指南，即《AAE再生性牙髓治疗方法的临床考量》[31]，其中详细概述了REP的临床操作规程。此外，这些治疗建议与欧洲牙髓病学会（ESE）的建议非常相似[32]。从本质上讲，适合接受REP的病例包括那些牙髓坏死和根尖孔开放的牙齿，需要具有足够的牙冠结构能进行直接修复而无须桩修复。可以通过最小的器械操作和使用低浓度（1.5%）的NaClO冲洗来进行根管清理，随后根管内放置$Ca(OH)_2$或三联抗生素糊剂（triple antibiotic paste，TAP）进行根管消毒并处理根尖周病变。然后，这些牙齿在第二次就诊前进行暂时修复。

在确认没有严重的根尖周炎症状后（如软组织肿胀或引流窦道），患牙就可以进行REP的第二阶段。患者再次使用不含血管收缩剂的局部麻醉药物（如3%甲哌卡因）麻醉，并使用橡皮障隔离患牙。再用17%乙二胺四乙酸（ethylene diamine tetraacetic acid，EDTA）进行根管冲洗并通过视觉确认无引流渗出物或坏死组织碎片后，使用小号根管锉超出根尖孔刺激根尖周组织出血，使血液进入根管内，达到釉牙骨质界（cementoenamel junction，CEJ）的水平。用胶原基质（如CollaPlug或CollaTape）放置在血凝块上为其提供屏障作用，随后将MTA或其他三钙硅酸盐水泥放置在胶原基质上作为根管冠方部分封闭材料。

在最后一次就诊时，患者应在术后1周复诊进行术后复查，以确认根尖周感染消失和症状缓解情况。然后可以通过使用直接修复材料（如复合树脂覆盖MTA或其他三钙硅酸盐水泥）对牙齿进行修复。患者应进行前6个月的初始复查，然后进行每年一次的随访。

临床医生必须熟悉这种新的治疗方案，并且要认识到使用这种治疗方案治疗的牙齿在影像学上会看起来像是牙髓缺少“充填”或堵塞。因此，当怀疑有此类治疗史时，必须进行充分病史采集和当前的牙髓活力测试，以防止不必要的再治疗和对新形成修复性组织的破坏。

当成功被定义为症状和根尖周炎得到缓解时，REP的成功率可与一步根尖诱导成形术和传统根尖诱导成形术的成功率相媲美[33-35]。因此，需要着重指出的是，REP能否成功治疗根尖周炎似乎并不取决于治疗方案的变化，而很大程度上取决于完善的根管消毒[36]、间充质干细胞（mesenchymal stem cell，MSC）的募集、冠部修复体的封闭性和生物相容性。

如前所述，无论是MAP还是REP都显示出非常成功的治疗结果（MAP和REP的成功率分别为94.6%和91.3%）[37]。然而，REP组的成功标准可能更严格，还包括了牙根发育情况作为一项标准[38]。牙根发育被认为是REP相对根尖诱导成形术的主要优势[39]。REP具有3个潜在优势：增加牙根长度、厚度以及根尖孔闭合，其中根尖孔闭合是最常见的情况[40]。在随机临床试验中发现牙根发育的合并率为79%。在分析研究中发现，牙根发育率为21%[41]～100%[42-43]。这样宽大的范围表明REP后牙根发育具有不可预测性。图3-4和图3-5是牙髓坏死和根尖周炎的未成熟牙齿的成功治疗病例，都显示出了牙根发育的影像学证据。

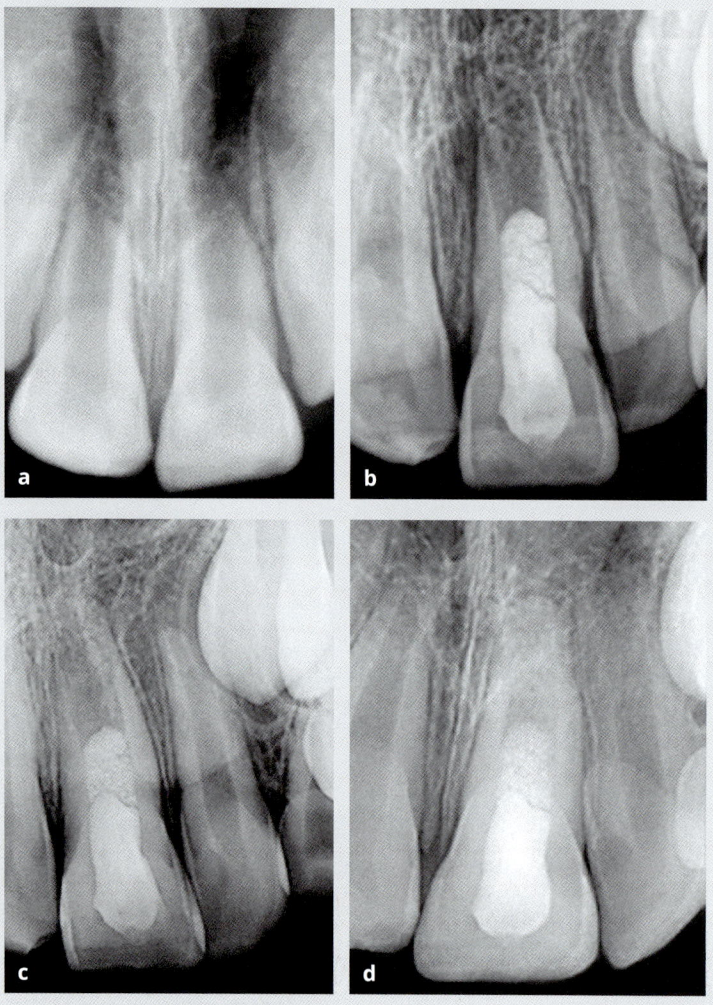

图3-4 （a）21近中病变的术前影像。（b）再生性牙髓治疗完成即刻。（c）9个月后复查显示出牙根发育和根长增加。（d）2年后复查显示出病变消失和根尖孔闭合。

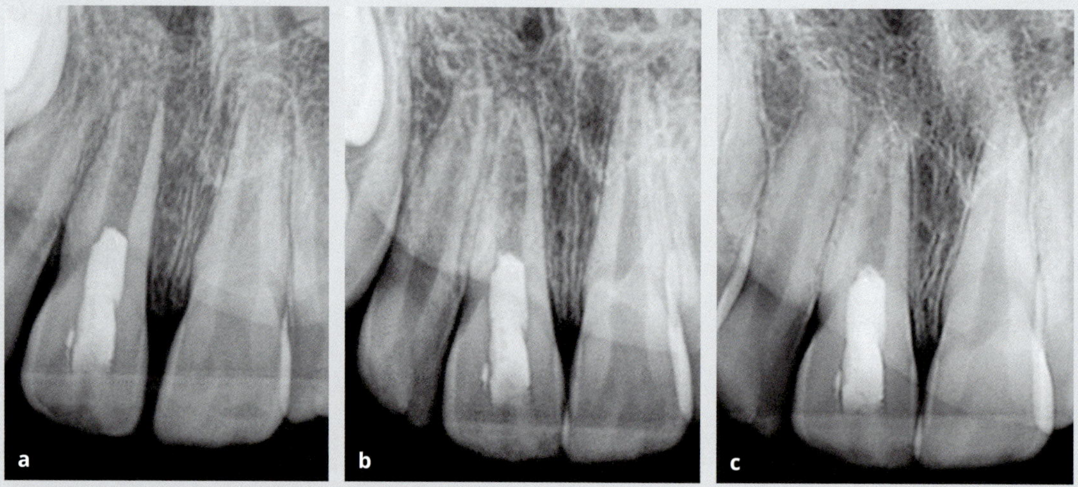

图3-5 （a）再生性牙髓治疗术后影像。（b）2年后复查显示牙根长度、宽度和根尖孔闭合的变化。（c）再生性牙髓治疗5年后复查影像。

最近的一项研究表明，与使用$Ca(OH)_2$诊间封药在两次就诊中完成这些再生性牙髓手术相比，在单次就诊中进行再生性牙髓手术产生了相似的临床和影像学结果[44]。如果有更多的研究能证实单次就诊的再生性牙髓治疗具有类似的成功率，这将是一项令人兴奋的发展。

再生性牙髓治疗后根管内有什么

一旦再生性牙髓治疗完成，同时影像学观察到牙根发育的证据，就会提出一个问题，即根管内的组织构成是什么？动物（雪貂）和人类研究均发现，通过再生性牙髓治疗的牙齿根管内存在的组织有牙骨质、结缔组织和骨组织（图3-6），而不是牙髓组织[45-46]。Shimizu等人、Torabinejad和Faras都发表了病例报告，表明再生性牙髓治疗后的组织类似于牙髓[47-49]。Torabinejad等人最近的一项研究发现，如果牙齿根尖部分存在1～4mm的牙髓，则实现真正的牙髓再生是有可能的[50]。图3-7显示了雪貂尖牙中牙髓残留1～2mm时根尖处牙髓组织向内生长的情况。

图3-6 雪貂根尖的显微照片显示了再生性牙髓治疗后骨组织向根管内生长的情况。

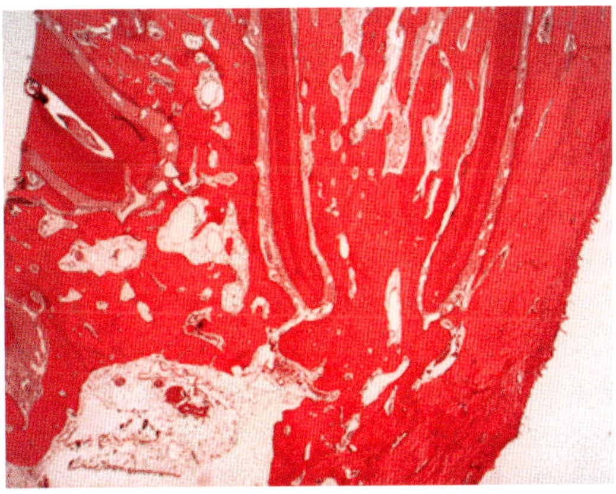

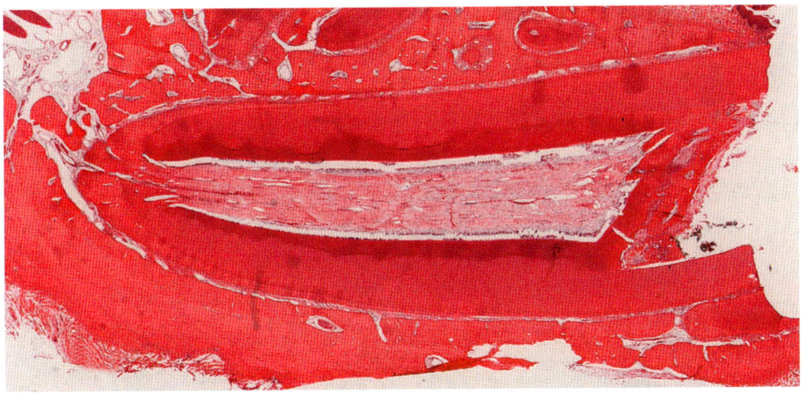

图3-7 雪貂尖牙残留1～2mm的根尖牙髓并使用血凝块进行再生性牙髓治疗后，可见牙髓牙本质的再生。

挑战和意外

以上我们已经简要介绍了处理牙髓坏死和根尖孔开放牙齿的治疗以及可能的结果，那么讨论与这些牙齿治疗相关的困难就非常重要了。在治疗前、治疗中和治疗后都可能出现一系列挑战、失误和意外。

治疗前

诊断

再生性牙髓治疗最大的特点就是它是在牙髓坏死的牙齿上进行的。在牙髓有活力的未成熟牙齿上进行的任何治疗都应被视为根尖诱导成形术。此外，如果在治疗牙齿时确认牙髓有活力，那就应该尽一切努力维持牙髓活力，以期牙髓组织能够继续发育。对于儿童患者来说，获得准确的诊断可能非常困难，因为临床医生需要解读儿童对冷刺激测试的反应，而儿童可能会表现出不同程度的焦虑或不理解这些测试。在这些情况下，使用牙髓电活力测试可能有助于消除测试反应造成的任何疑惑。

患者的选择

重要的是要记住，绝大多数再生性牙髓治疗是在儿童患者上进行的，通常是面部和牙齿受到外伤的儿童。儿童患者的治疗面临许多挑战，临床医生必须确定哪些儿童适合接受口腔治疗。此外，临床医生评估家长的依从性也是至关重要的，因为这些病例通常至少需要两次就诊治疗，并需要严格的随访。如果患者在口腔治疗椅上不配合、难以按时就诊或需要加以不同程度的镇静，最好进行单次就诊就能完成的MTA根尖诱导成形术而不是再生性牙髓治疗。

牙齿的选择

接下来可能发生在治疗前的潜在失误之一就是牙齿的选择。我们现有的最佳可用证据表明，当根尖孔直径＞1mm、牙根短小并且不需要桩修复时再生性牙髓治疗的疗效最佳。牙根发育的基线可能是治疗牙根非常短、根管壁非常薄的极度未成熟牙齿时的关键决策因素。MAP通常不适合这些病例，因此REP将是首选的治疗方案。

如果临床医生尝试对根尖孔直径＜1mm的牙齿进行再生性牙髓治疗，那他们将面临包括无法获得充分的冲洗或无法将药物输送到根尖的风险。此外，如果根尖孔直径＜1mm，那么可能存在根尖牙乳头干细胞较少的情况，这会降低牙髓再生的潜力。如果根尖过于狭窄，也很难甚至不可能将足够的血液回流到根管内。最后，如果牙齿需要桩修复，则需要将MTA屏障放置在靠近根尖的位置，这将表明是MAP而不是REP。如前所述，REP的好处是使牙根具有进一步发育的潜力。如果MTA屏障层必须放置在更靠近根尖的位置，那么牙根几乎没有进一步发育的机会。Bose等人的研究表明，MTA根尖治疗组和非手术根管治疗（nonsurgical root canal therapy，NSRCT）组的牙根发育没有变化[51]。

治疗中

一旦确认了合适的患者、牙齿和诊断，与这些治疗方案相关的挑战并没有结束。在治疗过程中，临床医生可能会陷入几个陷阱，首先就是选择抗生素糊剂或使用$Ca(OH)_2$进行根管消毒。

$Ca(OH)_2$ vs 三联抗生素糊剂 vs 二联抗生素糊剂

Hoshino等人提出了一种由米诺环素、环丙沙星和甲硝唑组成的三联抗生素糊剂[52]。Iwaya等人以及Banchs和Trope的病例报告中首次使用了这种三联抗生素糊剂治疗根尖孔开放且牙髓坏死的未成熟牙齿[53-54]。自这些论文发表以来，已经提出了几种不同的抗生素和组合。难点在于选择合适的抗生素。临床医生需要首先确保患者对任何潜在使用的抗生素不过敏。此外，临床医生还需要配制药物的药房，以确保抗生素的浓度准确无误。这使在紧急情况下进行这些程序变得困难，因为需要时间来配制抗生素糊剂。同时，重要的是要记住，在抗生素糊剂中添加米诺环素会增加牙冠染色的风险[55]。去除米诺环素可以消除这种风险。图3-8显示了在三联抗生素糊剂中使用米诺环素，REP后导致的牙齿染色情况。

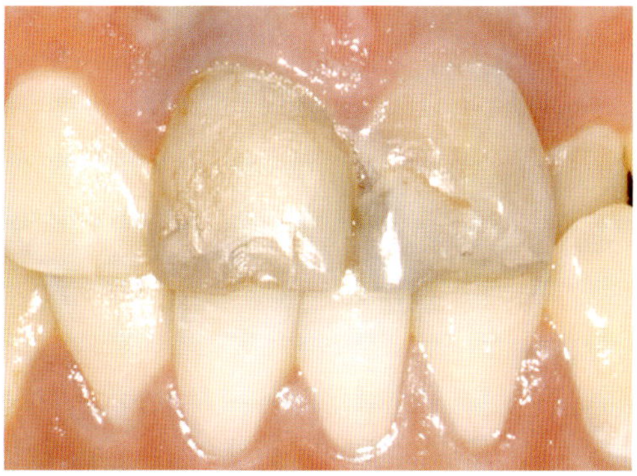

图3-8 使用添加米诺环素的三联抗生素糊剂导致的11牙冠染色。（由A. Nosrat博士提供）

为了减少染色风险和配制抗生素糊剂所需的时间，可以使用氢氧化钙［$Ca(OH)_2$］。研究表明，氢氧化钙比抗生素糊剂更容易从根管中清除[56]。$Ca(OH)_2$的优点是每名临床医生都可以使用，操作简便，并且没有染色风险。然而，长期使用$Ca(OH)_2$（在再生性牙髓治疗的病例中较为罕见）可能会增加根折的风险[2-3]。这一点必须牢记，因为适用于再生性牙髓治疗的牙齿由于其薄弱的牙本质壁，可能更容易发生根折[2]。

诱导出血

在根管冲洗和根管内封药后，再生性牙髓治疗的下一步是诱导出血。血液和血凝块中的成分有助于为牙根的进一步发育提供一个有利的环境。传统上，这一步是通过使用大号锉超出根尖孔来实现的。虽然看起来诱导出血似乎很容易，但实际上通常会很困难。经验表明，在第一次就诊时出血总是更容易和更普遍。当根尖孔直径较大或牙根较短时，也更容易诱导出血。为了确保有利于出血的环境，请考虑使用不含肾上腺素的麻醉剂，因为研究表明，使用肾上腺素会导致牙髓血流量减少[57]。

如果无法成功诱导出血，临床医生可以考虑从患者体内获取循环血液并将其放入根管内作为支架。Alghofaily等人的研究表明，在使用血凝块或循环血液对羊切牙进行再生性牙髓治疗时，在下颌切牙中无显著的影像学差异[58]。如果不诱导出血，血凝块中的成分缺失，则可能出现骨性愈合以及症状缓解，但进一步牙根发育的可能性很小。此外，如果根管内没有形成血凝块，MTA屏障的放置将变得非常困难。此阶段存在的另一个挑战是使用甲哌卡因可能无法提供深度麻醉，这意味着患者在通过器械诱导出血的过程中可能会感到疼痛。

MTA屏障放置

MTA屏障放置是再生性牙髓治疗过程中技术最为敏感的部分。如果施加在血凝块上的压力过大，MTA可能会被推向根尖，形成根尖屏障的外观（图3-9）。此外，过大的压力可能会破坏血凝块，导致再次出血。如果重新出血，可能会影响MTA的凝固，从而导致屏障不完整。为防止这种情况的发生，临床医生提倡在血凝块上放置可吸收的胶原塞，以便更好地压实MTA。

为了最大限度地确保成功，屏障的放置应尽可能靠近冠部。这为牙根的进一步发育提供了更多空间。在较长的牙根中，将MTA屏障放置于更靠近冠部的位置似乎更为容易；然而，在长牙根的冠1/3处诱导出血本身也存在一定的挑战。

修复

在放置MTA屏障后，下一个步骤是对牙齿进行修复。在这个阶段可能会出现的问题包括未将修复材料正确放置在MTA上，以及在放置复合修复材料时MTA可能被冲走。一般来说，对于大多数接受再生性牙髓治疗的牙齿，美观是一个问题，颜色不正确可能导致患者或家长不满意。此外，如果需要改变切缘，临床医生可能需要将患者转回口腔修复医生，在这种情况下，至少需要用根管口屏障来覆盖MTA，以确保MTA固化并有另一层封闭。

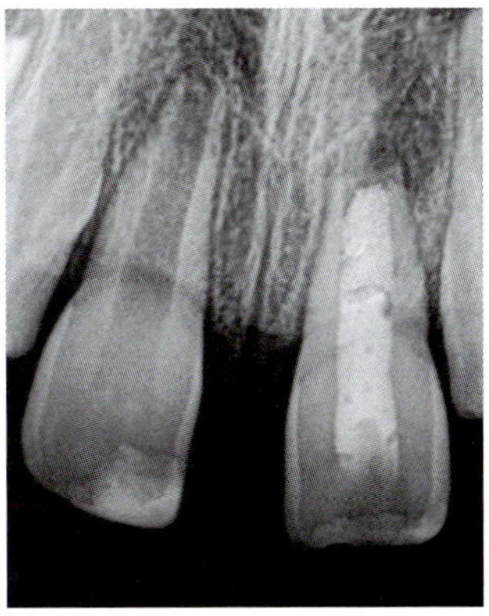

图3-9 经过再生性牙髓治疗的21。由于难以诱导出血，MTA屏障被放置得过于靠近根尖，使它看起来更像是MTA根尖屏障术（MAP）而不是再生性牙髓治疗（REP）。

治疗后

一旦再生性牙髓治疗完成，确保患者定期复诊至关重要。临床医生智慧地告知所有患者及其家长，这些牙齿的预后是持保留态度的。在这个阶段最大的失误是没有充分告知患者和家长，这些牙齿最终可能会拔除或需要额外的治疗。在开始治疗之前，应强调目前再生性牙髓治疗并非100%成功，因此所有治疗方案和可能的并发症都应与患者及/或家长充分讨论。

染色

使用MTA作为血凝块的屏障有导致牙冠染色的风险。MTA导致变色的主要原因如下：①含有氧化铋，在缺氧的情况下暴露在光线中会分解成氧气和铋，导致显著的颜色变化[59]；②粉末分解并随后释放出变色分子（如氧化亚铁[60]）。这些染色通常会导致牙冠呈现灰色。但这种染色可以通过内漂白来挽救（图3-10），但染色仍可能会复发。为了防止这种情况，临床医生可以在放置MTA[60]之前使用牙本质粘接剂，或使用不同的材料。可以使用NeoMTA或Biodentine等新材料，它们可以降低（甚至完全消除）牙冠染色的风险[61-62]。但是，美学区牙齿在进行这些操作时，仍应告知患者，尤其是家长，牙齿有染色的风险。

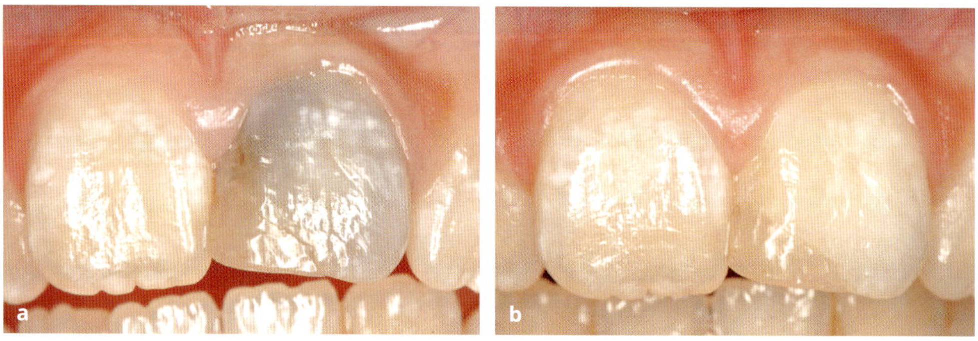

图3-10 （a）再生性牙髓治疗后首次就诊时21的临床视图，显示出牙齿的变色。（b）漂白后该区域的临床视图。（由Aki Osada博士提供）

成功或失败

AAE的再生性牙髓治疗指南列出了3层结局。主要结局包括症状消失、窦道（如果存在）消失以及骨性愈合的证据。次要结局包括牙根的进一步发育。第三层结局包括对牙髓活力测试的阳性反应。

一个潜在的问题是，在治疗阶段如果病例未能达到次要结局或第三层结局，即使在主要结局上取得了成功，也可能被视为失败。重要的是要知道，并非所有病例都会显示出牙根的进一步发育。图3-11展示了通过再生性牙髓治疗的11和21，显示出了牙髓坏死、根尖未成熟和根尖周炎。这些牙齿的放射影像显示了症状缓解和愈合的主要结局成功，但未显示出次要结局的成功。同样重要的是要记住，并非所有的病例都会显示出牙根的进一步发育或牙髓活力测试的阳性反应。因此，牙根的进一步发育或对冷刺激或牙髓电活力测试（EPT）无反应不应被视为治疗失败。

正如之前所述，并非所有病例都会显示出牙根的进一步发育。在此阶段，重要的是要告知患者和/或家长，必须进行严格的随访，以继续评估治疗的成功或失败。Almutairi等人[36]的一项研究评估了再生性牙髓治疗的失败情况，发现1年后63%的病例被认定为失败，2年后39%的病例被认定为失败。因此，告知患者和/或家长，对接受再生性牙髓治疗的牙齿至少需要2年的随访。

如果一个病例被判定为失败，临床医生需要评估牙齿是否发生了牙根纵裂，或是否存在根管消毒或封闭失败的情况。再生性牙髓治疗的一个好处是，如果再生性牙髓治疗被判定为失败，牙齿仍然可以接受传统的$Ca(OH)_2$根尖诱

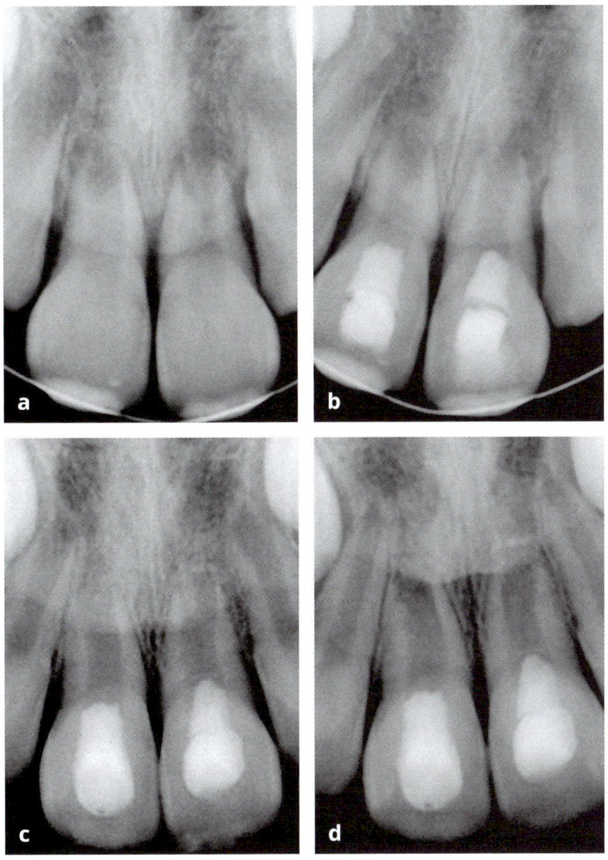

图3-11 （a）术前X线片显示了11和21的根尖周炎及根尖未发育完成。（b）术后X线片显示了再生性牙髓治疗后的11和21。（c）6个月的复查X线片显示了11和21的根尖周炎已得到缓解，但未见牙根的进一步发育。（d）1年的复查X线片显示了病灶已愈合，但牙根未见发育。在此阶段，重要的是要告知患者、家长和口腔医生，尽管根部未完全充填至根尖，但治疗已经完成。

导成形术或MTA根尖屏障术。但是，反之则不然。图3-12展示了一个再生性牙髓治疗的病例，由于病变范围的增大，治疗被判定为失败。经过随访检查，牙齿没有发现折断的迹象，随后使用$Ca(OH)_2$作为根管内封药，进行了MTA根尖屏障术。正如之前所述，重要的是要记住这些病例需要严格的随访，其他牙齿可能由于有外伤史而需要治疗。在图3-12中，随访图像显示21需要治疗，而最新的随访显示22也需要治疗。

然而，如果没有其他治疗选项且再生性牙髓治疗被判定为失败，临床医生要能够向患者和家长提供替代治疗方案。如果牙齿位于前牙美学区且患者的生长发育接近完成，可以进行拔牙窝位点保存，以便将来种植牙修复。如果生长发育尚未完成，临床医生可以考虑在存在拥挤的情况下，通过正畸治疗进行替换，或进行拔牙窝位点保存，以便将来能种植修复。如果牙齿未位于美学区，则可以考虑其他治疗方案，包括正畸治疗。

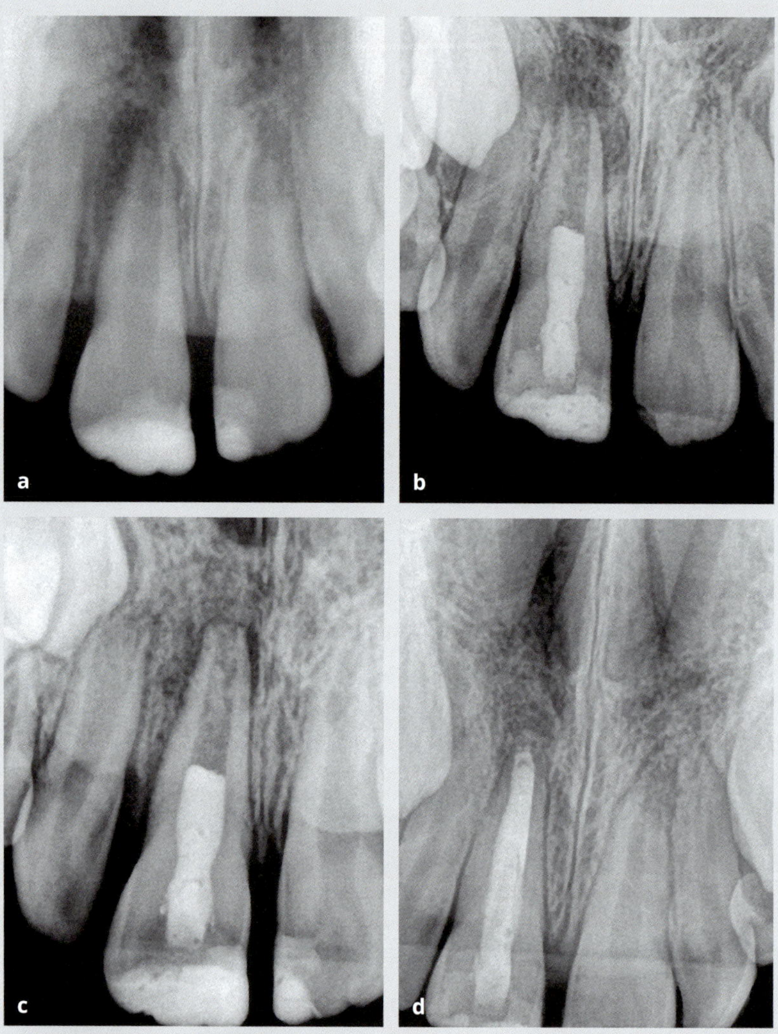

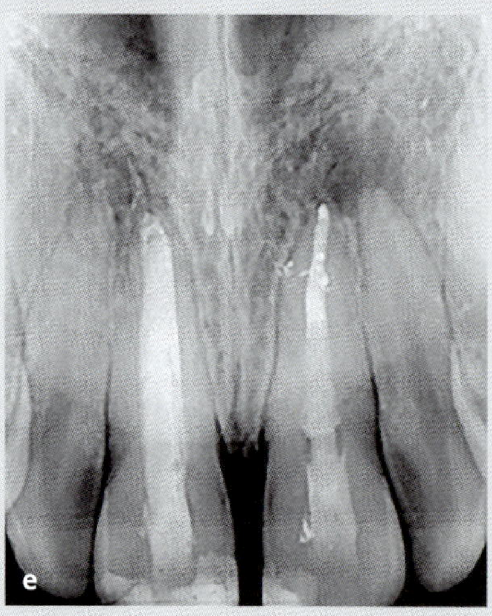

图3-12 （a）1颗根尖未发育完成，伴有牙髓坏死及根尖周炎的患牙。（b）再生性牙髓治疗完成后情况。（c）2.5年复查显示牙根未见发育，并且病变范围有所增加。（d）11经过MTA根尖屏障术治疗后的术后视图。（e）11经过MTA根尖屏障术治疗后2年复查和21经过NSRCT后的1年复查，显示出22现在需要接受NSRCT。

4

开髓过程中的失误

Errors During Access Preparation

MOHAMMAD SABETI
MOHSEN RAMAZANI
KIUMARS NAZARI MOGHADAM

目标

阅读本章后，读者应能够：

1. 描述开髓及其预备的原则。
2. 了解开髓对根管治疗成功的重要性。
3. 预测在髓腔预备过程中可能出现的失误。
4. 了解开髓失误后产生的不良后果。
5. 学会处理开髓过程中的失误。
6. 详细列举可用于预防或处理开髓失误的技术和工具。
7. 描述开髓的新方法及其益处。

非手术根管治疗（nonsurgical root canal treatment，NSRCT）的主要目标是彻底对根管系统消毒，消除微生物，并充分塑造根管形态，以便充填，从而实现封闭。根管治疗的第一步是开髓，这为操作者提供了合适的视野和根管系统入路。虽然它通常被忽视，但适当的髓腔预备对获得良好的治疗结果以及提高患牙的稳定性和寿命是至关重要的。

一个适当的开髓孔允许直接进入根管口，这有助于消毒和完全清创。虽然许多专家推荐直线入路，但是一些专家已经仔细研究了传统的髓腔预备工作，以还原良好的牙齿结构。因此，“微创开髓”的概念已被提出，以弥补传统开髓方法的一些弊端[1-3]。本章的目的是深入了解髓腔预备所涉及的步骤，这有助于促进充分的清除病灶并防止程序性事故。

定义

开髓，是指从牙齿的殆面或切面指向髓室顶和相应根管口的开口。开髓的目的是清除所有龋齿、不良修复体、无支撑的牙齿结构和坏死组织，并在此过程中揭开髓室顶，同时尽可能保留完好的牙齿结构。这涉及许多因素。例如，根管的位置、根管弯曲度、现有的修复体、钙化程度、根管的大小和形状、牙齿在颌骨中的位置，以及患者的年龄、性别和种族。髓腔的解剖变化也被发现，因此需要加以考虑[2,4]。

解剖标志（如中央沟或中央窝，髓室顶和髓室底，釉牙骨质界和根分叉）是可以预测的指南，以精确地确定髓室的尺寸。尽管上述因素影响开髓孔设计，但根管口还是可以遵循一套基本的规则和原则进行定位。这些有助于指导操作者确定根管的位置，包括但不限于中心性定律、同轴性定律、釉牙骨质界（cementoenamel junction，CEJ）定律和对称定律[5]。

- **中心性定律：**髓室始终位于釉牙骨质界水平的牙齿中心位置。
- **同轴性定律：**在釉牙骨质界水平，髓室壁总是和牙齿外表面同轴。
- **CEJ定律：**CEJ是定位髓室位置的最一致的、可重复的标志。

- **根管口位置定律：**
  - 根管口总是位于髓室壁和室底的交界处（图4-1）。
  - 根管口总是位于髓室底和室壁交界处的角上。
  - 根管口总是位于根发育融合线的末端。
- **对称定律：**
  - 除上颌磨牙外，根管口与通过髓室底近远中方向绘制的线等距（图4-2）。
  - 除上颌磨牙外，根管口位于一条垂直于髓室底中心近远中方向的线上。
- **颜色变化规律：**髓室底的颜色总是比髓壁深。

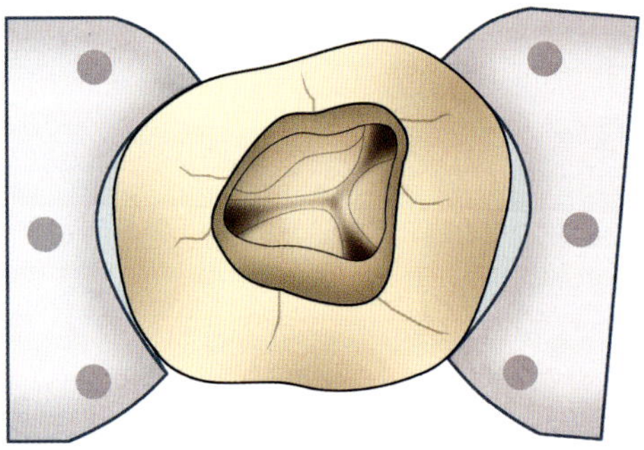

图4-1 根管口位置定律。

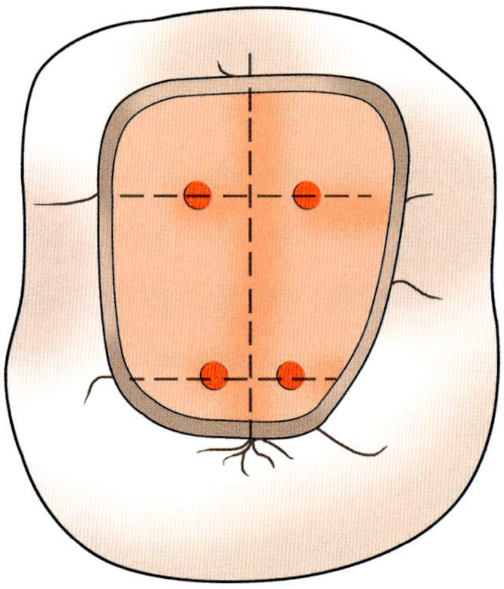

图4-2 根管口位置的中心性、同轴性和对称性的图示。

开髓原则

临床医生应始终牢记，适当开髓的主要目的是为了能够对髓室底和根管口进行完整、直接的可视化。后牙尤其如此，因为髓室底有天然的凹槽，牙髓管孔就位于这些凹槽的末端。为了达到开髓的目的，最好按照下面的方案逐步完成[6]。

洞形

在开始开髓之前，应通过临床可接受且未失真的X线片评估有问题的牙齿的正常解剖结构。开髓时需要考虑3个重要因素：

1. 髓室的形状。
2. 髓室的大小。
3. 根管的数量、弯曲度和位置。

髓室的大小和形状决定了牙齿的内部解剖结构，而预备牙体的外部轮廓要遵循内部解剖结构，这一点很重要。通过机械地将牙髓内部解剖结构投射到外表面，就形成了外部轮廓。

便利的外形

便利的外形扩大了髓腔入路，建立了通往根管顶端1/3的直线入路。这有利于根管顶端1/3的预备，也确保根管冲洗剂到达根尖1/3。如果开髓孔缺乏适当的便利的外形，将会导致操作者的视线受阻，并使仪器轴与根管壁产生摩擦。这种摩擦会导致操作者施加的力增加，使器械弱化，最终导致其折断（图4-3）。此外，一个足够便利的外形，可让在就诊期间放置的暂时修复体充分固定。

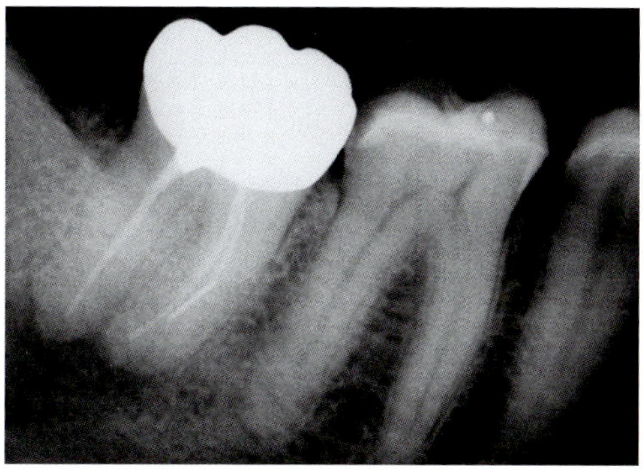

图4-3 髓腔入路不够宽导致锉折断，预备和充填不充分。（由Mahmoud Torabinejad博士提供）

清除所有龋损牙齿结构和不良修复体

去除龋损和不良修复体的原因如下：

1. 尽可能清洁和机械地清除牙齿内部细菌。
2. 去除可能导致染色的变色牙齿结构。
3. 减少唾液和细菌污染物渗入到髓腔的可能性。

由于牙本质的多孔性，如果髓室顶和牙本质龋去除不全，会因微渗漏而导致根管治疗后的再感染。

清洁窝洞

在清除残余龋损、坏死和钙化的牙体组织后，髓腔外观应该是干净清洁的。在使用根管器械期间，使用抗菌药物（如次氯酸钠等）对髓腔进行消毒是很重要的。通过运用上述法则和原则，就可以找到根管并完成器械操作。

开髓过程中常见的错误和失误

开髓是非手术根管治疗的第一个阶段，也是最重要的一个阶段。然而，它也可能是牙髓治疗中最具挑战性和令人沮丧的部分。因此，适当的开髓孔设计和预备是高质量的根管治疗及预防医源性问题的必要条件[7-8]。

在开髓过程中可能遇到以下的常见失误[9]：

- **修复体和龋损去除不净：**修复体和龋损的不完全去除会降低髓室及其内容物的可视性，导致下一个错误即髓室顶揭除不全。
- **髓室顶揭除不全：**髓室顶揭除不全阻碍了医生找到相应根管的能力。此外，未掏出的牙髓组织和龋损牙体会显著增加牙齿中微生物的数量，这将会导致根管治疗后的再感染。
- **髓腔穿孔：**在开髓过程中，最令人担心的风险之一是髓腔穿孔，导致穿孔的因素有很多。建议使用非末端切削的车针来扩大髓腔和寻找根管，以防止破坏髓室底。
- **髓室底破坏：**医源性髓室底破坏可削弱牙齿结构并增加穿孔的概率。

毋庸置疑，与其他牙科手术相比，根管治疗是在有限的视野中进行的。再加上复杂的解剖结构和牙齿中可能存在的各种病理条件，开髓成为治疗中最关键的一步。大多数常见的开髓失误是由于医生的误解造成的，下面将重点介绍。

- **误解：**开髓的目的是找根管。
  事实：开髓的目的是发现髓腔，不是根管。
- **误解：**使用高速车针寻找根管。
  事实：应使用DG16慢速手机和超声工作尖寻找根管。
- **误解：**每颗牙齿都有一个特定的髓腔形状，并且是独一无二的。
  事实：开髓孔的形状是由髓腔的形态决定的，而不是由单颗牙齿类型决定的。例如，当上颌第二磨牙只有2个根管时，开髓孔应该是卵圆形而不是常见的三角形。
- **误解：**髓腔入路（前牙为舌面，后牙为殆面）适用于所有病例。
  事实：髓腔入路在诸如磨耗、磨损、腭侧倾斜和拥挤等情况下是变化的。在这种情况下，髓腔入路可以从唇侧进入，而不是传统的舌侧入路，如果是锥形侧切牙也可以从切端开髓[10]。

程序性事故的处理

虽然开髓是根管治疗中最重要的一步，但在治疗过程中也可能发生错误。这些错误可能与下面列出的因素有关。

治疗牙位错误

这可能是由于对患牙的误诊造成的。治疗牙位错误的一个常见现象是患者可能会描述新的疼痛症状或陈述他们正在经历与治疗前相同的症状。为避免这种意外，应确保进行彻底的临床检查和影像学检查，并确定正确牙位的患牙。处理这一程序性事故涉及治疗2颗牙齿。

4

遗漏根管

存在未经治疗或遗漏的根管对治疗预后有直接影响。根管遗漏通常与髓腔入路狭窄或未充分打开有关。

在治疗过程中，如果器械或充填物在根管内偏离中心，则可能表明存在额外的根管。适当不同角度的根尖片，使用放大镜或显微镜，透照和使用亚甲基蓝染料检测遗漏的根管有助于定位牙齿中的根管。

牙科探针

小而锋利的根管探针和坚硬的根管锉可以用来检查髓室底并探查所有的发育沟线。然而，这样做应该谨慎，因为碎片或脱落的牙本质碎屑可能会积聚在髓室底、堵塞根管口。

染料

亚甲基蓝和四碘荧光素/新品酸性红染料通常用于寻找根管口。重要的是，使用后操作者应将染料冲洗干净，并寻找任何残留的染料痕迹，这些痕迹可以指示根管口的位置。

次氯酸钠（“香槟气泡”试验）

可以将次氯酸钠滴在髓室底，并在放大和照明下观察。次氯酸钠会导致牙髓组织分解/溶解，出现气泡可能表明存在隐藏的根管。

冠折

当移除已有的牙冠进行根管治疗时，牙冠可能会断裂。因此，在分离或移除牙冠时一定要小心。

扩展不足

由于根管通常隐藏在钙化牙本质下，开髓孔扩展不足可能导致根管遗漏。即使找到了根管，扩展不足也会导致条形穿孔，因为治疗锉可能会切削根分叉处的牙本质。扩展不足的另一个后果是根管冠部的弯曲可能无法充分去除，这增加了器械分离的概率，因为操作者要试图绕过多个弯曲（图4-3）。此外，开髓孔扩展不足限制了根管上端预备大小。

扩展过渡

一般来说，开髓孔过度扩展会削弱牙齿结构，降低治疗的整体预后。应采取措施尽可能多地保存牙齿结构。

髓腔穿孔

虽然穿孔可能发生在髓腔预备的过程中，但也可能发生在牙髓治疗的过程中。事实上，牙髓治疗的不可逆并发症之一是根分叉穿孔或侧壁穿孔。此外，在髓室底寻找根管口时也可能出现穿孔，特别是在磨牙中（图4-4）。

最常见穿孔的原因是在开髓过程中方向错误。这可能是由于不规则的解剖结构或严重的牙齿倾斜造成的。钙化也会导致髓腔狭窄，以致髓腔消失，从而钻穿髓室底。穿孔的迹象包括以下几点：

- 髓腔内有血液。
- 患者报告有次氯酸钠的味道。
- 放置根管锉于穿孔处并拍摄X线片（图4-5）。

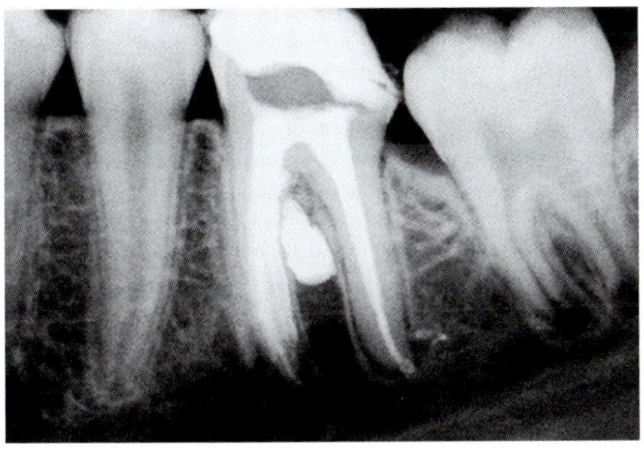

图4-4 根尖片显示下颌磨牙根分叉穿孔。（由Mahmoud Torabinejad博士提供）

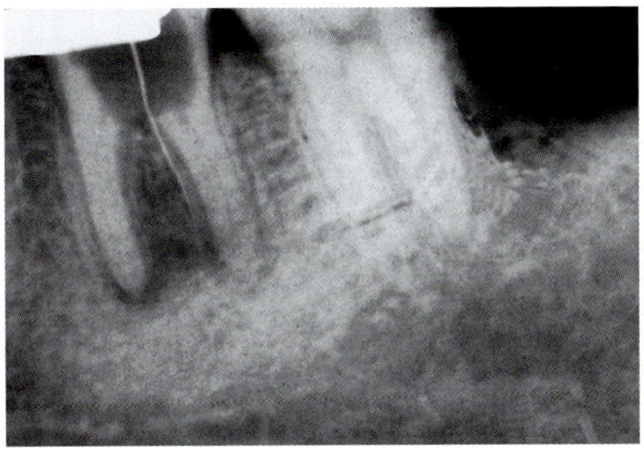

图4-5 在髓腔预备时发生穿孔。

预防

预防髓腔穿孔的方法如下：

- 从不同角度进行全面的术前评估，包括临床评估和影像学评估。
- 在不使用橡皮障的情况下进行髓腔预备，以充分观察牙齿长轴。
  - 所有牙齿的咬合方向应与牙齿长轴平行（图4-6和图4-7）。
  - 在后牙，车针的方向应朝向较大根管口的区域。

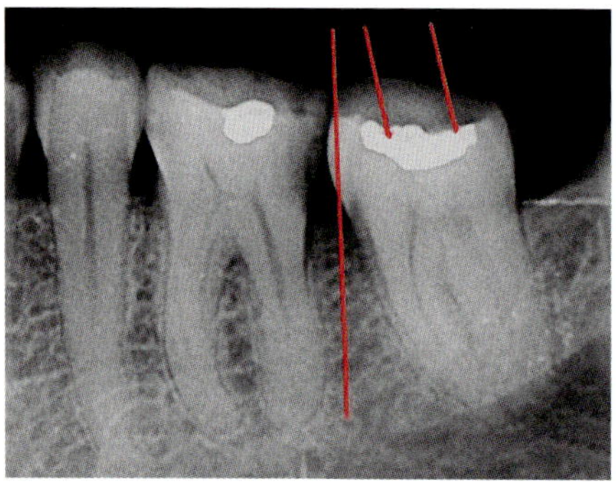

图4-6 由于器械方向错误导致的穿孔。

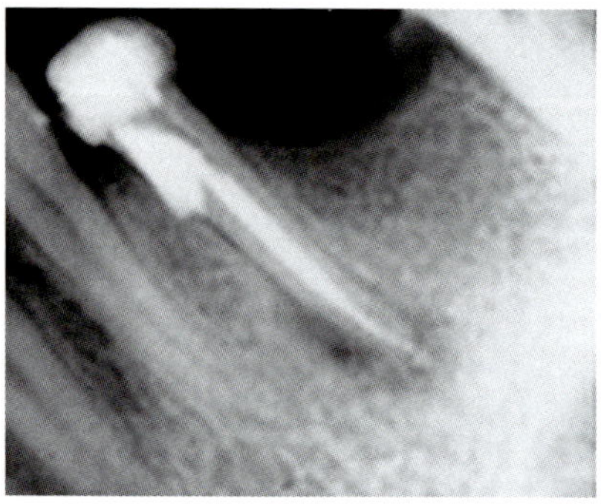

图4-7 开髓方向不正确导致下颌前磨牙冠方穿孔。

- 车针的使用应仅限于髓室顶。
- 当对开髓的方向有疑虑时，应拍摄X线片明确髓腔的角度。

处理

治疗穿孔的方法是用橡皮障将牙齿完全隔离。在不同的穿孔修复材料中，三氧化矿物凝聚体（mineral trioxide aggregate，MTA）具有封闭性好、强碱性、生物相容性好等优点[11]，修复穿孔包括定位穿孔部位（图4-8a）、清洁预备过的髓室底，使用止血剂止血，并在穿孔部位应用MTA进行封闭（图4-8b）。在不利的口腔条件下，隔离污染成为一个问题，这时可以使用玻璃离子水门汀（glass-ionomer cement，GIC），因为GIC，特别是光固化GIC，对水分不太敏感（图4-9）[9]。

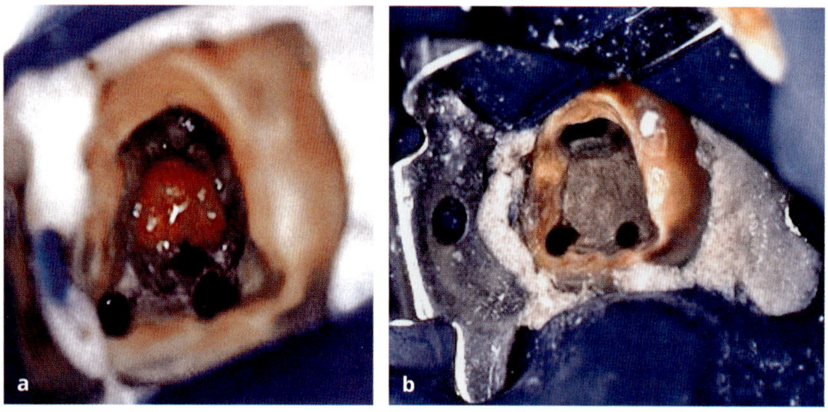

图4-8 （a）下颌磨牙分叉穿孔。（b）MTA进行维修。（由Mahmoud Torabinejad博士提供）

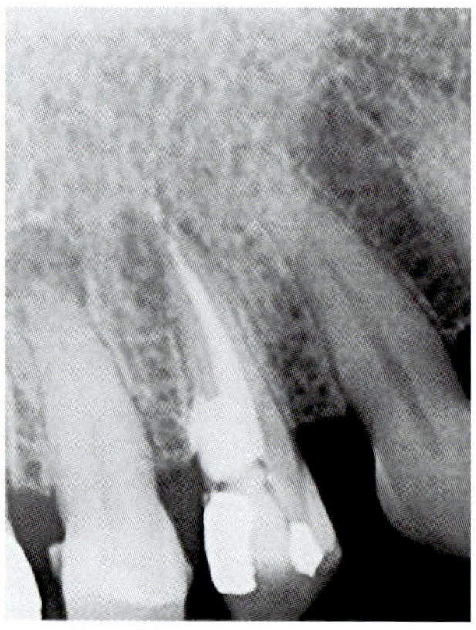

图4-9 用玻璃离子水门汀修复冠方穿孔。

防止程序性事故

正如前一节所讨论的，在根管治疗过程中，程序性事故是不希望发生的。熟悉根管的复杂性有助于预防操作失误。所有临床医生都应关注AAE牙髓病例难度评估表和指南，这有助于预测潜在的事故。病例难度评估表和指南确定了导致牙髓治疗困难的几个因素（如预期需要的就诊次数、患者选择的困难程度、治疗完成程度和髓腔预备）。其他因素包括牙齿易于进入性，特别是在后牙区（如患者张口受限、患者不耐受和牙齿错位）。许多类似因素致使不理想的治疗效果，最终可能导致牙髓治疗事故。

大多数问题及牙髓治疗事故都是由于不熟悉AAE牙髓病例难度评估表和指南引起的。牙髓治疗难度等级分为3组：低难度、中难度和高难度。在治疗前将根管病例归为其中一组，临床医生可以更好地预测治疗过程中可能遇到的困难。中难度和高难度针对作为桥基牙、错位牙、髓腔退行性变或钙化、髓石和牙冠高度倾斜的牙齿。足够的知识、技能、直觉和经验是成功治疗中难度和高难度患者所必需的。否则可能导致操作失误[9]。

在髓腔预备时避免意外的实用指导方针如下：

- 首先拍摄诊断性双角度X线片，检查牙齿的内部解剖结构，这决定了开髓孔的大小和形状（图4-10）。

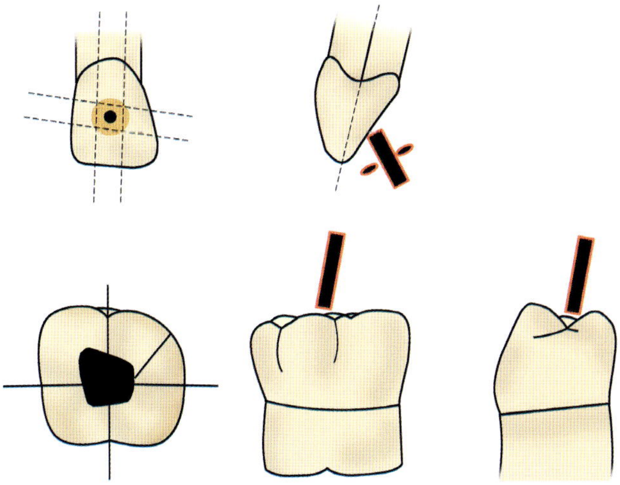

图4-10 进入髓腔时车针角度的基本方向。

- 去净龋损、无支撑的牙釉质和牙本质，以及所有有缺陷的修复体。如果所预备的龋洞离髓腔较近，则最好从同侧进入髓腔。建议上颌前牙采用腭侧入口，下颌前牙采用舌侧入口，后牙采用殆面入口。
- 开始预备时，车针方向要与牙齿长轴平行。如果车针成角不佳，则会削弱牙齿结构，并可能导致穿孔（图4-11和图4-12）。
- 继续钻入髓室顶直到感受到“落空感”为止。检查开髓孔，以确认能看见髓室底暗部。

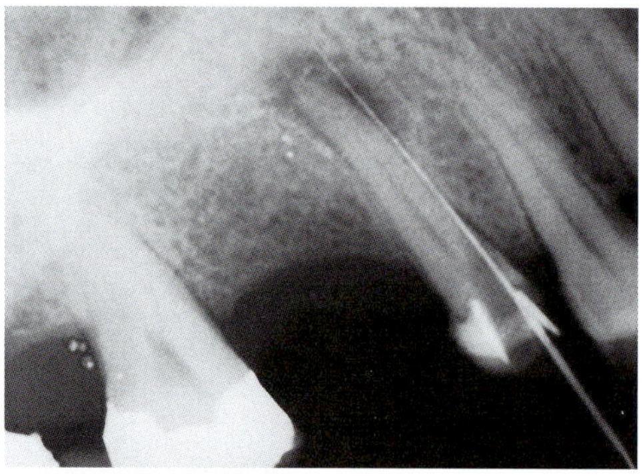

图4-11 开髓过程中，车针方向不正确会削弱牙齿结构，导致冠折甚至穿孔。

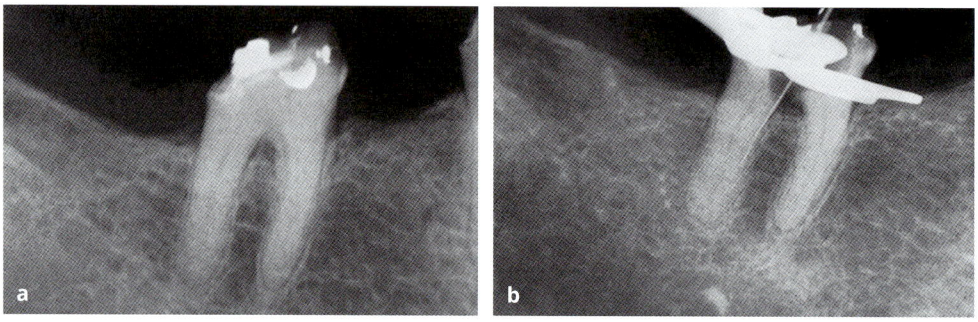

图4-12 （a）46初始X线片。（b）术后X线片显示由于错误评估开髓深度而导致髓室底穿孔。（由Mahmoud Torabinejad博士提供）

- 可通过使用非末端切削的车针来扩展髓腔，去除残留的牙本质和髓室顶。牙髓的完全去除和髓角的移除对于保证足够的根管通道是至关重要的。应探测根管口处的髓壁，以确保髓室顶已完全揭除，即没有牙本质突起或牙本质肩领存在[10]。
- 清洁髓腔后，应使用抗菌溶液（如次氯酸钠和/或氯己定）作为冲洗剂冲洗髓腔。冠髓和根髓可以用尖锐的挖勺挖出。
- 使用DG16探针定位管口：不要使用球钻。观察牙本质的颜色变化是很重要的，因为它们可以引导根管口的定位。沿着暗黑的发育线追踪可以发现根管口。当用根管口探针探查根管时，根管口会有黏稠感[10]。一旦定位，应该用

#10K锉或#6或#8K锉建立滑行入路。如果有钙化，应使用润滑剂（如RC-Prep）。

- 在确定根管口并建立预备入路后，应完成髓腔壁的冠部扩张以确保直线入路。直线入路建立不足会增加出现台阶、歧坡（zip）、弯曲和穿孔的可能性（译者注：由于金属器械本身具有“复直性”，在手术时可能无法如预想那样，在弯曲根管中沿正确方向行进，这会使预备的根管出现“中间细两头粗”的情况。这样的根管不但会增加治疗复杂程度，而且会给充填带来意想不到的困难。这种情况被称为歧坡，是根管预备中最常见的并发症）。当随后使用坚硬的不锈钢锉时，这些问题可能会进一步加剧。此外，直线入路也使根管预备中更容易进入机动锉。当使用镍钛仪器时，直线入路是必需的，以此防止扭转、断裂。虽然这些仪器非常灵活，但由于循环疲劳，不良的直线接触可能导致锉变形并最终器械分离[12]（图4-13）。

图4-13 下颌第二前磨牙直线入路不足导致K锉器械分离。

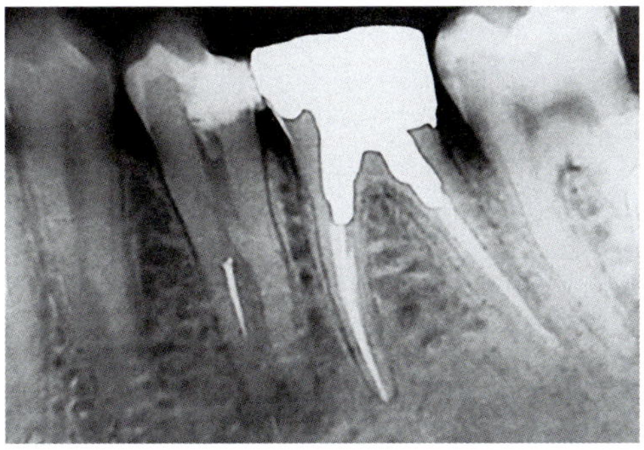

- 评估所预备的髓腔。根据病例要求、年龄和张口受限等因素进行轻微的修形是允许的。尽管如此，修形后的髓腔应该允许器械进入以及以任何冲洗方式都能到达整个工作长度。如果有必要，可以在治疗的任何阶段进行修形。

影响牙髓治疗的其他因素

虽然有许多因素可以影响牙髓治疗的成功，但有些因素可能不在操作者的控制范围内。因此，识别和管理这些变化是非常重要的。例如，张口受限和/或牙齿位置不利等因素可能导致难以调整手机对准牙齿长轴。这可能会影响开髓的质量，从而降低发现根管的概率。即使在此类病例中已定位根管，疏通根管仍可能面临挑战。在张口受限的情况下，可采用儿科手机，并将车针缩短4mm以辅助开髓和治疗。此外，在预备髓腔入路前，可通过将颊尖降低3mm来增加咬合间隙，从而改善术区可见度（图4-14）。

4

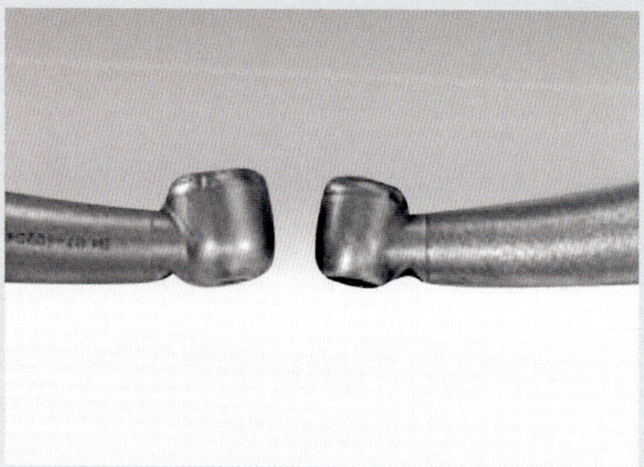

图4-14 手机头正确的方向（KaVo 637 Bella-torque，KaVo Dental）。

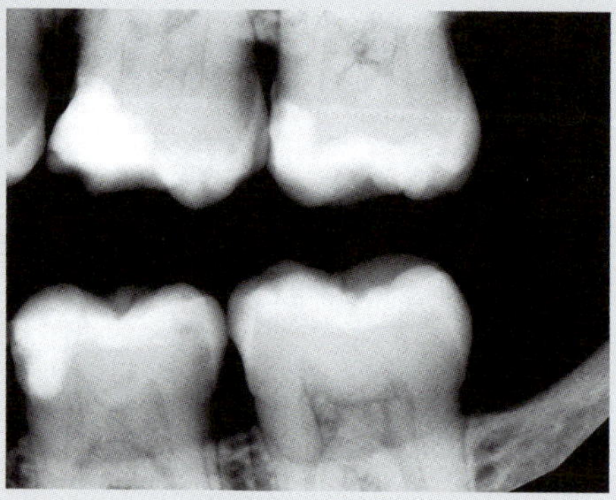

图4-15 上颌及下颌磨牙中数颗髓石。

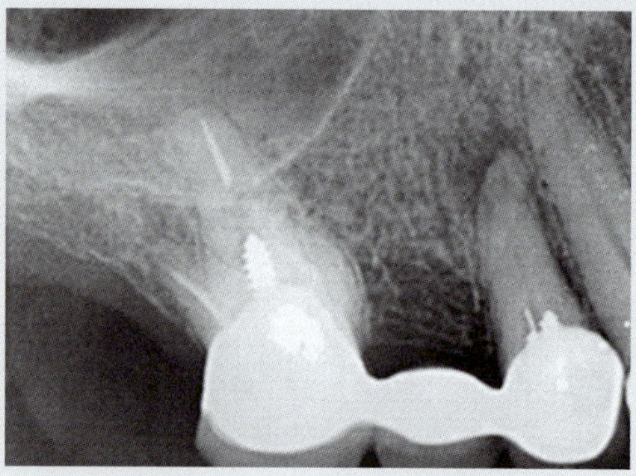

图4-16 当根管内桩未拆除且未拆冠，会导致无法进入根管口。

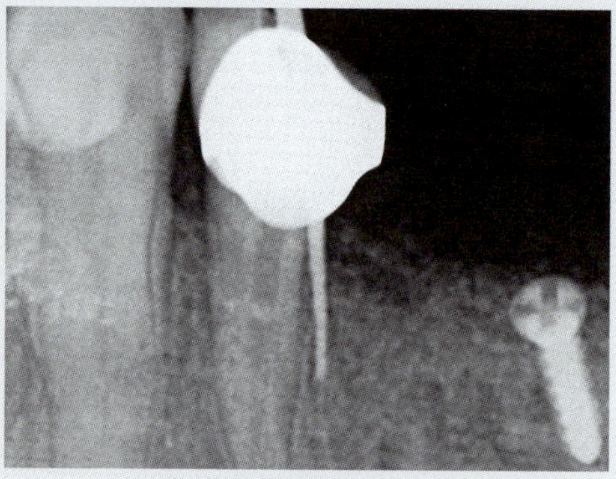

图4-17 未拆冠而导致穿孔。

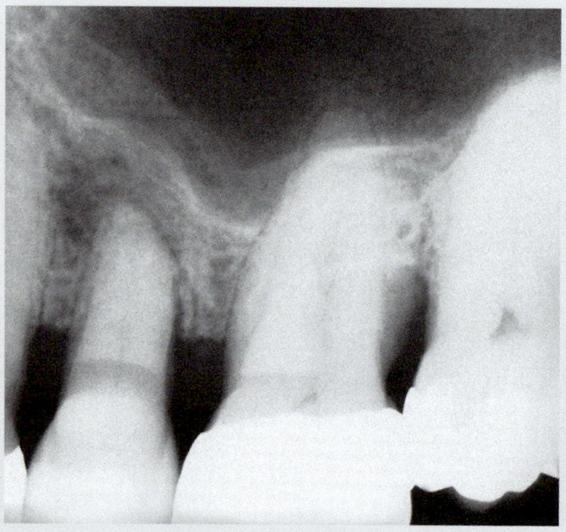

图4-18 25的根管出现钙化。

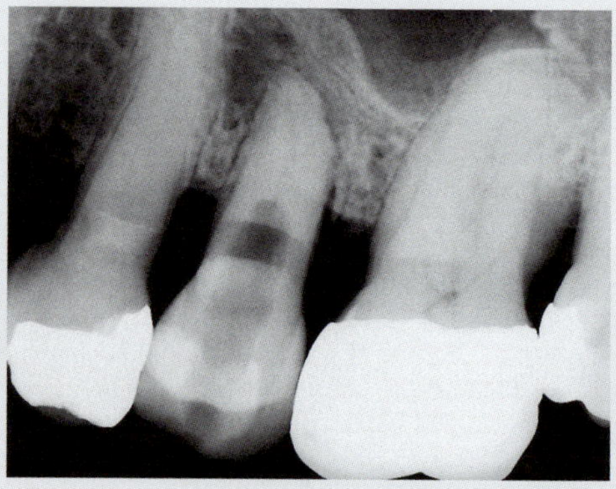

图4-19 由于钙化，操作者难以定位根管。

钙化（包括髓石）是根管定位和器械的挑战。这些情况可以在X线片上识别（图4-15），去除的难易程度取决于髓石的大小和类型。那些牢固附着在牙本质上的髓石可能需要使用手机装置去除，而轻度附着的髓石可以使用探针去除。小号器械（如开口锉），便于绕过髓石，有助于定位钙化髓腔内的根管口。

对于后牙已经修复了牙冠后需要进行根管治疗，是一个不同的挑战。在这种情况下，冠的存在会使牙齿长轴难以可视化。因此，重点是要注意在这种情况下，髓室底可能不存在细微的颜色变化。例如，如果根管无法识别或钉固位修复体阻碍，则可能需要拆冠（图4-16）。拆冠也有助于保护牙本质结构，减少穿孔的可能性[12]（图4-17）。

此外，髓腔的体积会随着年龄的增长而减少，因为有更多的第二牙本质和第三牙本质沉积下来。由于体积减小，髓腔可能会变窄，这也许会导致定位根管口更困难[12]（图4-18和图4-19）。牙本质可以用超声尖或慢速长柄球钻去除。根管口可以用根管口探针探测黏稠感，任何可触及的拖拽感可能表明有根管口存在。另外，可以在不使用橡皮障的情况下预备开髓孔，以帮助将手机柄朝向牙齿长轴方向。在此过程中，可以放置喉塞以防止意外吞咽或误吸器械。可以拍摄X线片，以确保遵循正确的方向，一旦定位根管口，应立即使用橡皮障[13]。

新引入的开髓孔设计

由于过去10年的众多创新，新的开髓概念被引入：限制需要去除的牙齿结构量才能进行开髓。这个概念源于一种思考，即通过保留髓室顶和颈周牙本质，可以提高根管治疗后牙齿的抗折性。与当代的观念相反，找到髓室和根管口并不是一个随意的过程——人们可以根据科学证据来预测髓室和根管口的位置。以前，开髓孔是标准化的，主要取决于牙齿的类型。然而，随着现代牙髓治疗的创新，例如，使用牙科手术显微镜和放大镜（它们便于更好地放大和照明），以及使用CBCT，使理想的髓腔预备从“基于单颗牙齿类型”发展为“基于髓腔的形状和牙齿的整体形态”。

需要注意的是，微创开髓设计可能会导致更多的并发症。例如，在髓腔的可视化和清创以及定位、修形、清理、根管充填方面将面临更大困难。医源性并发症的风险，包括遗漏根管、偏离、器械分离[14]和缺乏便捷入路（方便形式），可能对确保彻底的微生物清除构成挑战[15]。剩余的物质包括牙髓残留物、牙屑、充填物和其他残留物可能导致牙齿变色，支持微生物生长，并对根管封闭剂和复合材料产生负面影响[16-17]。

不同类型的开髓设计概述如下[18]：

- **传统开髓（TradAC）**。在后牙中，传统开髓是通过完全揭除髓室顶来预备的（图4-20）。然后，将髓腔进行扩展，这样操作者就可以直接进入根管口。髓腔应具有平滑、发散的轴向壁，以便观察到所有的根管口。
- **保守开髓（ConsAC）**。在后牙中，预备从中央窝开始，一直扩展到找到根管口。该髓腔的壁是会聚的，并且保留了髓室顶（图4-21）。这种开髓类型也可以预备成发散壁。在前牙，这个开髓孔呈三角形或椭圆形，可以保留任何髓角和颈周牙本质。

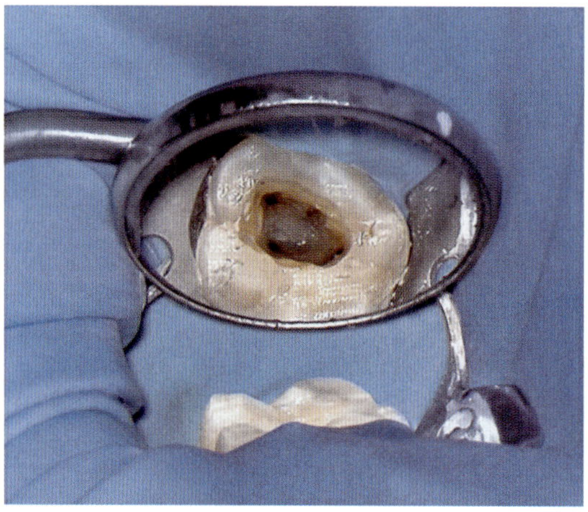

图4-20 传统开髓设计。

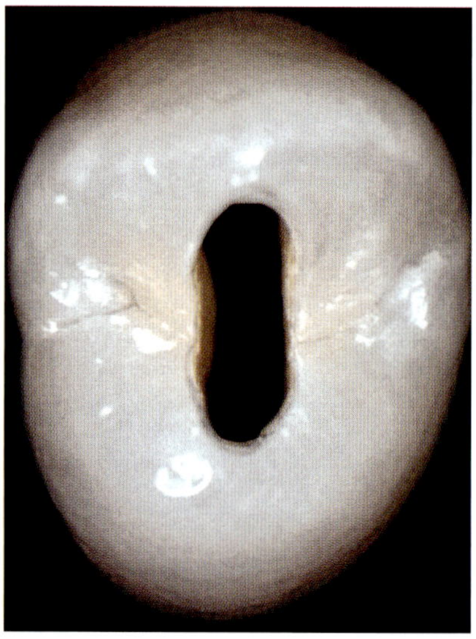

图4-21 保守开髓设计。（由Mahmoud Torabinejad博士提供）

- **超保守开髓（UltraAC）。**这种开髓设计与保守开髓（ConsAC）相同，但没有扩展，因此尽可能多地保留髓室顶。这些类型的开髓孔也被称为“忍者预备”。
- **桁架开髓（TrussAC）。**这种开髓设计包括在多根牙上进行小尺寸的预备，以找到各自的根管，同时保留它们之间的牙本质桥。
- **龋引导开髓（CariesAC）。**这种开髓设计包括沿着龋损去除并达髓腔，同时保留所有其他牙齿结构。
- **修复引导开髓（RestoAC）。**对于没有龋齿的修复牙齿，要预备好髓腔，必须全部或部分磨除现有的修复体，并尽可能保留剩余牙齿结构。

在文献报道的22个缩写中，有两个缩写（即SLF和SLR）与其他缩写不同，是因为它们的轮廓来自牙髓空间标志投影到牙齿的殆面[19-20]。直线分叉（SLF）设计基于每根根管在分叉水平的中心位置，而直线根管（SLR）入路的参考与牙髓角的位置有关[19-20]。

保守开髓对治疗/再治疗的影响

当执行保守开髓（ConsAC）方法时，一个主要的难题是仅有有限的视野观察髓室底，导致根管口定位更为困难。与ConsAC相比，在放大或不放大的情况下，TradAC检测上颌磨牙中第二近中颊根（MB_2）的概率更大[21]。然而，当同时使用超声尖与放大镜时，没有观察到差异。UltraAC留有较多的髓室顶，这可能会影响冲洗的效率，从而导致更多的牙本质碎片在根管系统内堆积[22-23]。消毒步骤也可能因受污染的牙髓组织残留存在受到影响，这可能成为持续感染的来源并导致治疗后疾病。研究表明，化学机械预备后，与TradAC相比，ConsAC在下颌磨牙髓腔中保留了更多的牙髓组织，残留的牙髓组织干扰仪器的机械作用，影响冲洗剂的流动。因此，使用传统注射器冲洗的消毒步骤在保守开髓的牙齿根管预备中显著受到影响[24]。

目前的研究表明，在髓腔预备后未破坏髓室壁和残留的硬组织碎屑方面，TradAC和ConsAC没有区别[24]。然而，在ConsAC的牙齿中观察到大量的根管交通支。此外，微创开髓（如TrussAC和UltraAC），伴随着冲洗效率的负面影响，在髓腔修整后仍有大量的牙髓组织和硬组织碎屑残留[25]。

此外，目前的研究表明，根管的横截面形状可能对充填的结果有影响，也可能导致在微创入路再治疗病例中，从髓腔中取出充填材料减少[26]。在ConsAC的情况下，再处理步骤更耗时。然而，具有非对称切削运动的器械似乎比其他旋转器械更有效地从单根牙的椭圆形根管中去除充填材料。牙髓治疗的微创概念是建立在这样一个前提之上的，即在髓腔预备过程中保持牙本质有助于保持最佳强度、增加抗折性和其他一些特性，这些特性对于牙髓治疗后的牙齿的长期功能和存活是必要的。虽然这一点尚未得到证实，但髓腔的体积以及剩余牙齿组织的厚度、高度和/或体积可能对牙齿的抗折性有影响。非破坏性的三维成像工具（如CBCT或微CT技术）可以用来确定这些参数。

探测和校正开髓的仪器与技术

常规摄影

通过深入了解根管解剖结构并至少拍摄两张不同水平角度的X线片，可以更好地理解根管系统的复杂性。术前X线片可以显示许多重要信息。例如，髓腔的大小、占据髓腔的牙本质量、现有修复体与髓腔之间的距离、髓石的存在和位置以及额外的根管/根尖。咬合翼片可以提供髓角与修复体之间的距离以及髓腔高度的近似值。尽管很有用，但X线片应谨慎解读，因为30%的根管分叉在X线片中不可见[27]。

CBCT扫描

在进行CBCT扫描时，传感器和X射线源以180°～360°的角度围绕患者头部旋转。捕获多个图像（基础图像），并且高度依赖于旋转角度、每秒帧数、分辨率和曝光量。在CBCT中，通过特殊的软件算法将扫描对象重构为三维体素矩阵。CBCT扫描比数字化根尖片能更准确地发现不同大小和位置的病变[28]。美国牙髓病医师协会与美国口腔颌面放射学会（AAE/AAOMR）发布了一份联合声明，推荐使用CBCT诊断未治疗或先前治疗过的牙齿相关的非特异性临床体征和症状，治疗异常/疑似额外或遗漏根管的牙齿，定位钙化根管，以及术前评估[29]。CBCT是检测磨牙遗漏根管以及识别前磨牙复杂根管形态的重要工具（图4-22）。

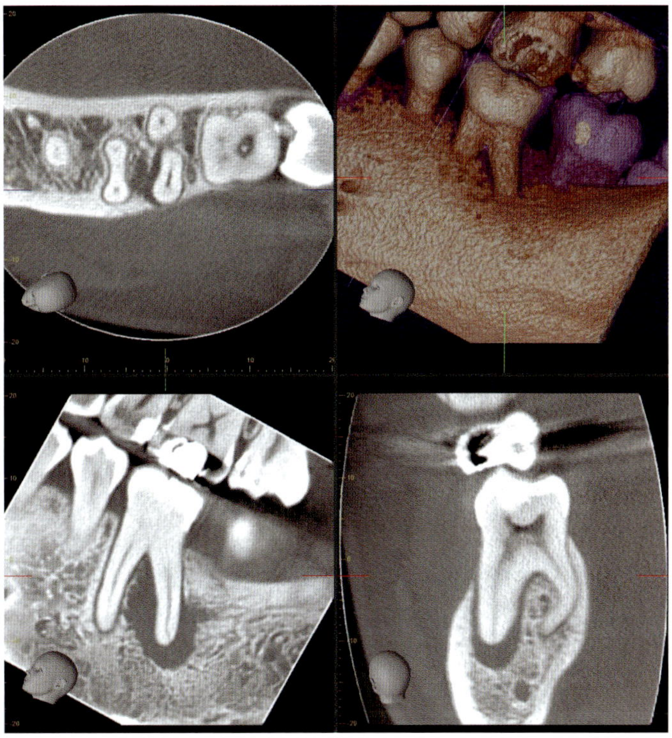

图4-22　CBCT显示下颌第一磨牙根管形态复杂。

车针

车针的选择取决于牙齿类型和修复体的存在及类型。一般建议先拔除牙冠，然而，有时这是不可行的。在这种情况下，可以使用金刚砂车针伴有大量的水来穿通氧化锆修复体预备髓腔，而金属车针可以用于金属或修复体的金属部分［例如，烤瓷熔附金属（porcelain-fused-to-metal，PFM）］。为了预备外部轮廓，清除髓腔和去除龋损，硬质合金球钻（尺寸#2、#4和#6）、钨钢球钻或金刚砂车针是合适的（图4-23）。如果在开髓时施加过大的力，可能会发生微断裂或不必要的牙齿结构丧失。因此，建议逐步去除龋损[17,19]。

在穿通并打开部分髓腔后，使用非末端切削的车针（如Endo-Z，Kerr；LA Axxess，Kerr）或有安全提示的钨钢裂钻或金刚砂车针可降低髓室底穿孔的风险。应由高速车针充分去除牙齿结构，以便器械能够容易放置到每个根管口中，而不会有任何干扰妨碍（图4–24）。根据不同的临床情况使用合适的车针，可以降低与开髓相关的错误率。

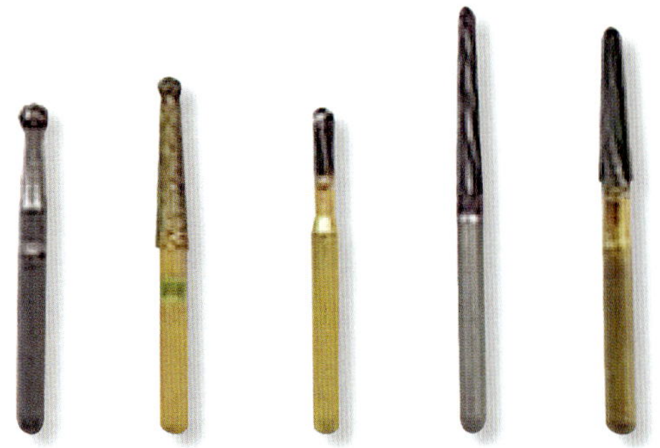

图4–23 从左至右分别为：#2球钻、钨碳合金开髓车针、Ento–Z型车针（Kerr）、LA Axxess型车针（Kerr）、#2钨碳合金圆裂钻。最后两个车针（SybronEndo）具有较长的柄，配合使用放大镜时具有更好的视野。

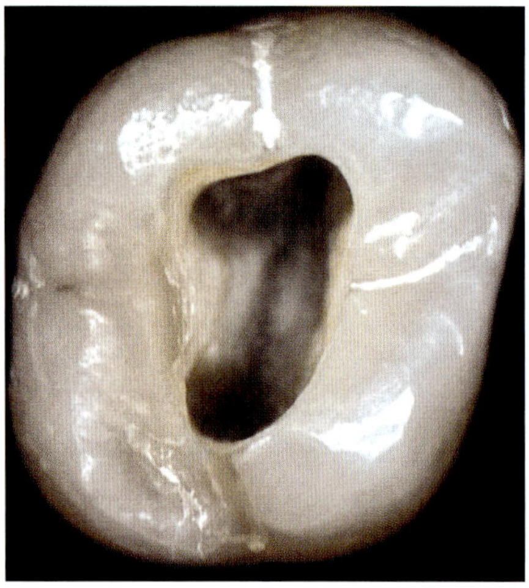

图4–24 在髓腔预备过程中充分去除牙齿结构，以便器械能够容易放置到每个根管口中。（由Mahmoud Torabinejad博士提供）

超声装置

超声装置的不同应用已经在文献中被引用[30]。通过使用精细的超声尖来降低无支持结构牙本质的量，可以精细化开髓。超声提示也可以帮助检测钙化的根管，去除髓石或根管钙化，并在封闭时凝结牙胶。在外科治疗中，超声可用于改进根尖的预备。

5

清理和成形

Cleaning and Shaping

OVE A. PETERS
CHRISTINE I. PETERS

目标

阅读本章后，读者应能够：

1. 指出清理和成形程序中涉及的正确步骤。
2. 认识到在清理和成形过程中可能出现的程序性事故，并且这些事故可能会改变根管治疗的结果。
3. 记录清理和成形期间的并发症，并区分可逆与不可逆的意外事件。
4. 识别预防此类并发症的方法。
5. 列出适当的处理失误方法。

随着技术的进步，包括锉的设计和辅助设备，即使在具有复杂解剖结构的牙齿中，根管预备也已成为一种相当可预测的程序。然而，程序性事故确实会发生，并对病例结果、患者与医生的关系以及临床医生的自信提出挑战。

本章探讨了与根管治疗中的清理和成形程序特别相关的事故与并发症。可以想象，处理潜在不良事件的最佳方式是制订策略来预防它们并消除风险，但即便如此，临床医生也必须能够在失误发生时进行诊断和处理。因此，本章按照临床操作程序中可能发生的失误顺序，列出了这些失误，并讨论了对程序事故的评估、病因、预防和处理。

关于问题的严重性，失误可以被描述为可逆的或不可逆的。在非外科根管治疗期间的不可逆失误或事故很少会危及生命，但可能会对患者造成持久伤害，并且可能对病例结果产生负面后果。

开髓

在根管治疗顺序中，髓腔预备是第一个操作步骤，对于提供到达根管系统的适当入路至关重要[1]。为了避免治疗错误的牙齿，临床医生必须首先确认他们正在治疗的牙齿是正确的候选对象。在转诊表格上的某些错误是常见的（如数字或口内左右侧的互换）。误诊可能导致不适当的治疗；例如，在矿化牙髓、大面积修复体或先前有外伤的牙齿中未添加临床测试的辅助检查技术，可能会得出牙髓坏死并应接受牙髓治疗的结论。尽管冷测试是评估牙齿牙髓活力的可靠工具，但每名临床医生都应确认治疗请求的有效性，并将任何矛盾的测试结果考虑在内[2]。建立坚实的临床诊断并确认需要根管治疗的需求，在减少不必要的牙齿开髓概率的方面大有帮助[3]。

诸如在手术前立即进行暂停的策略，以与牙科团队和患者确认3个C（correrct）——正确的患者（correct patient）、正确的位置（correct site）和正确的程序（correct procedure），可以帮助临床医生避免将错误的牙齿开髓[4]。

一个良好的髓腔预备必须保留足够的牙冠结构，同时揭开髓室顶。虽然在许多情况下髓腔预备是平稳无事的，但在开髓时穿孔是一种可能会降低成功概率的并发症；实际上，穿孔被认为是影响根管再治疗成功率的主要因素之一[5]。

无论是在牙周附着水平之上还是之下，在切削进入髓腔期间的穿孔可能发生在多根牙的分叉（在多根牙中）或朝向牙齿表面的外部[6]。某些临床状况（如高度矿化的髓室、张口受限以及全覆盖修复体的存在），更有可能导致髓腔预备的复杂化。最近的一项系统综述强调了从业者经验、牙齿类型和形态学作为与根管治疗期间穿孔相关的风险因素[7]。

因此，在进行根管治疗之前，有必要提前规划并进行适当的病例评估。这必须包括牙髓和根尖的诊断以及正式的病例难度评估。除了美国牙髓病医师协会（AAE）的病例难度评估表外[8]，现在还有计算机和手机应用程序可用于此目的[9]。在开始根管治疗之前，需要诊断性X线片，可能还需要一个有限视野（FOV）锥形束计算机断层扫描（CBCT）图像[10]。

评估

重要的是，临床医生首先需要识别在髓腔预备时是否发生了穿孔。如果出现高度发炎（牙髓炎）的情况，并在开髓时出现大量出血，情况可能会变得复杂。避免穿孔的最佳方法是使用非末端切削的车针，并清除髓室内的所有内容物。

穿孔部位的出血通常少于发炎的牙髓，并且可以通过次氯酸钠冲洗和施压来实现止血[11-12]。

使用放大设备彻底检查髓室，考虑到牙齿的典型解剖结构，包括预期的根管口的位置和数量。为了确认疑似的穿孔，可以使用小号锉连接到电子根尖定位器来确定在髓室内检测到的开口是根管口还是实际的穿孔[13]。根尖定位器会显示一个根尖读数，其位置可以与诊断性X线片上预期的根尖位置进行比较。最后，可以在可能的穿孔部位入口处放置一根小号锉，拍摄一张X线片以确认穿孔的存在（图5-1）。

虽然在某些特定临床情况下，开髓时确实可能发生穿孔，但也可能错误地开髓到不需要治疗的牙齿。正如前文所述，这是一种可以避免的并发症；临床医生应当注意隔离正确的牙齿，特别是在使用橡皮障的单颗牙齿隔离法时。在某些情况下（如下颌前牙或上颌前磨牙），相邻的牙齿可能看起来非常相似，橡皮障可能被放置在错误的牙齿上。除了使用核对表方法外[4]，临床医生还可以通过使用外科标记笔标记牙齿，或在不使用橡皮障的情况下开始开髓预备，并在隔离和消毒待治疗的牙齿后完全揭开髓室顶，从而有效地降低这种风险。这种方法还有助于在髓腔预备过程中判断牙齿长轴。另一个有用的工具是使

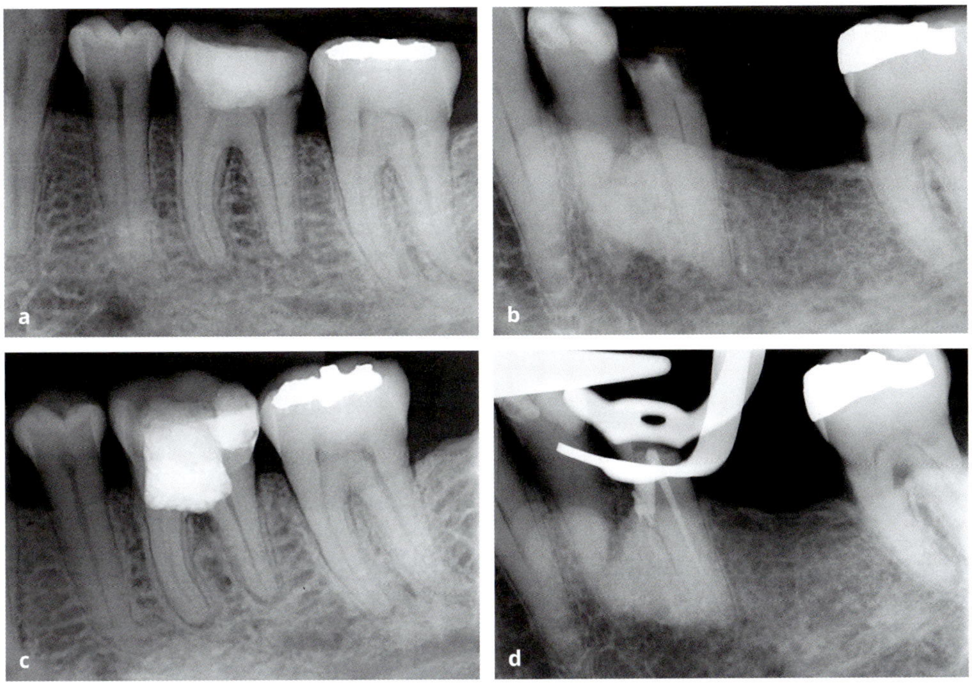

图5-1 开髓穿孔通常是深度（a）和方向（b）定位错误造成的结果。在多根牙中，通往牙周膜的穿孔可能位于根分叉处（c）。在单根牙中，开髓穿孔通常在骨缘以下的牙周膜处（d）。

用锥形束计算机断层扫描（CBCT）规划软件制造的定位板。然而，操作者的经验仍然是在髓腔预备过程中决定牙齿实质损失的最关键因素[14]。

过度预备在开髓时可以被视为一个分级事件，范围从理想开髓的微小偏差，到严重的过度预备/切削，再到造成髓室与口腔或牙周膜冠部相通的穿孔。

在这种情况下，必须提到目前有一种趋势，即所谓的“微创开髓”[15-16]。这种策略的基础是观察到，与活髓牙齿相比，根管治疗过的牙齿更容易因牙齿结构丧失增加而折裂的风险。尽管仅进行根管治疗开髓时，抗折性的变化仅约为5%，但过度预备无论是否伴有穿孔都会迅速降低抗弯能力，并可能因此促进剩余壁的裂纹形成[17]。然而，根据最佳可用证据，根管治疗后牙齿拔除的最常见原因是不可恢复的龋损[18]。根管治疗后牙齿的可修复能力取决于保留结构的数量，在这种情况下，尽可能小地保持开髓孔是有意义的。图5-2通过临床视图和X线片展示了从开髓到穿孔点的不同变化。

总的来说，开髓时的穿孔发生率适中（1%～5%），但在经验不足的临床医生中更为常见[7]。

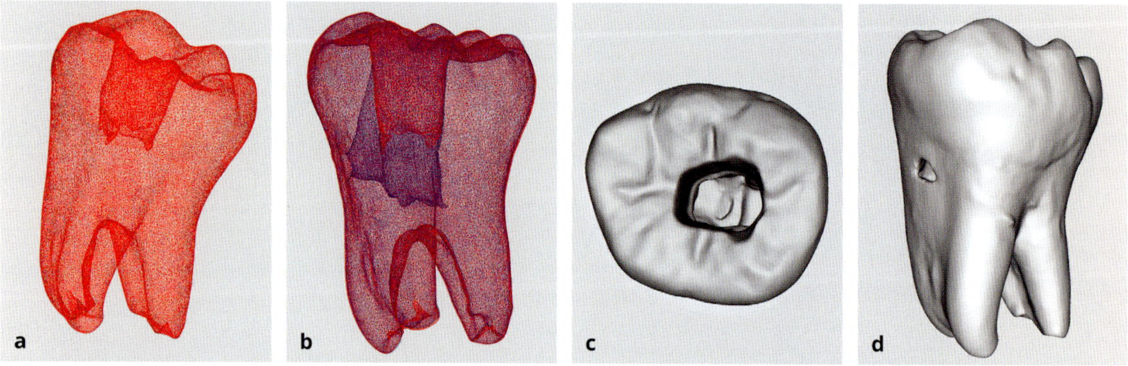

图5-2 下颌磨牙的开髓穿孔，通过使用光学方法整合表面和体积扫描来描绘。在牙髓病学文献中，建议探查釉牙骨质界（CEJ），在该水平上牙髓居中以进行校准。从殆面沟开始髓腔预备可能会产生误导，并且可能导致开髓位置过于偏向颊侧。在这些图像中，开髓洞形开始正确（a），但随后过度向颊侧延伸（b和c），导致穿孔（d）。

病因

多个因素可能导致开髓穿孔，最显著的是车针三维方向的不正确。Krasner和Rankow的经典论文根据发育期间的牙本质附着情况，确立了在牙冠内定位髓室的基本规则[19]。由于随着年龄增长、龋病和放置的修复体会发生进一步的牙本质沉积，临床医生可以认识到，髓室空间、大小和位置的变化会影响理想的开髓洞形。旋转或倾斜的牙齿在进行根管治疗开髓时，对车针的正确角度定位提出了额外的挑战。

同样，全冠修复体通常是阻射影，这阻碍了在X线片上观察髓室的视线，使开髓洞形的预备变得复杂化。

也许在开髓穿孔的病因中最重要的因素是高速末端切削车针的错误操作。

预防

正确的术前评估和对牙根及根管解剖的深入了解在预防开髓时发生失误是相辅相成的。在评估中的一个重要步骤是在放置橡皮障之前，使用钝头探针或牙周探针环绕牙齿，以便了解釉牙骨质界（CEJ）处的横截面。正是在这个位置，而非殆面，对称法则最为相关[19]，它决定了开髓洞形的方向。因此，建议优先考虑最大、最高的髓角，并沿着它的方向预备髓腔入路（图5-3）。这是临床医生在非矿化牙髓的牙齿开髓时，最有可能感受到经常提到的车针“落空”感觉的区域。

另一个重要的考虑因素是深度与车针长度的关系。大多数开髓车针没有长度指示器，但将某些标记的位置（如切割面的范围）与临床牙冠的大小关联起

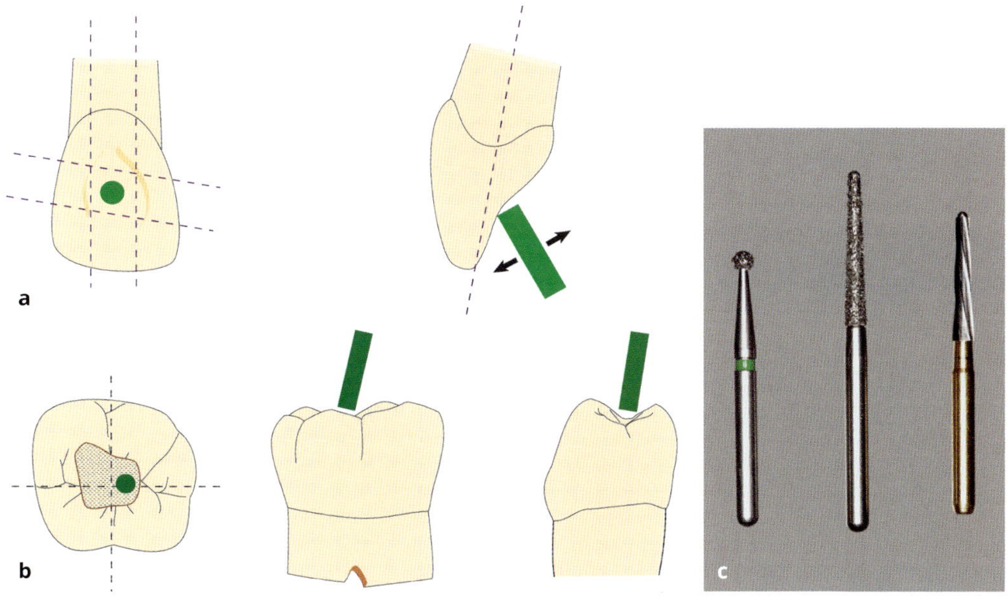

图5-3 （a和b）开髓洞形预备的原则确保前牙和磨牙的正确对齐。（c）使用安全末端车针［如Endo车针（右图）］可防止根分叉穿孔。

来是有用的。例如，对于完整的磨牙来说[20]，已经很好地确立了从咬合参考点到髓室顶的距离是5～6mm，髓室的垂直范围是1.5～2mm。再次强调，CEJ是一个重要的标记，因为它大约位于髓室底的水平。使用校准的数字卡尺从术前的根尖片上取得的测量数据有助于确定牙髓与咬合标志的距离。

许多车针已经被推荐用于开髓洞形预备，它们有一个既实用又危险的特性，即末端切削能力。图5-3c展示了用于初始开髓和精修的经典车针。与球钻车针相比，圆柱形长金刚砂或裂钻更为有效。Endo-Z型车针（Dentsply Maillefer）由于其圆顶状的非切削尖端，在初步进入髓腔后，已被证明在精修方面非常有用[10]。

特定情况（如氧化锆修复体或由非贵金属合金铸造的修复体），需要具有特定切削效率的车针，在使用这些车针时必须小心，以免破坏剩余牙齿结构[21]。

处理

严重的切削会削弱剩余牙齿结构，可能需要采取措施确保在暂时修复阶段不会发生冠折，直到可以放置最终牙冠。这可能包括降低咬合接触或使用复合树脂修复冠部作为根管治疗前的过渡修复体，然后重新预备髓腔入路。该过渡修复体可在根管充填后封闭髓腔，可选择是否联合应用纤维桩。

在处理开髓时的穿孔，主要目标是尽快正确诊断并修复损伤。穿孔部位可能在几天内通过暂时修复体内的微生物渗漏而受到污染，一旦细菌生物膜建立，任何修复的结果都将受到影响[12]。此外，重要的是要知道穿孔是否发生在与牙周膜（PDL）相通的部位（如根分叉或边缘部位）；然后，如果牙齿可以修复，可以考虑两种可能的处理穿孔的方法：

1. 将穿孔部位包含在最终修复体中。
2. 使用适当的生物材料从开髓洞形修复穿孔。

覆盖边缘牙龈的穿孔可以通过将修复物的边缘放置得更靠根尖来覆盖；然而，必须考虑生物学宽度及其侵犯情况（图5-4）。如果由于缺损的位置，这种方法不可行，那么穿孔修复涉及放置硅酸钙材料以封闭穿孔部位。据报道，如果能够在识别穿孔后立即完成，这种方法的成功率很高[23]。如果延迟修复，则可能需要局部清创和氢氧化钙敷料以减少微生物污染[24]。

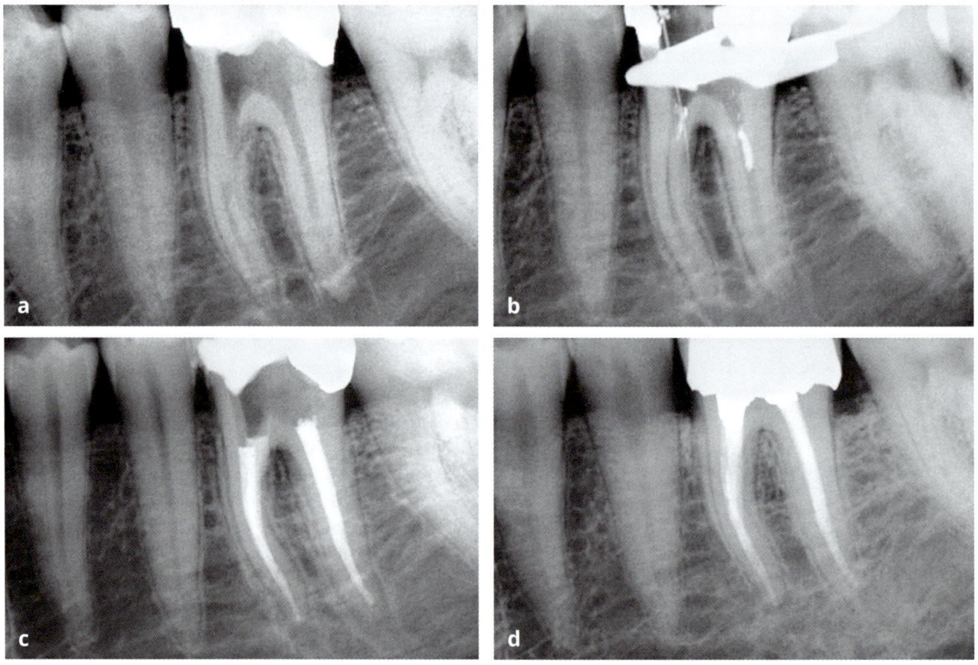

图5-4 在尝试寻找近中颊根时，在髓室底部造成了穿孔。（a）术前X线片。（b）一根小号锉被插入出血区域，并连接到电子根尖定位器以确认穿孔的诊断。（c）术后X线片。在用热牙胶充填根尖部分之前，已将近中颊根的冠方部分用MTA充填。（d）2年后的复诊。本病例由Arnaldo Castellucci博士提供（经Peters[22]许可转载）

对于新鲜的穿孔，通常不需要屏障材料（如羟基磷灰石、胶原蛋白或其他）；然而，一些临床医生可能选择在延迟修复中放置这样的屏障材料，以确保修复材料在穿孔部位内。总的来说，目前没有足够的证据表明使用屏障会得到更好的临床结果[12]。

总之，开髓穿孔是在根管治疗期间的一个单一的、不可逆的“灾难性”事件，众所周知，会降低临床效果。最佳策略是极其小心以防止这种事故发生。如果已经注意到穿孔并且无法将其包括在修复边缘内，尽快用硅酸钙材料进行修复是最好的行动方针。

成形

在根管治疗的顺序中，根管预备或成形，是在髓腔预备之后的下一步。操作失误，被统称为根管偏移[25]，是成形过程中出现许多问题的根源。然而，除了根管偏移及其后遗症之外，还存在一些明显的错误。

与开髓洞形预备类似，根管预备从充分的诊断和治疗计划中获益良多。详细了解牙根和根管的主要解剖结构，以及可能存在的其他牙根形态（如远中舌根或副根管），对于确保所有存在的根管都得到治疗至关重要。

成形失误可能始于没有预备，因此未清理被忽视的根管系统。故根尖牙周炎的愈合是不可预测的，因为刺激物将继续存在于根尖孔相邻的牙周膜中。当遗漏第二近中颊根（MB_2）时，与近中颊根相关的根尖周炎的直接相关性很明显[26]。

此外，在实际根管预备过程中可能会发生一系列问题（如形成台阶、根尖堵塞或穿孔以及器械分离）。在根管治疗中，特别是在弯曲根管中，经常会出现不同程度的成形失误[27]。

评估

临床医生通常通过临床线索注意到根管预备中的失误（如在根尖堵塞或形成台阶的根管中，根管锉无法再达到工作长度）。另一个线索是X线片显示穿孔或残留的分离器械。这种明显的预备失误只有在复查拍片时才会显现出来，并可能与慢性根尖周脓肿或无症状的根尖周炎等病变有关。

根管预备过程中器械分离并且断片嵌顿在根管中，事实上在X线片中比较明显，但也可能通过器械外观的改变直观地注意到。另一种让临床医生怀疑器械分离的情况是，之前通畅的根管长度突然看起来被堵塞了。

更不易察觉的预备失误（如形成台阶和牙本质块），可能未被注意到或被认为是不太相关的，即使它们导致充填不足。对于活髓牙齿尤其如此，其中根尖区域没有微生物污染。然而，根中部水平的台阶（图5-5）通常与根尖周炎不愈合和总体预后较差相关。

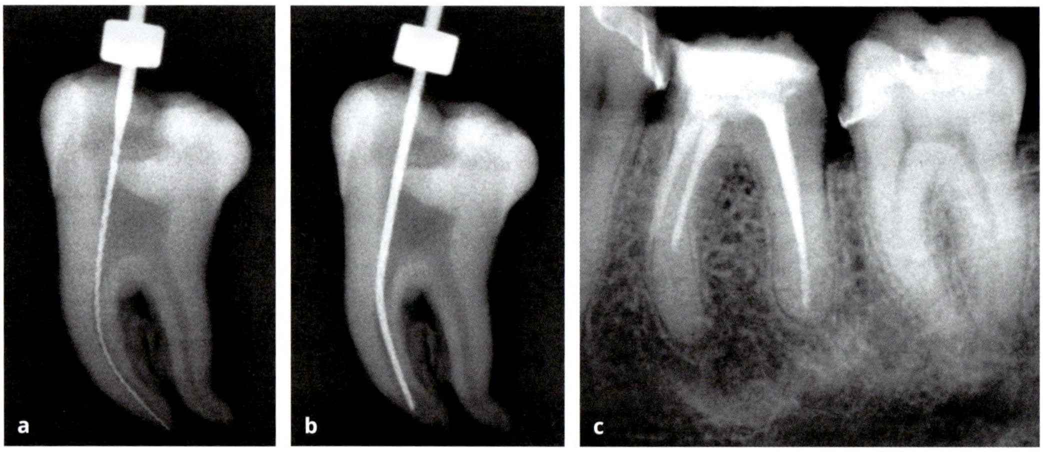

图5-5 （a和b）在弯曲开始处形成台阶，与工作长度丧失显著相关。（c）下颌第一磨牙的近中颊根形成台阶的临床病例。（经Schäfer和Dammaschke[27]许可转载）

病因

本质上，典型的成形失误是根管偏移的结果——在弯曲根管中不均匀地去除根部牙本质。物理定律规定，在曲线中，最初呈直线的锉会向根尖的外侧曲线和根中的内侧曲线施加更大的力。因此，冠根向的锉削动作或偏移移动将倾向于在根尖外弯曲处去除更多的牙本质，这导致根管变直或根管轴线的偏移[27]。这种变直也更多地发生在内弯曲的冠方部分；Weine等人[28]描述了这种典型预备失误可能的后果为台阶、歧坡（zip）和弯曲，以及根尖穿孔。

因此，在成形过程中的穿孔是根管偏移的后果，额外的复杂性在于牙本质壁被完全穿透，为病原体开辟了一个新的人为通道，以在该位置导致牙周膜的变化。根管穿孔可能发生在侧面，由根管锉或桩钻造成，或由于根中部牙本质变薄而在根分叉处形成长条穿孔，也可能发生在根尖。

根管器械非常精细，因此在使用不当的情况下可能会断裂。小号不锈钢锉通常由于尖端的扭转负载或普遍的过度使用而断裂。镍钛（NiTi）旋转器械通常被认为比不锈钢锉的断裂率高，总体发生率为2%～5%[29]。NiTi器械的典型断裂机制被描述为扭转和弯曲（疲劳）失败，这两种情况在临床上经常同时发生[30]。这两种机制转化为过度使用（疲劳失败）和过度的根尖力（扭转失败）[25]。

预防

已经发表了大量的文献，介绍了预防根管预备失误的方法，但还没有出现一个能够既确保足够的预备大小又不以任何方式损害牙根完整性的明确系统。除了那个理想的系统之外，以下方法已经出现，可以根管偏移最小化：

- 使用韧性材料（如热处理的镍钛）。
- 设计非切削尖端。
- 选择旋转/往复运动优于平移锉切削。
- 根据根管弯曲程度限制根管预备大小。
- 遵循特定的成形顺序，即包括根管口修改和滑行入路。

在任何情况下，使用任何系统，对牙齿和根管解剖进行特定的术前分析对于减少成形过程中的程序性事故的发生都是很重要的。例如，有限视野CBCT扫描使临床医生有信心不遗漏所有根管系统。

此外，在根管成形之前必须确定根管弯曲度，特别是它们的角度、半径和冠根位置。使用根尖定位器简化了工作长度的建立和维持。大多数当前的建议包括证明根尖通畅性，即将小号锉（如#8或#10K锉）稍微延伸到根尖孔之外。虽然这种通畅锉并没有清洁根尖孔，但它一致地证明了没有形成台阶或阻塞。保持通畅有助于减少根管偏移的概率。

显然，理想的根尖大小必须根据根管解剖结构进行调整；弯曲度越大（角度大，半径小），限制根管偏移就越困难。在这方面，韧性器械系统和适当的运动（如手动锉的平衡力技术）很重要。

处理

一旦怀疑根管阻塞，首先重要的一步是确定阻塞的原因。在遇到阻塞或台阶的情况下，X线片可以排除分离器械的存在。对于台阶和阻塞的形成，特别需要预弯的手动锉和精湛的手动技术（图5-6）。

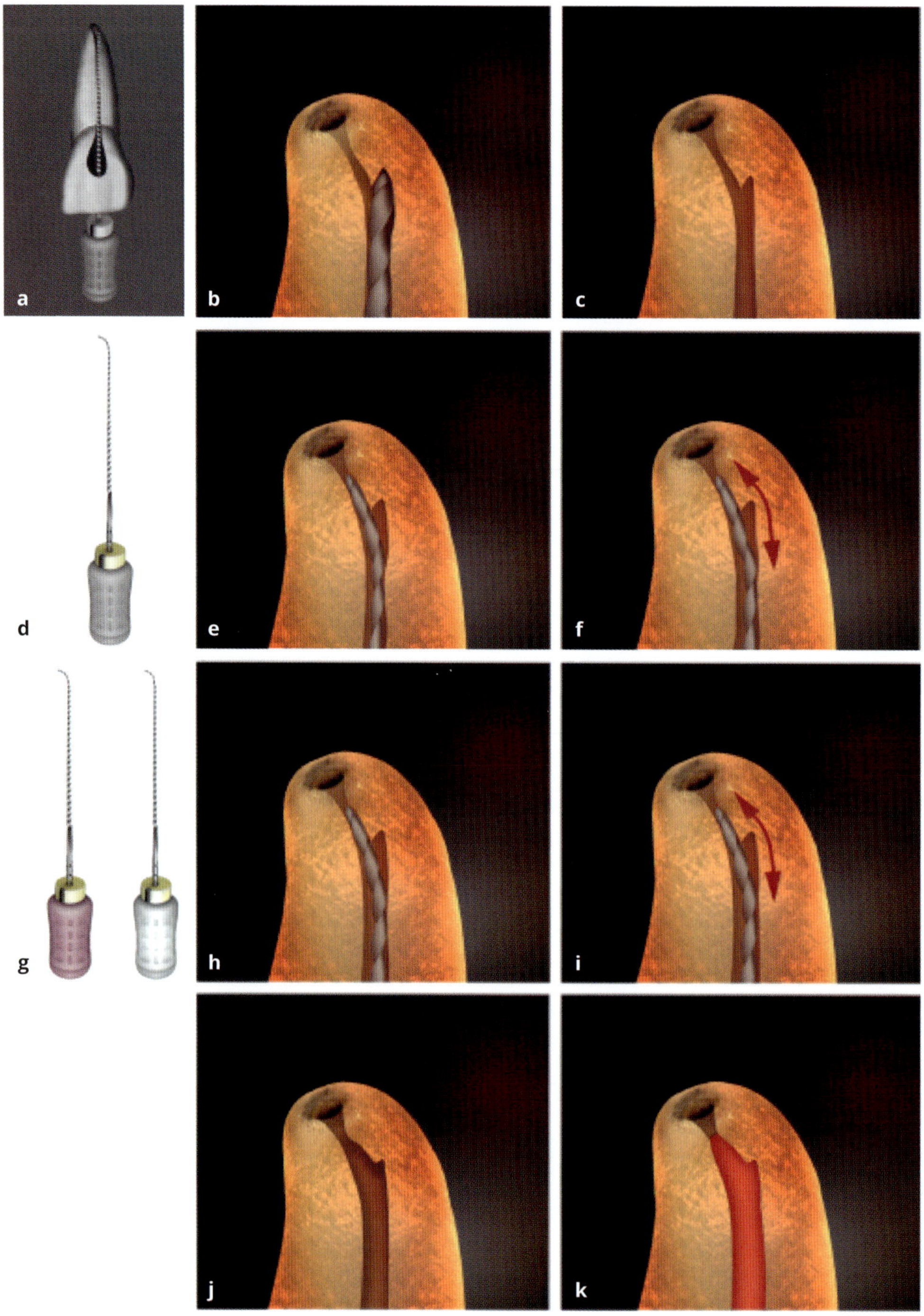

图5-6 台阶的纠正。（a）在小号根管器械帮助下，X线片上定位台阶的示意图。（b）器械在位时台阶形态的细节。（c）取出器械后台阶形态的细节。（d~f）在台阶冠部扩大根管，并初步用预弯的#8K锉绕过台阶。（g~i）然后用预弯的#10和#15锉进行器械操作，直到达到既定的工作长度。（j）使用不锈钢和/或旋转镍钛器械将台阶纳入根管预备中。（k）充填。（经Lambrianidis[31]许可转载）

通常情况下，台阶会给手动操作者一个硬性停止的反馈，而由胶原和一些牙本质碎屑造成的堵塞可能会让细小的器械尖端进行小幅度穿透，这就产生了所谓橡胶阻力的印象。更复杂的是，尤其是在临床医生在该区域工作一段时间后，台阶和堵塞经常同时发生。

因此，在这两种情况下的处理方法类似。一个小号且硬直的锉［如C锉（Lexicon，Dentsply Sirona）］会在尖端预弯[30]，而不会造成尖锐的折痕（图5–6）。曲线的方向用硅橡胶止动器上的指示器标记，在作用力下使曲线远离台阶。例如，下颌磨牙中带有台阶的弯曲近中根，需要将曲线指向远中和牙齿中心。可能需要调整锉的弯曲度，并且还需要轻轻地将锉移动到不同的位置以绕过台阶。冲洗将牙本质碎片悬浮起来是至关重要的，以避免阻塞台阶尖端的根管空间。

克服已确认的胶原蛋白或牙本质碎片阻塞需要耐心和精确性，基本上使用相同的方法来克服并发症直到可以确认通畅性。然而，后续步骤会有所不同，因为必须小心地将台阶平滑处理，可以使用预弯的手动器械或小心地使用机动器械。一旦移除了阻塞，根管预备就可以像往常一样进行。

关于分离器械，在尝试移除分离器械之前必须进行仔细的利弊风险评估。作为通用规则，只有临床经验丰富的医生才能使用特定的器械和技术取出任何卡在大弯曲尖端且无法在临床上观察到的碎片[32–33]。牙髓病最终的预后取决于初始的诊断和器械分离发生前化学机械清理的程度[29]。

如果决定移除分离器械，临床医生可以选择几种技术，所有这些技术都包括使用可视化的手术显微镜[34–35]。虽然方法会有所不同，但建议使用超声设备来产生一定量的移动和能量，从而将分离器械移除。或可以使用钢丝环来抓取断片[36]。大多已发表的记录分离器械移除的病例显示根管壁变薄；因此，关于分离器械的最佳选择是预防[37]。图5–7详细说明了一种现代临床分离器械移除方法[33]。

根管内穿孔（与开髓时的穿孔相反）的情况，修复前的时间以及穿孔的大小和位置对治疗预后起着至关重要的作用。小的侧穿孔位于尖端区域，类似于过度预备的尖端，可以使用硅酸钙水泥结合良好的牙胶尖进行封闭。根据与根尖周组织的人为通道直径大小，冷充填技术（如侧方加压）可能比热充填技术更能防止通过穿孔根尖的超填（见第6章有关于充填过程中的意外）。用于根尖穿孔修复的微器械和硅酸钙水泥已经问世；如果缺损可见且可接近，这些器械可在放大镜下从根管内部进行封闭。穿孔面积的增大（如带状穿孔与侧穿孔），将增加无法充分封闭该部位的风险。

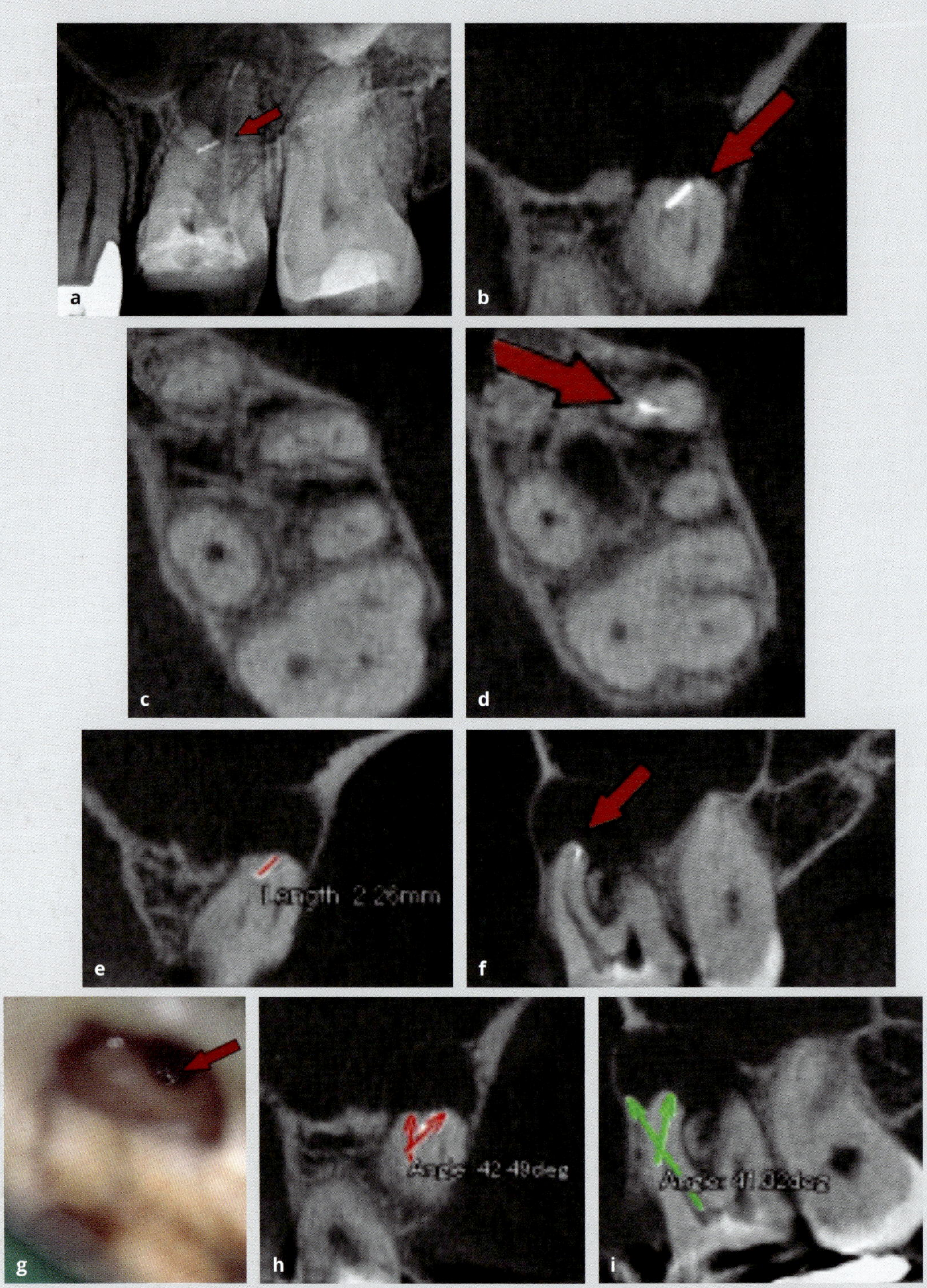

图5-7 （a）术前X线片显示26近中颊根一个分离的锉（箭头所示）。（b）CBCT冠状面视图显示分离锉在第二近中颊根（MB_2）根管中（箭头所示）。（c和d）CBCT水平面视图显示在MB_2中分离锉的位置，在根尖1/3处与近中颊根合并（箭头所示）。（e）CBCT冠状面视图测量分离锉长度（2.26mm）。（f）CBCT矢状面视图显示近中颊根相关的大面积根尖周病变（箭头所示）抬高了上颌窦底。（g）超声进行洞形预备前可见部分分离锉的放大照片。（h）CBCT冠状面视图测量MB_2颊舌根管弯曲度为42.49°。（i）CBCT矢状面视图确定MB近远中根管弯曲度为41.32°。→

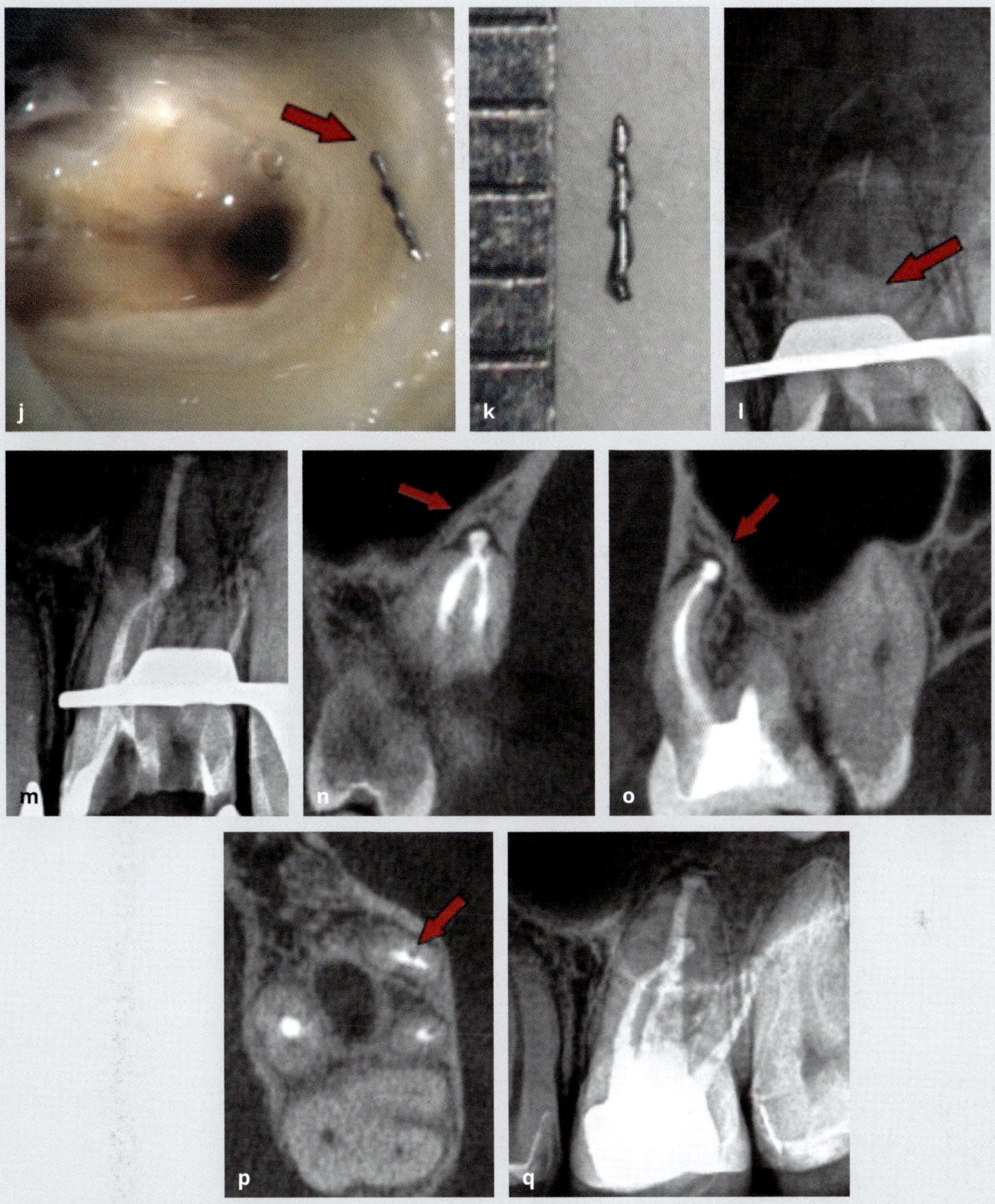

图5-7（续） （j）在低功率设置下使用超声尖取出分离锉后的临床照片（箭头所示）。（k）根管测量尺旁测量取出2.26mm的分离锉断片。（l）根尖片确认从MB_2根管中移除了分离锉。（m）术后X线片确认所有根管都用MTA进行了充填。（n和o）6个月后的CBCT冠状面视图和CBCT矢状面视图显示先前的骨缺损修复（箭头所示）。（p）6个月后的CBCT水平面视图确认充填的MB_1和MB_2（箭头所示）。（q）6个月后的术后X线片显示支持骨的再矿化。（经Terauchi等人[33]许可转载）

如果穿孔部位无法通过使用显微器械从冠内途径进行修复，那么根尖显微外科手术可能是首选方法，用硅酸钙水泥封闭较大的根管壁穿孔，同时进行或不进行根尖切除术。

与根管中部或颈部穿孔相比，根尖穿孔不太可能受到牙周袋或口腔污染，因此修复后的效果更好[6]。

冲洗

评估

在根管治疗期间报道了各种各样的冲洗意外，范围从对患者衣物的损害到挤出根尖孔或穿孔部位不等。冲洗过程中的事故还包括气肿和对冲洗剂的过敏反应，或不慎将冲洗剂作为麻醉溶液注入[38]。

现代根管治疗指导原则是机械化学预备，其明确目标是清理根管空间，即减少微生物负荷并移除残留的牙髓。为了实现这一目标，次氯酸钠（NaClO）是主要的冲洗剂，因为它具有抗菌和溶解组织的双重作用[1]。这种冲洗剂的缺点是它的反应性和间接接触时的毒性。事实上，由于活性氯离子的强氧化潜能，NaClO以其漂白效果而闻名。同时，氯在与有机组织接触时会被耗尽。这一点在挤压时很重要，因为根据所用溶液的浓度，其作用通常是自限性的。

临床上，冲洗失误通常是显而易见的，在原本顺利的根管治疗过程中突然出现疼痛，常在溶液沉积后立即出现。通常会出现根管大量出血，并伴有肿胀（图5-8）[39]。无论是立即还是延迟，都可能出现瘀斑。已经有神经损伤的病例报告[40]，而在大多数情况下，这些损伤会随着时间而恢复。当过氧化氢（H_2O_2）被注入根尖周组织时，可能会导致气体积聚，这一现象被称为气肿。单独的气肿会在几天后自行消退。通过气肿引发栓塞的可能性不能完全排除[41]；然而，尚未有此类事件发生的临床病例记录。

对冲洗剂过敏是另一种可能的不良事件；已发表的病例报告[42]表明，尽管不能完全排除对次氯酸钠的过敏反应，但这种情况非常罕见。

总体而言，明显且以瘀斑呈现的冲洗事故在根管治疗中是不常见的现象[39]。

病因

就流体动力学而言，根管系统内部的条件不同于其他消毒剂的应用，因为根管空间很小，有一个通向周围组织的天然开口。冲洗针的尺寸通常与根管直

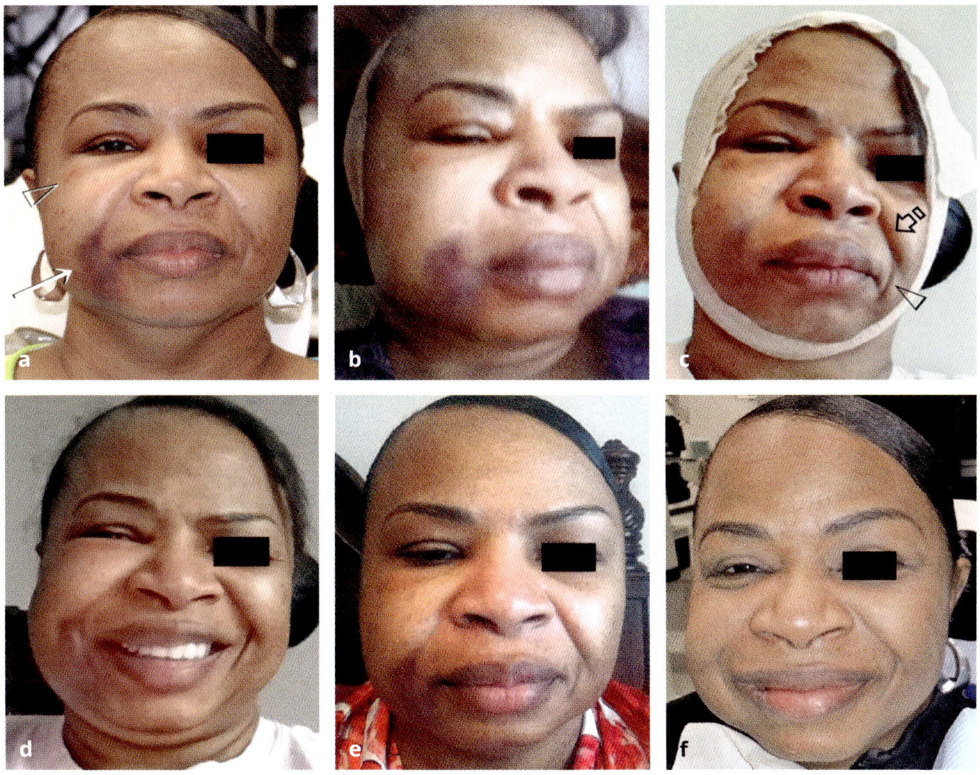

图5-8 从开始到解决过程中面部受累的典型次氯酸钠冲洗失误事故的时间进程。（a）立即去除橡皮障。沿着嘴角（箭头所示）和下眼睑（三角形所示）可见瘀斑。面部无水肿。（b）事故发生后3小时。（c）24小时后。肿胀导致鼻唇沟（箭头开口）以及右侧面部的口角线（三角形所示）消失。（d）48小时后。（e）4天后。（f）3周后。（经Zhu等人[39]许可转载）

径相近，因此存在将针头楔入根管的风险，这样就无法或大大降低了多余溶液向冠方溢出的能力。

有人认为，根尖压力通过压力依赖机制抵消了冲洗剂沉积到根管内时产生的压力。Boutsioukis等人[43]提出了不同的观点，他们认为实际上是尖端部分的低传导性帮助临床医生将冲洗限制在根管系统内部。

当存在以下情况时，冲洗失误就会发生：①有限的回流机会下，冲洗剂被压入根管空间；②溶液溢出根管系统的开放通道。这个通道可能是一个根尖孔或一个穿孔。事实上，许多临床病例报告都涉及后者[44]。

预防

预防冲洗失误的关键是始终允许在冲洗时让冲洗剂向冠方溢出[39]。绝对不能将冲洗针放置到工作长度附近然后卡在根管中。相反，建议操作时采用轻柔握持的方式，并在根管内自由移动针头的同时注入冲洗剂。特别当针头在根管内卡住时，应避免用力按下活塞，以尽量减少冲洗剂过量流入牙周膜的情况。使用橡胶止动器或弯曲针头来测量插入深度有助于避免将冲洗剂压入牙周膜。

此外，临床医生在进行根管治疗时应意识到可能出现的穿孔和宽大的根尖孔。

处理

一旦确认发生冲洗事故，临床医生应向患者提供安慰，并可能选择用盐水冲洗以稀释任何残留的次氯酸钠。进一步的冲洗事故治疗主要是对症处理，包括使用止痛药等药物治疗以及冷敷等对症治疗。在预期或证实有继发感染的情况下，可能会开具抗生素[38]。在任何情况下，都必须应告知伤害的性质和程度，并适当监控治疗后的情况。

药物放置

在多次就诊的根管治疗中，通常会将一种药物［如$Ca(OH)_2$］放入根管。因为这种药物旨在减少牙周膜界面处的微生物负荷，所以希望将其放置在接近根尖孔的位置。

$Ca(OH)_2$的作用方式是通过提高pH，临床上可达到[12]。这种pH可能持续数天甚至数周，并且本质上会引起化学烧伤，可能导致组织坏死。当$Ca(OH)_2$放置在牙髓上进行活髓治疗或与细菌接触时，这种反应是可以接受的，但与神经组织接触时可能会造成潜在伤害[45]。最近，有关$Ca(OH)_2$超填导致永久性神经损伤的讨论已经出现[46]。根据文献，当采用适当的放置技术时，这类失误的发生率很低；然而，病例报告详细描述了可能发生的严重后果。

评估

大多数商用$Ca(OH)_2$糊剂含有放射性增稠剂，以便可以通过X线片验证充填的程度。临床上，一些患者尽管进行了局部麻醉，可能会注意到超填是一个痛苦事件，但这种情况通常不会被注意到。如果怀疑存在向脆弱结构超填的情况，建议进行影像学评估，可能包括有限视野CBCT（图5–9）。

如果发生未被注意到的超填到神经管或接近神经管的情况，患者可能会在局部麻醉药物消退后的正常时间内出现神经功能改变。谨慎的临床医生会希望尽快对病例进行复查，并获取适当的X线片[46]。

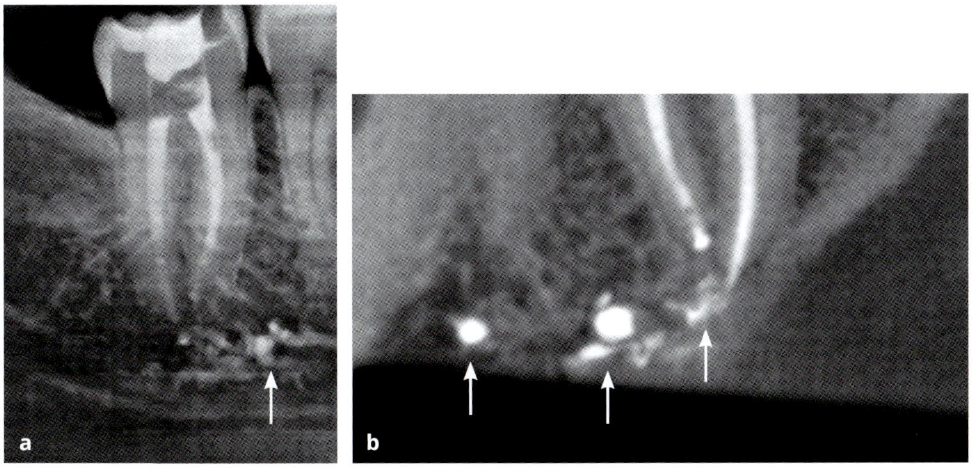

图5-9 在根尖片（a）和有限视野CBCT中（b），$Ca(OH)_2$超填的影像学表现（箭头所示）。

病因

当存在开放的根管通道并且施加了不适当的压力时（如使用设计用于注射器输送的产品时），$Ca(OH)_2$可能会挤入根尖周组织。目前尚不清楚哪种一致性更可取；然而，当临床医生特别尝试将药物放置得尽可能根尖时，似乎更容易发生挤压情况。

$Ca(OH)_2$对神经组织的作用机制可能不是特异性的，而是化学烧伤[45–46]，导致坏死区和蛋白质变性。神经组织在接触后的几天内发生的变化与所谓的“沃勒氏变性（Wallerian degeneration）”迹象相似。“沃勒氏变性”迹象描述了神经细胞体的中断导致细胞死亡[47]。

预防

与其他失误事件类似，但对于$Ca(OH)_2$超填来说或许更为重要的是预防。临床医生应选择一种安全的放置方法将$Ca(OH)_2$放置到安全的位置，即使用螺旋输送器且比工作长度短2～3mm[48]。使用注射器或针系统沉积$Ca(OH)_2$糊剂是有效的，但似乎有更高的超填风险。

处理

一旦慢溶解的$Ca(OH)_2$出现在组织中，高pH可能会持续较长时间。如前所述，这对神经结构是有害的，因此，建议及时（理想情况下在48小时内）清除糊剂[49]。偶尔可以通过根管内方法移除或稀释糊剂，但在证实有神经损伤的情况下，早期手术移除是有利的[46]，而延迟手术在许多情况下并不能恢复神经功能[50]。没有足够的证据表明，在使用类固醇或维生素补充剂进行药物治疗后，对与$Ca(OH)_2$外溢相关的神经损伤有任何益处。在永久性神经损伤和感觉异常的情况下，除了外科减压之外的进一步处理可能包括转诊给疼痛专家和药物治疗[51]。

热损伤

在根管治疗中，有几个步骤可能会在牙周膜中产生潜在损害性的温度［如热塑性充填（见第6章）和超声激活］。据信，超过47℃的阈值温度就会导致骨损伤[52]。临床上可能会达到这个甚至更高的温度（如在尝试用长时间的超声激活来移除金属桩时）。因此，热损伤可能导致骨坏死和软组织的显著改变[53-54]。

另一个可能引起牙周膜热相关损伤的程序是使用B型热源系统（Kerr Dental）对冲洗剂进行根管内加热[55]。在这个过程中，可能达到接近47℃的关键阈值温度，比用于超声激活冲洗剂描述的温度更高[56]；然而，目前没有报告表明有永久性损伤的病例。

总的来说，根管治疗中相关的热损伤很少见，但如果确实发生，其后果是严重的。

评估

接受治疗期间，患者和临床医生可能不会立即注意到与超声相关的热损伤效果。一些患者在热相关损伤期间和之后报告了显著的不适。牙龈外观的改变和组织脱落会在数周内发生，并最终导致外观和活动受损（图5-10）。

病因

在金属桩上使用超声动力仪器，尤其是在持续激活下，会向牙周膜和牙槽骨传递大量热能[57]。这种能量在一个靠近热源（通过桩传递的超声尖）并且没有隔热的区域消散。因此，面部骨骼和软组织受影响最严重。根据在兔子身上报告的数据，将骨骼加热至50℃持续1分钟或47℃持续5分钟会导致骨吸收并被脂肪细胞替代[57]。

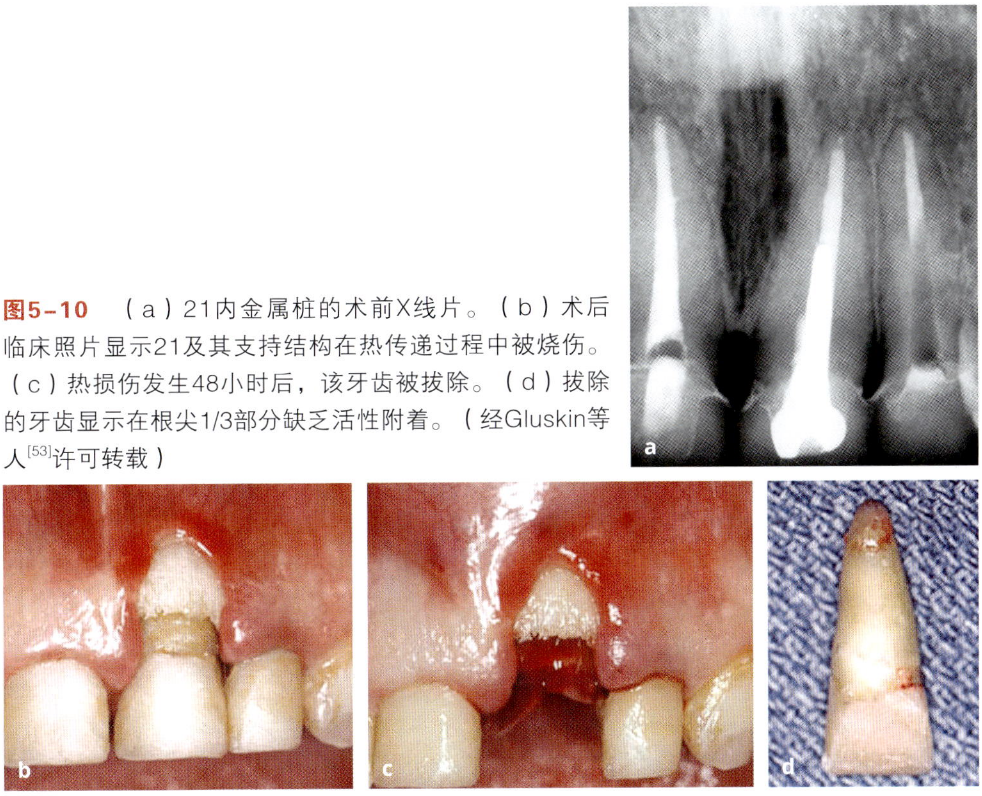

图5-10 （a）21内金属桩的术前X线片。（b）术后临床照片显示21及其支持结构在热传递过程中被烧伤。（c）热损伤发生48小时后，该牙齿被拔除。（d）拔除的牙齿显示在根尖1/3部分缺乏活性附着。（经Gluskin等人[53]许可转载）

预防

可以通过水冷却或在桩上喷洒制冷剂来减轻超声动力在拆桩过程中的能量传输[58]。至少应监控持续激活的时间，并检查超声尖的温度。根据体外数据，根管壁厚度与热传递之间没有关系[59]，但是前牙的热传递可能比后牙更大。无论如何，在预防与热相关的损伤中，一个重要步骤是对拆桩的程序进行充分规划，因为多数热损伤病例报告都涉及长时间的拆除操作。

处理

对于初步怀疑的热损伤，对症治疗（如止痛药）可能是合适的。在一个病例中，考虑了牙龈移植[54]。但是，一旦确认了与热损伤相关的骨坏死，受影响的骨骼部分及相关牙齿可能不得不被拔除[53]。已经提出了几种程序，包括牵引成骨术和块状植骨术，用以修复功能上和美观上有问题的缺陷（图5-10）。

6 根管充填过程中的失误

Errors During Obturation of the Root Canal System

YUJIE HUANG
MOHAMMAD SABETI
MAHMOUD TORABINEJAD

目标

阅读本章后，读者应能够：

1. 讨论根管充填如何有助于根管治疗的整体成功。
2. 列举常见的根管充填技术和材料类型。
3. 说明每种充填技术和材料的优缺点。
4. 列举根管充填过程中常见的失误及其可能的原因。
5. 讨论根管充填过程中失误的原因和处理方法。
6. 讨论封药过程中的失误对根管治疗预后的影响。

根管治疗中根管充填的目的

非手术根管治疗（nonsurgical root canal treatment，NSRCT）的目的是预防和治疗根尖周炎，通过化学机械清理消除病变牙髓组织和微生物。随后，对预备后的根管使用根管充填材料和封闭剂进行严密封闭，防止再次感染。根管治疗过程中进行充填的目的是防止微生物再次进入根管系统，并将残留的微生物封闭在牙本质小管中。

如果根管系统预备得当，根管充填应该是成功的根管治疗中的一个简单步骤。然而，由于器械和预备不当，在这一阶段可能会出现某些失误。充填材料使用不当、长度控制不准以及产生空隙通常都会导致治疗效果不佳。相似的根尖周炎病变，经过严密充填的根管治疗比充填不严密的治疗，愈合率要高出20%[1]。

为什么要充填

牙髓治疗失败的原因

据报道，充填不良是非手术根管治疗（NSRCT）不愈合的主要因素之一[2-3]。根据华盛顿的研究，58.66%的牙髓治疗失败是由于不完善的根管充填造成的，其重要性远远超过其他因素（如穿孔、牙根外吸收以及牙周-根尖周联合病变等[4]）。这主要是因为根管充填的质量往往反映了临床医生的治疗能力和对细节的关注。可以说，根管充填是根管治疗的最终阶段，也是治疗过程中唯一可以在X线片上看到的部分。然而，根管充填质量差或充填过程中的失误通常不是孤立事件，它们可能是由于不恰当的根管预备、清理和成形造成的。因此，充填不良可能会导致不良的牙髓治疗结果，并显示出对牙髓治疗理论和实践的不重视。

空心管理论

根管系统充填的概念最初是由Rickert和Dixon提出的空心管理论（hollow tube theory）推动的[5]。该理论认为，生物体内一端开口的空腔容易充满组织液，从而引发炎症。该理论基于动物实验，即当植入空心塑料管时，管的两端都会出现炎症反应。因此，为了防止发炎，必须封闭管子的两端。Torneck反驳了空心管理论，他的研究表明，在无菌状态下，植入管的开口端不会出现炎症反应[6]，Klevant和Eggink的研究表明，无细菌污染的组织液和坏死组织不会引起严重的炎症反应[7]。

根管充填对根管治疗效果的影响

尽管空心管理论已不复存在，但根管系统充填的概念仍被认为是根管治疗成功的关键。在根管充填之前，要通过机械预备和冲洗，去除根管系统中的微生物和病变组织。Peters等人的研究表明，无论在根管的清理和成形过程中使用何种技术，根管内至少35%区域未被触及[8]。根管系统解剖结构复杂（如存在峡部和侧支根管），菌群的组织形式为生物膜，这给使用现代器械和技术对根管进行消毒带来了严峻的挑战。即使采用最严格的清理和成形方案，也不可能完全清洁整个根管空间。如果不对根管进行充填，残留的微生物可能会导致根管和根尖周组织再次感染。6种影响根管充填效果生物学因素包括：①根管内感染持续存在于根管系统中复杂的根尖区域；②根管外感染，一般表现为根尖周放线菌病；③超出的根管充填材料或其他外源性材料引起异物反应；④刺激根尖周组织的内源性胆固醇结晶堆积；⑤真正的囊性病变；⑥根尖周瘢痕组织愈合——Nair得出结论，无论是治疗效果不佳的病例还是治疗得当的病例，根管系统根尖部分残留的微生物是导致根尖周炎在治疗后持续存在的主要原因[9]。

冠方封闭对根管治疗效果的重要性

充填作为根管治疗的关键步骤，可以说是防止根管系统再感染的有效策略。在一项动物实验中，Sabeti等人比较了根尖牙周炎患者根管系统严密充填与未充填的愈合情况。在他们的研究中，结果表明，如果无菌根管的冠方封闭良好，那么有根管充填和无根管充填的牙齿根尖愈合没有差异[10]。Fabricius等人利用猴子的牙齿证明，如果根管内没有残留细菌，根尖愈合与根管充填的质量无关。相比之下，当细菌残留时，与技术上良好的根管充填相比，质量差的充填与不愈合的相关性更大[11]。

根管治疗的目标是对根管彻底消毒，进行三维严密充填，并在根管治疗结束后完成冠方封闭。无论充填的质量如何，如果冠部分没有得到适当的封闭，微生物就会在短时间内侵入根管系统[12]。适当的冠方封闭可以防止口内的唾液、细菌和细菌代谢产物污染根管系统并侵入根管周组织。

1961年，Marshall和Massler提醒人们注意根管充填后牙齿冠方渗漏的影响。他们认为封闭剂对于根管的有效封闭至关重要，同时他们也担心如果根管的冠方封闭被破坏，根管的整体封闭性会受到影响。他们使用放射性示踪剂表明，尽管存在牙冠修复，冠方渗漏还是会发生[13]。

充填根管被污染的时长

Swanson和Madison是第一个评估充填材料因牙冠封闭不良而暴露在人工唾液中不同时间段的影响。他们发现暴露3天后，示踪染料可以渗透所有暴露样本根管长度的79%～85%[14]。1988年下半年，Madison和Wilcox证实将根管暴露在口内会导致冠方渗漏，在某些情况下会沿着整个根管的长度渗漏[15]。1990年，Torabinejad等人使用两种细菌（表皮葡萄球菌和普通变形杆菌）来评估充填后牙齿冠方渗漏情况；80%的根管在接触表皮葡萄球菌30天内被完全污染，85%的根管在接触普通变形杆菌66天内被完全污染[12]。Magura等人通过组织学检查和染料穿透检查了人类唾液在封闭根管系统中的冠方渗漏情况。他们报告称，3个月时的唾液渗透率明显高于2天、7天、14天和28天这4个时期。他们建议在戴入最终修复体之前，对暴露在口内超过3个月的根管进行再充填。他们还对Madison等人的研究结果提出质疑，Madison等人认为如果封闭后的根管暴露在口腔环境中超过3天，就应该考虑进行再治疗。他们的理由是，水溶液已被证明比黏稠的唾液渗透得更远，而染色研究可能会得出夸大的渗漏值[16]。Khayat等人研究了自然人唾液中的细菌通过侧方加压和垂直加压技术充填的整个根管系统的渗透时间。他们报告称，根管在不到30天的时间内就会被污染，而且侧方加压和垂直加压技术之间没有统计学意义[17]。

冠方封闭质量与充填质量的对比

1995年，Ray和Trope评估了冠方修复质量与根管治疗质量对根尖牙周健康的影响。他们的研究表明，与修复不足和根管治疗充分的患者相比，修复充分和根管治疗不足的患者有更高的概率保持根尖周健康[18]。这项研究对根管治疗在建立防止再感染屏障方面的重要性提出了质疑。然而，在Ray和Trope的研究之后不久，Tronstad等人的研究报告却得出了相反的结果，在评价经过根管治疗的牙齿的根尖周状况时，从影像学角度判断，根管治疗的质量明显比冠方修复的质量更重要[19]。尽管关于根管治理和冠部修复的过程中，根管充填的重要性与其他因素的重要性存在争议，但严密的三维根管充填仍然是NSECT的主要目标之一。

充填的时机

根管充填的时机引发了单次还是多次就诊治疗的问题。选择单次还是多次就诊取决于多种生物学、临床和技术因素。

牙髓和根尖周的诊断

牙髓和根尖周的诊断有助于临床医生决定采用单次还是多次根管治疗。对于确诊为牙髓炎的牙齿，单次根管治疗可能是合适的。组织学证据显示，被诊断为牙髓炎的牙齿通常只有冠髓受到感染，而根管上端大部分的牙髓组织仍未受到感染[20-21]。因此，一次性根管治疗可以提高治疗效率。对于确诊为牙髓坏死的牙齿，即使经过最佳的清理和成形，根管系统内仍可能残留少量微生物。在这种情况下，多次就诊治疗可以在就诊间隔期间进行药物治疗[22]。不过，每种方法的疗效目前仍存在争议。

临床症状和体征

决定何时根管充填还与临床表现有关（如根尖周病变的大小、有无肿胀、有无窦道以及牙周病变的程度等[23]）。多次就诊治疗可以让医生评估治疗对症状缓解的效果，并观察软组织和硬组织的愈合情况。如有必要，可在根管充填前使用更多轮的根管治疗药物[24]。

病例的难易程度

某些术前因素（如根管钙化、器械破损或复杂的解剖结构）可能会大大增加根管治疗的时间，从而排除了一次性根管治疗的可能性。只有在彻底的化学机械清理和根管干燥后才能进行根管充填。如果无法实现根管系统的清洁和干燥，没有血液或渗出物，那么建议进行诊间封药的方式以备下一次治疗[25]。

患者管理问题和协调

无法忍受长时间治疗的患者或张口受限的患者也可能需要多次就诊才能达到根管治疗的目的。有症状且不可逆牙髓炎患者很难实现牙髓麻醉，也可能需要诊间封药，并在下一次就诊时完成根管治疗[26-27]。

根管充填到哪里

为了获得最佳的根管治疗效果并尽量减少术后并发症，应该将封髓材料放置在根尖狭窄处和解剖根尖孔顶之间的任何位置。通常情况下，影像学上的根尖孔和解剖学上的根尖孔并不重合。ElAyouti等人使用显微计算机断层扫描显示，根尖狭窄和根尖孔之间的平均距离为0.2mm，根尖狭窄到根尖的平均距离为0.9mm[28]。人们一致认为，理想的充填材料应该限制在根管系统中，距离影像学顶点0.5～1mm，在三维空间中没有任何空隙[29]。

数十年来，超填（overfill）或欠填（underfill）及超充（overextension）或欠充（underextension）的概念一直存在争议[30]。Schilder认为，超充和欠充是指未达到根管长度，而超填是指根管系统封闭良好，欠填是指任何维度的根管充填不充分[31]。显然，这些学术上的区别不能仅凭二维X线片来证实。目前还没有基于证据的信息来区分这些学术术语或证明偏好使用其中一种术语的合理性。任何超出根尖狭窄或严重短于根尖孔的充填或整个根管系统的任何空隙都将被视为治疗不充分，并对临床医生进行高质量根管治疗的能力产生怀疑[32]。

失误：确定根管工作长度和根管预备

如前所述，将所有充填材料控制在根管系统内被认为是良好的临床操作。许多学者认为，根尖孔＞2mm的超填会导致不良后果[33-36]。

确定工作长度

已经提出了许多技术来帮助确定根尖收缩的实际位置。这些技术包括二维X线片、电子根尖定位器、CBCT图像、根管预备后的纸点[37-38]，有时还需要将上述所有技术结合起来才能更准确地确定。

电子根尖定位器通过患者根管和口腔组织中的电路来确定根尖孔的位置。使用根尖定位器确定根管工作长度是现代牙髓病学的一大进步。该技术高度可靠、准确，并能最大限度地减少不必要的辐射[39-41]。有时根管内的液体会干扰读数，因此建议在使用根尖定位器之前先干燥根管，确保根管内没有次氯酸钠、乙二胺四乙酸（EDTA）或脓液[40]。如果根管过大，将根尖定位器安装到小号锉（如#10K锉）上也可能导致读数不准确。应该使用大号锉，直到获得稳定的读数。

纸尖还可以用作在完成根管清理和成形后验证工作长度的工具[42]。在使用纸尖完全干燥根管后，可以在估计的工作长度之外稍稍插入一个新的纸尖，纸尖的顶端尺寸要小于主牙胶尖顶端的尺寸。如果根管是通畅的，纸点会吸附一些体液或血液，形成干/湿界面。然后，测量纸尖从参考点到干湿界面的长度，以确认该长度是否与估计的工作长度一致。

多年来，常规方法一直是通过拍摄根尖片来确定工作长度[43-44]。使用电子根尖定位器或纸尖技术与X线片一起确认工作长度始终是个好主意，这样可以避免失误（图6-1）。最近，人工智能（AI）被用于根管治疗中确定工作长度，并更精确地定位根尖狭窄/根管治疗中的工作长度[45]。Saghiri等人在人尸体模型中使用了AI，并报告称AI测量结果与实际测量结果相同，且优于根尖片[46]。该技术未来的临床应用仍是未知数。不过，它有可能优于目前的方法。

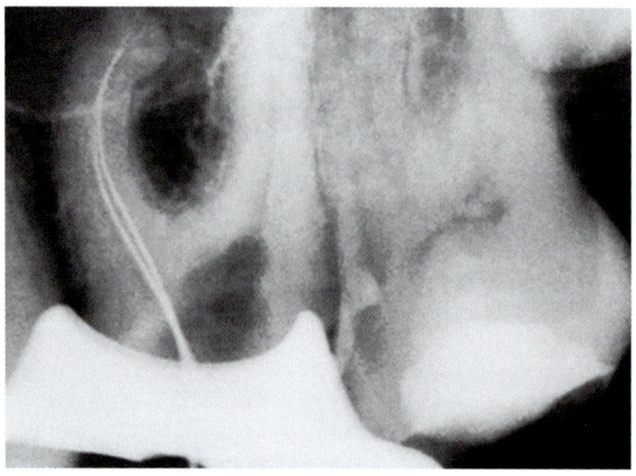

图6-1 15根尖片。在15的MB_1和MB_2中插入#10K锉，再使用根尖定位器后确认工作长度。

根管预备

充填不良通常是根管预备不良的直接结果。准备充分的根管系统应该很容易封闭。如果在器械操作过程中，异物、碎屑和/或分离的器械阻塞了根管，从而影响了随后的封堵步骤，那么就会发生意外。如果不注意保护根管系统不受银汞合金颗粒的影响，这种情况很容易在去除银汞合金修复体时发生。

在对细小根管进行器械操作时，如果操作不当，可能会发生意外。如果不注意细微、复杂的解剖入路，就会发生这种情况，并可能导致一系列的事故：包括手动器械或旋转器械的侧穿、偏移、穿孔和器械分离。用小号根管锉（#10或更小）进行被动治疗，确定根管系统的复杂程度后再尝试插入大号锉。

失误：损伤重要的解剖结构

许多文章报道了根管治疗过程中对解剖结构的意外伤害[47-49]。高质量的诊断性X线片是成功的关键，在治疗与解剖结构密切相关的复杂病例时，精明的临床医生应该获取相关区域的CBCT图像[50]。任何时候都必须小心谨慎，避免损伤下牙槽神经或上颌窦，以防止对这些结构造成不必要的、可能是不可逆转的负面影响（图6-2）。

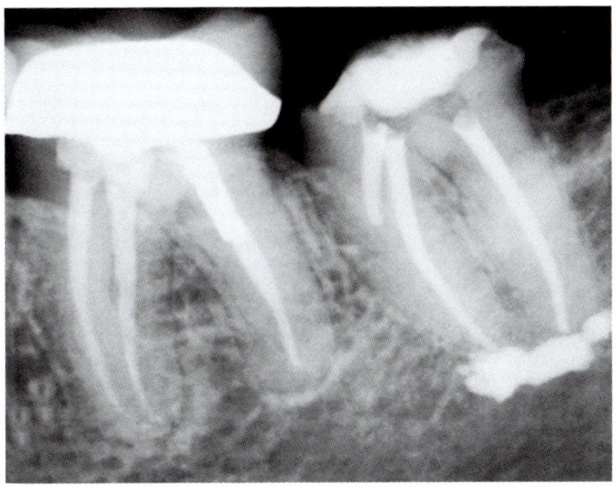

图6-2 37根尖片显示了下牙槽神经管上方过多的根管封闭剂被清除。

牙髓损伤后引发的上颌窦炎

在根尖狭窄范围之外进行封闭被认为是一种不良的做法。许多学者都曾报道过由于充填材料意外被挤入上颌窦而导致的上颌窦炎[51-53]。在充填过程中，上颌窦可能会被封闭剂或固体材料（如牙胶尖）侵入。无论哪种材料都会产生炎症反应，并在根尖周组织中形成稀释区。当异物侵入上颌窦时，可能会在窦内引起慢性炎症。这种炎症很可能会持续到异物被清除为止[54]。为了防止此类事故的发生，应该用CBCT评估根尖与上颌窦底的距离（图6-3）。根尖周炎

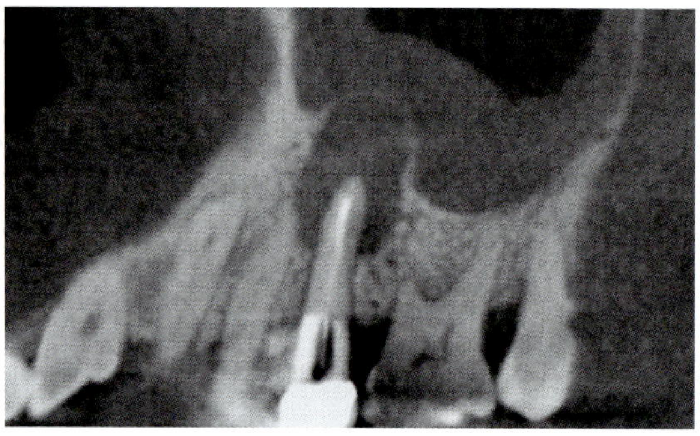

图6-3 25 CBCT矢状面视图显示根尖周病变与左侧上颌窦底的移位和穿孔有关。

有时会导致上颌窦底穿孔，这会增加将充填材料挤入上颌窦的风险。此外，还需要精确地确定长度，以避免过度器械操作，因为过度器械操作可能会导致上颌窦底机械性穿孔，并损伤施耐德膜（Schneiderian membrane）。此外，在进行封闭之前，还需要获得牙胶尖的稳定止点。当根尖靠近重要的解剖位置时，应避免使用过量的封闭剂（图6-2）。

作为牙髓损伤后遗症的下牙槽骨损伤

在治疗前了解解剖根尖和下牙槽神经管之间的关系对于避免根尖损伤至关重要。获得诊断性X线片至关重要，如果有疑问，临床医生必须进行CBCT检查，以更好地了解和理解解剖上的复杂性。

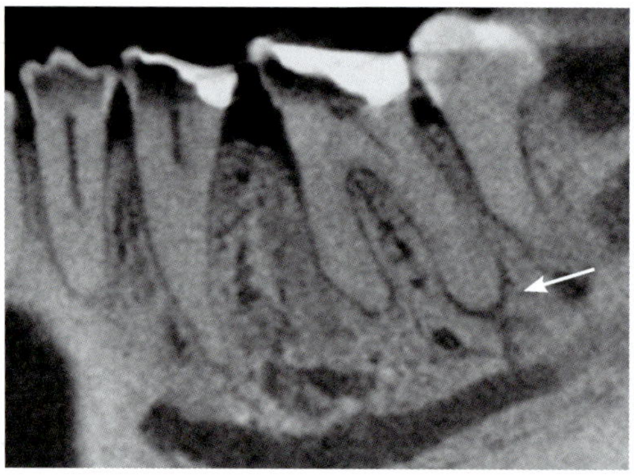

图6-4 36 CBCT图像显示从根尖到下牙槽神经管的距离；箭头指示远中根上的根尖周病变与下牙槽神经管之间可能存在连通。

许多学者报告了根管材料导致的牙槽神经损伤[55]。这些并发症可能包括麻醉、感觉减退、感觉过敏或感觉障碍[56-59]。如果后牙与下牙槽神经管的距离很近，需要适当地关注和处理（图6-4）。最好使用CBCT来检查从根尖到下牙槽神经管的距离[60]。

虽然有些充填材料比其他充填材料具有更强的细胞毒性，但目前的充填材料或冲洗剂都不具有完全的生物相容性。尽管下牙槽神经管有致密的高矿化度骨质保护，但任何外来材料的存在都可能刺激神经功能，导致意外的并发症。

如果怀疑充填材料被挤入下牙槽神经管或神经孔，应采取CBCT获取更多信息，包括挤出异物的位置和延伸范围。对挤出异物的治疗仍存在争议，有的采取观望态度，有的服用消炎药并定期随访，还有的采取手术治疗，将异物从下牙槽神经管中取出[55]。

清除玷污层

封闭的目的是实现良好的根尖和冠方封闭。这种封闭可以防止残留细菌及其毒素到达根尖，造成再感染，从而导致治疗失败。玷污层是松散地附着在根管壁上的非同质结构基质，由有机和无机颗粒、凝固蛋白、牙髓组织、血细胞、细菌、真菌组成（图6-5）[61]。由于玷污层的成分中含有有机和无机基质，它可能是支持感染持续存在的一个因素。因此，它可能会影响牙髓封闭剂在根管内的渗透性和水门汀的粘接性。由于这些原因，有人主张用化学物质来清除它（图6-6）[62]。

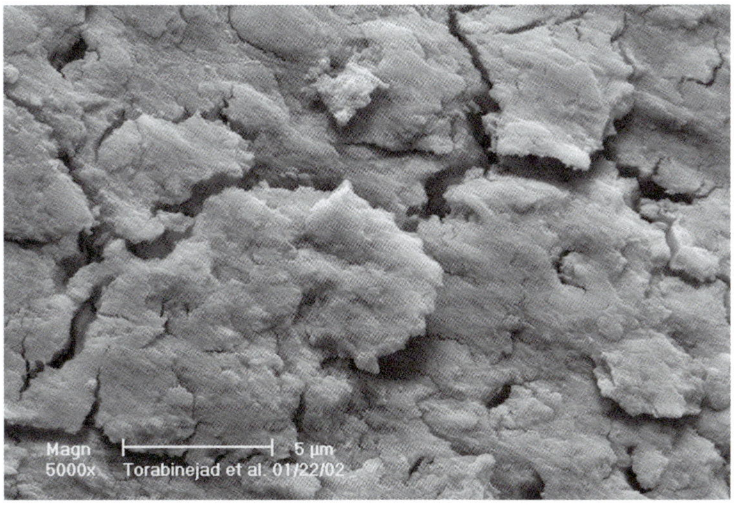

图6-5 扫描电子显微镜（SEM）照片显示清理和成形后的牙齿根管壁上存在玷污层。

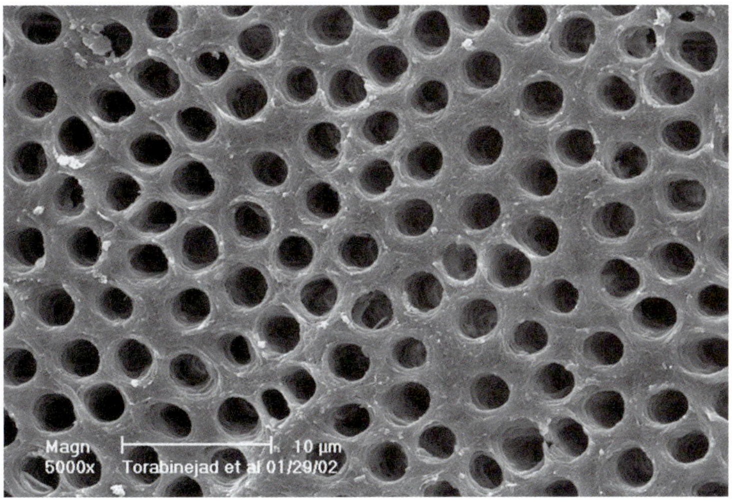

图6-6 SEM照片显示使用四环素、酸和洗涤剂的混合物（MTAD）完全清除根管壁表面后的玷污层。

根管治疗最常用的冲洗剂是次氯酸钠（NaClO）和氯己定（CHX）。这两种溶液因其抗菌特性而被广泛使用，但它们都不能有效清除玷污层。最常用来清除玷污层的溶液是乙二胺四乙酸（EDTA）[61]。MTAD作为根管内冲洗剂使用时，在清除玷污层和消毒根管系统方面也非常有效[63]。除了使用冲洗剂外，还有人提出用超声活化来清除玷污层。这种技术的前提是仪器释放的能量可以通过空化和声波传播改善冲洗剂的理化性质[64]。

对于清除玷污层的临床益处存在争议。有些临床医生甚至认为玷污层的存在有助于提高牙髓治疗的成功率[65]。但是，大多数临床医生都强烈主张去除玷污层。玷污层是微生物繁殖和增殖的基质[66]。此外，玷污层会使消毒剂和根管治疗药物深入牙本质小管的能力降至最低（图6-7）。它还会影响封闭剂或纤维桩粘接剂渗入牙本质小管并正常附着的能力。玷污层在牙髓管壁和水门汀之间起着封闭屏障的作用。这可能会对临床医生实现满意的封闭效果或成功粘接桩的能力产生影响[67-68]。

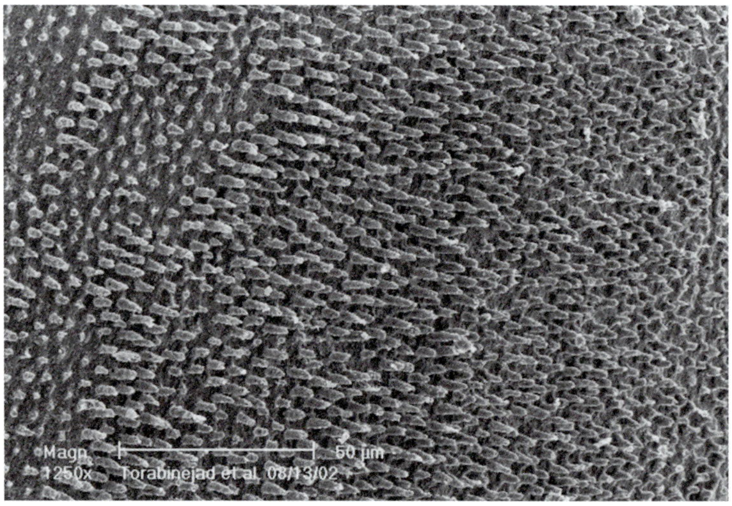

图6-7 SEM照片显示用MTAD去除玷污层并用牙胶和AH26根管封闭剂封闭根管后，AH26封闭剂渗入牙本质小管。

充填材料

传统认为，根管充填是为了在机械预备后对根管系统进行“封闭”。为了实现“根管系统完整、三维严密充填”的目标，持续推动着充填材料和封闭剂的发展。

Grossman认为，理想的根管充填材料应包括以下特性[69]：①不收缩，不渗透；②牙本质与根管充填材料有良好的黏附性，不会使牙齿结构染色；③插入根管前应无菌或易于消毒，并具有抑菌性或至少不利于细菌生长；④促进根尖周病变愈合，而不刺激根尖周组织；⑤易于进入根管，也易于从根管中取出；⑥具有阻射性。

历史最悠久、最接近这些标准的材料就是牙胶。已有多种材料被作为根管充填材料进行了试验和测试，但牙胶多年来一直是使用最广泛的材料，并已被确立为“金标准”。牙胶具有以下优点：①具有可接受的生物相容性和一定程度的抗菌性（尽管微乎其微）；②具有阻射性，尺寸稳定，相对容易处理；③可以很容易地从根管系统中清除。

但是，牙胶与牙本质的黏附性不足，因此需要使用封闭剂来填补根管充填材料周围的空隙。牙胶会收缩1%～2%，尤其是在加热后。多年来，人们开发出不同的材料［如Resilon（一种热塑性合成聚酯）］来实现根管系统的真正封闭。但是，其他这些材料都因效果不佳而不再受欢迎。甲基丙烯酸甲酯容易滋生菌斑生物膜，Resilon的失败往往导致严重根管感染[70]。与使用牙胶和封闭剂封闭的牙齿相比，使用Resilon充填的牙齿在随访时更容易出现病变[71]。

尽管牙胶优点突出，但它也存在自身缺点使其不够理想。理想的根管充填材料仍有待开发。三氧化矿物凝聚体（MTA）因其卓越的理化特性和生物活性，在用作根管充填材料时具有很大优势。最初引入MTA材料是为了在穿孔修复中封闭穿透的通道，以及在牙髓手术中作为根尖封闭材料[72]。当早期的科学研究和临床结果表明，该材料具有良好的生物学效应时，人们开始探索和研究MTA的其他用途。研究发现，MTA可作为有效的盖髓剂和牙髓切断剂，用于修复根管内吸收、外吸收，并且还能对未发育完成的根尖进行根尖诱导成形[73]。最近推出的硅酸三钙水泥具有许多重要的特性，这些特性是目前牙髓病学中使用的其他现代材料所不具备的[74]。这些材料具有无菌性、阻射性和不收缩性，因此对水或血液污染不敏感[74]。MTA还提供了对牙本质和牙骨质的有效封闭，并促进牙周膜的生物修复和再生[72,75-76]。因为穿孔修复、根尖诱导和根管尖端充填本质上是部分根管封闭的形式，即根尖区域或整个根管的正向充填。将MTA运用到根管系统是这种材料应用发展的下一个必然趋势[77]。

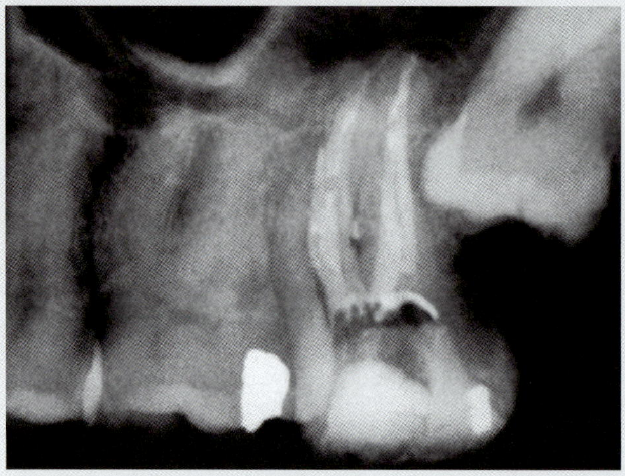

图6-8 27的根尖片显示根管充填后出现空隙。

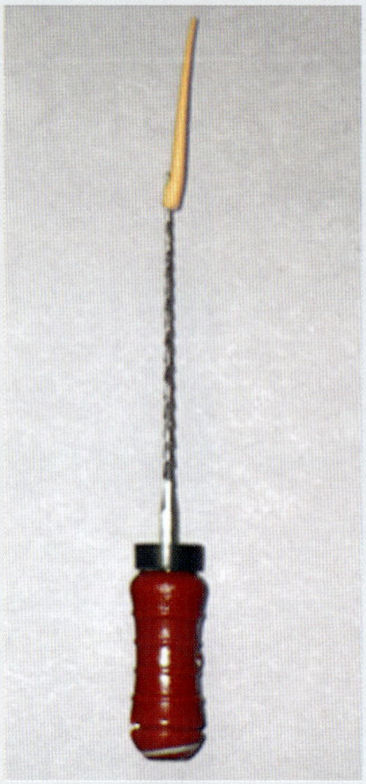

图6-9 使用#25H锉将牙胶尖从根管中取出。

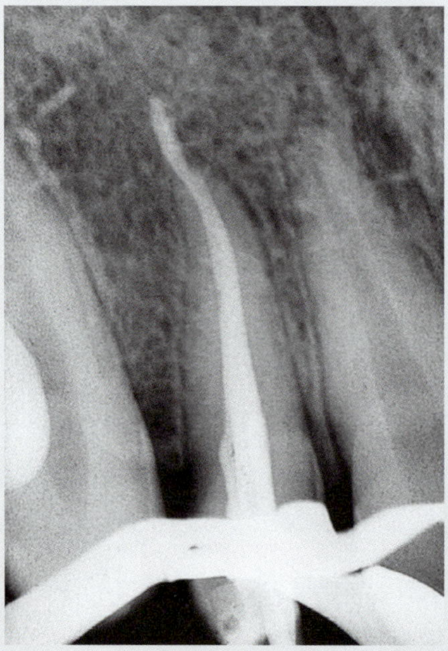

图6-10 根尖止点被破坏导致牙胶尖被挤出根尖孔。

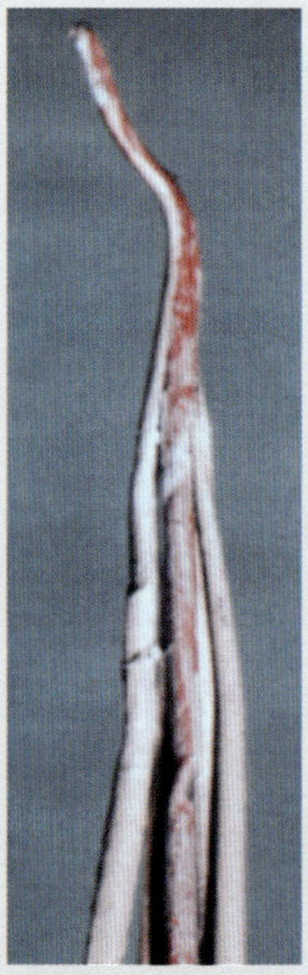

图6-11 使用两支H锉从该牙齿的根管内取出被挤出的充填材料。

正如AAE关于银尖使用所述，银尖在20世纪50年代和60年代曾被用作根管固化材料。事实证明，银尖由于电化学性不稳定，在血清和血液存在的情况下会自发腐蚀[78]。腐蚀的产物也会对牙齿结构和周围组织造成不可逆的染色。银尖缺乏可塑性，因此无法流动，也无法与根管系统的形状相适应，这使银尖不适合作为充填材料。当根管内存在完整根尖时，无法放置桩核修复体。在根尖手术中，由于在用金属充填的根管中进行根尖预备时会遇到困难，因此手术变得更加复杂。此外，银尖的腐蚀产物有可能引起根周炎症，诱发炎性根吸收[78]。

尽管银尖与新的材料相比存在缺陷，但AAE并不建议对银尖封闭进行预防性修正，除非有明确的牙髓病变证据，或银尖的使用妨碍了牙齿的正常修复。

实际上，根管充填材料只是一个空隙充填物；事实上，根管系统的封闭并不是牙周愈合的必要条件，如本章前面所讨论的那样。充填材料可以防止修复材料堵塞根管系统，从而使再治疗变得没有必要。为此，封闭材料应该是一种可以很容易去除的材料；虽然操作者在操作过程中以成功为目标，但也需要为失败制订计划。

无论使用哪种封闭技术，封闭剂和充填材料之间都可能出现空隙（图6-8）。根管中部或冠1/3处的空隙可以通过去除牙胶到出现空隙的位置，然后用一层薄薄的封闭剂回填根管来修复。如果由于充填的长度控制不佳或根尖弯曲导致根尖部分出现空隙，可以在封闭剂凝固前使用旋转锉取出牙胶，或使用H锉取出牙胶尖（图6-9）。如果根尖空隙宽度测量不当，牙胶尖可能会被挤出根尖孔（图6-10）。同样可以使用H锉将被挤出的牙胶尖整体取出（图6-11）。或可以在根尖处使用氯仿，然后用稍长的纸尖“吸”出溶解的牙胶。

根管封闭剂

大多数根管都是用牙胶尖和根管封闭剂进行充填的。根管封闭剂是根管封闭的重要组成部分，用于建立严密封闭。封闭剂的主要功能是充填根管核心材料和根管壁之间的空隙，试图形成一个没有空隙的、连贯的根管充填材料团。根管封闭剂可以充当润滑剂，有利于主牙胶尖的放置，并能吸附残留的细菌。封闭剂可填补充填物与根管壁、副根管和多个根尖孔之间的不规则及细微差异。由于某些类型的生物陶瓷封闭剂具有杀菌作用，封闭剂也有望消灭根管清理和成形后残留的细菌[79]。

失误：封闭剂挤出过多

虽然我们希望根管封闭剂留在根管内，但过度使用封闭剂可能会无意中将其挤出到根尖缩窄处，并进入周围组织（图6-12）。

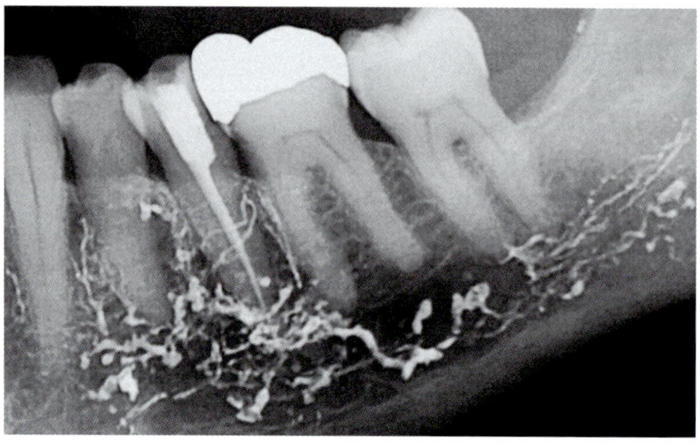

图6-12 在下颌第二前磨牙根管治疗过程中，过量的封闭剂被挤出根尖狭窄处，进入周围组织。

当根尖的软组织和硬组织接触到过多的封闭剂时，会引起根周组织的持续炎症，并可能导致创口延迟愈合，表现为患处疼痛、触痛和肿胀。因此，当发生此类失误时，封闭剂的生物相容性和毒性是重要的考虑因素[79]。

目前所有可用的封闭剂在刚混合时都会表现出毒性；然而，这些封闭剂挤入根尖周组织后会吸收。但是，它们的固化时间较长，固化时会收缩，溶解度较高，而且会使牙齿染色。氧化锌丁香酚封闭剂的优势在于其抗菌活性和在临床医生中的普及性，尤其是在使用热塑牙胶技术时。然而，氧化锌丁香酚封闭剂中的丁香酚素会产生毒性作用，降低神经细胞的传导能力。即使在材料固化后，这种效应也会持续存在。含有多聚甲醛的氧化锌丁香酚封闭剂具有细胞毒性和致突变性[79]。氧化锌丁香酚作为封闭剂在软组织和硬组织中都可引起局部炎症。

在根管封闭剂中添加$Ca(OH)_2$的理论依据是对含有该材料的基底和内衬的观察，以及其抗菌和组织再生能力[79]。$Ca(OH)_2$的释放和持续活性需要溶解性，因此这不符合理想封闭剂的目的。Soares等人报告说，用$Ca(OH)_2$封闭剂超填的牙槽骨会导致狗牙根尖周组织出现慢性炎症反应[80]。

树脂封闭剂的使用历史也很悠久。它们具有黏附性，而且不含丁香酚[79]。AH Plus是AH26的改良配方，其中释放的甲醛较少。AH26 AH Plus的封闭性相当[81]。通过根尖周孔挤出甲基丙烯酸树脂封闭剂会在较长时间内形成未固化的表面层。这可能会改变树脂封闭剂的毒性，因为暴露在外的封闭剂中未完全聚合的单体毒性更大[79]。

与传统的封闭剂相比，新一代的生物陶瓷封闭剂具有高pH、亲水性、无收缩性和出色的封闭性能等优点，在过去几年中得到了广泛的应用[82]。由于粉末中含有硅酸钙，在水合反应中会产生硅酸钙水合物凝胶和$Ca(OH)_2$，因此它们具有形成羟基磷灰石的能力。$Ca(OH)_2$与磷酸根离子反应，析出羟基磷灰石和水。由于其化学成分和高pH，生物陶瓷封闭剂对重要组织有一定程度的毒性[83]。如果挤出的封闭剂侵入重要的解剖结构，则需要立即注意并采取适当的处理措施，以避免出现前面所述的严重并发症（见“失误：损伤重要的解剖结构”）。不过，目前还没有足够的临床研究或科学数据来说明这些封闭剂的长期使用情况及其挤出后的并发症。

充填技术

根据根管充填材料、根管封闭剂和临床医生技术的不同，根管充填有多种技术可供选择，包括冷侧压充填技术、热牙胶垂直加压充填技术、固核载体插入充填技术、单尖充填技术。每种技术都各有利弊。

侧方加压充填技术

冷侧压充填技术是一种传统的根管充填方法。这种技术是在准备好的根管中放入一个带有封闭剂的牙胶尖，然后用侧方加压器加压。由于摩擦力和封闭剂的存在，牙胶能够黏在一起。尽管侧方加压耗时，但因其成本低廉和在根管内可控制地放置牙胶而受到青睐。该技术在很大程度上依赖封闭剂来填补牙胶无法到达的三维空间。

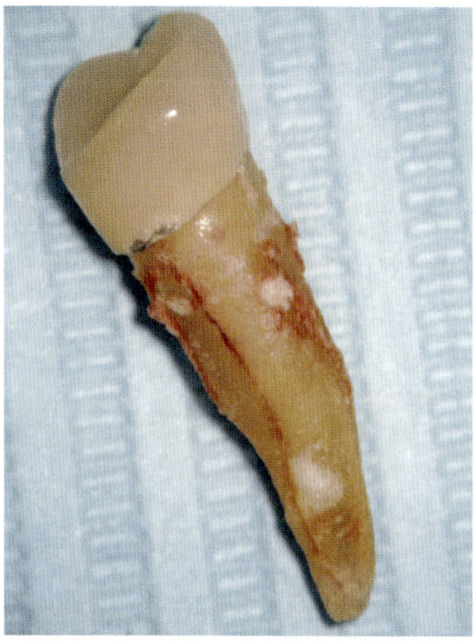

图6-13 在根管治疗过程中，侧方加压器的楔入效应可能会导致根折。

侧方加压操作过程中的失误

所有类型的充填技术都对操作者的技能有要求。如果操作不当，可能会导致欠填或超填、侧方加压不致密和空隙，从而导致微渗漏和再感染。如果在侧方加压时用力不当，可能会损伤牙根处薄弱的牙本质，导致牙根折断。侧方加压器的楔入效应往往会导致颊舌侧的根折（图6-13）。Pitts等人的研究表明，小至7.2kg的侧方加压器加压就会导致上颌中切牙的断裂[84]。Holcomb等人的研究表明，下颌切牙在小至1.5kg的侧方加压器加压下就会发生根折[85]。这种技术的最大优点是操作者能够在充填过程中回收挤出的充填材料（图6-11）。

热牙胶垂直加压充填技术

Schilder在20世纪60年代提出了加热牙胶以获得均匀的三维充填的概念[86]。他的目标是提供一种技术，一种均匀、稳定、兼容的材料，以适应根管系统多样和复杂的解剖结构。该技术将加热的牙胶凝结到根管中，使其适应预备好的根管壁。这种方法使用少量的封闭剂来实现良好的三维充填效果。这种技术已经有各种演变，包括连续波充填技术和牙胶注射充填技术[87]。

热牙胶垂直加压操作过程中的失误

与侧方加压技术类似，热牙胶垂直加压技术也需要一定的压力对根尖部分的牙胶加压。过大的垂直加压负载可能会导致根裂和根折。Capar等人报告说，侧向或热牙胶垂直加压技术比根管预备技术造成的根折更多[88]。与其他充填技术相比，单尖充填技术造成的根裂较少[88]。如前所述，在热牙胶垂直加压过程中，如果使用了过量的封闭剂，或缺乏根尖止点，可能会导致根管充填材料或封闭剂挤出根尖孔（图6-14）。这种技术最大的缺点是操作者无法收回挤出的充填材料（图6-15）。

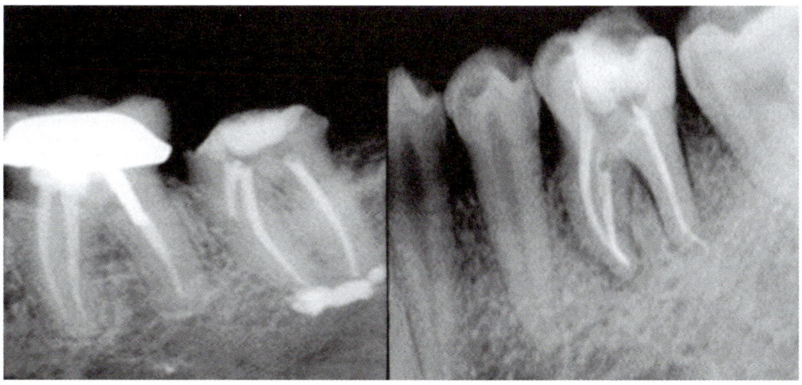

图6-14 使用垂直加压技术进行根管充填时，由于封闭剂用量过多且缺少根尖止点，导致根管封闭剂挤出根尖孔。

图6-15 使用垂直加压技术对上颌第一磨牙的腭根进行充填时，由于缺乏根尖止点，导致牙胶被挤入上颌窦。

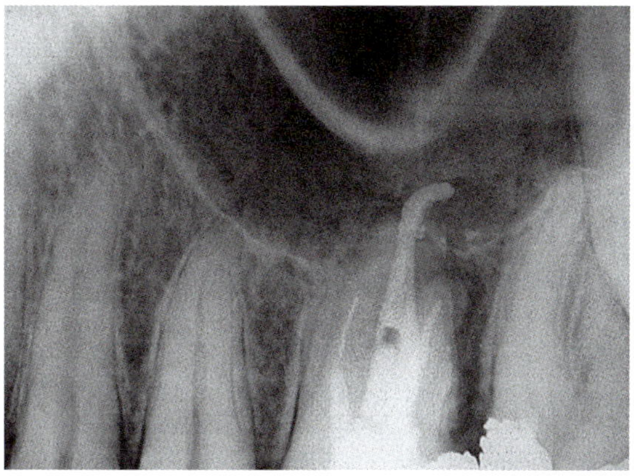

固核载体插入充填技术

固核载体插入充填技术是在加热的塑料载体上涂上牙胶，使其达到根管工作长度。在清理和成形后，这种技术需要放置一个尺寸校验器，以对应要使用的正确尺寸的钝头充填器。然后用充填器轻轻涂抹根管壁，再将加热的钝头充填器插入，用力但被动地按压。随后，在根管口处截断塑料载体，留下的塑料载体和牙胶作为永久性充填物。理论上，载体位于根管中心，而牙胶则环绕载体。

固核载体插入充填操作过程中的失误

固核载体插入充填技术的风险之一是挤出根尖孔中的封闭剂和牙胶，因为牙胶在加热和凝结后可能会失去根尖止点。固核载体插入充填技术的另一个风险是塑料载体上的牙胶可能会被剥离，尤其是在根尖的1/3处，从而使载体与根管壁间接接触。某些载体的再治疗可能具有挑战性，这取决于牙胶是否沿载体全长环周包绕，或载体是否与根管壁通过摩擦固位形成楔入式卡抱。

单尖充填技术

单尖充填技术采用较大的主牙胶尖，以最好地匹配镍钛系统的几何形状。在使用机动旋转器械扩大根管时，使用牙胶尖不需要辅牙胶尖或侧方加压。这种技术可以加快根管充填的速度，同时最大限度地减少对根管壁的压力。单尖和根管封闭剂组合可产生均匀的质量，从而避免烦琐使用多个牙胶尖。然而，这种技术在封闭根管系统方面被认为效果较差。

6

由于没有凝结牙胶以及根管解剖结构的复杂性，即使使用较大容量的封闭剂，也不一定能充满整个根管系统。该技术的主要缺点包括大范围孔隙形成、收缩、封闭剂溶解以及不规则形态根管中部和冠部1/3处的单尖充填适应性较低[88]。

Budd等人报告称，尽管高温或低温明显优于复制原始根管解剖结构的侧方加压牙胶，但要将热牙胶限制在根管内非常困难[89]。热牙胶一旦注入根尖周组织，就很难甚至不可能再取出来。同样，如果采用热牙胶尖垂直加压技术，医疗服务提供者也可能在不经意间将加热的水门汀挤出到根尖孔。牙科服务提供者还必须确保系统充填器加热到正确的温度，以避免将牙胶尖拉出，或更糟糕的是，将加热后的牙胶尖推出根尖孔。

虽然微生物侵入是根尖周病变的主要病因，但异物反应也被认为是导致根尖周病变不愈合的诱因之一[90]。目前有许多不同的根管充填技术，但它们都应反映原始根管系统的形态。充填失误通常是可以纠正的，可能包括长度控制、空隙和间隙等问题。这些问题应在封闭剂凝固前立即纠正。

根管封闭剂具有阻射性，有助于核心充填材料的使用。由于硅酸钙封闭剂显示出良好的效果，许多临床医生已经转而使用单尖充填技术和硅酸钙封闭剂[91-92]。硅酸钙封闭剂和诱导生物活性的水门汀的出现，对于根尖孔过大和/或穿孔修复等具有挑战性的病例非常有利。虽然这些粘接剂和封闭剂具有生物相容性，但将这种材料挤出到根尖孔以外的范围并不可取。因此，有经验的临床医生可能会决定放置一个外部基质，硅酸钙水门汀（内部基质）会凝结在外部基质上[93-94]。

暂时修复

接受根管治疗的牙齿在治疗期间和治疗后都很容易受到口腔液体中微生物的污染。在牙间隙敷料放置或封闭完成后，需要立即使用暂时或最终修复材料对牙齿进行修复，以防止冠状渗漏和根管系统污染。

完成充填后，应将牙胶截断至根管口以下，并放置暂时充填物（牙冠屏障）以保护牙胶。在暂时修复期间，髓腔和窝洞壁应保持干燥。在根管上方使用一薄层消毒棉花或海绵既有优点也有缺点。优点之一是便于拆除暂时充填物，而不会有不必要地去除完整牙齿结构的风险，甚至不会造成更糟糕的髓腔底部穿孔。放置棉花层还可以防止暂时充填物的小碎片移入根管而意外堵塞牙道。

失误：由于暂时修复材料厚度不足或最终修复体放置延迟而导致暂时修复失败

使用棉球层可能会带来一些并发症，严重影响预期的封闭效果。第一，它可能会大大降低暂时充填物的厚度，从而增加渗漏。第二，它可能会起到缓冲作用，在咀嚼负载时发生位移，从而影响修复体的稳定性。第三，它可能会影响暂时修复体在放置过程中的适应性。第四，棉球的纤维可能会无意中黏附在洞壁上，起到吸芯的作用。第五，通过暴露侧管的渗漏风险也会增加[95-96]。另一个常见失误是操作者没有取出棉球，而是将最终修复体放在棉球上面。

Cavit是一种商业制备的预混合聚氯乙酸乙烯酯/硫酸钙粘接剂，与水或口腔液接触时会产生催化作用。它是一种吸湿性材料，能够吸引和保持水分子，因此线膨胀系数高，边缘封闭性极佳。Webber等人发现，要防止渗漏，Cavit的厚度至少要达到3.5mm。由于Cavit在凝固时会膨胀，因此其封闭性优于其他可用材料[97]。

使用聚甲基丙烯酸甲酯的增强型氧化锌丁香酚制剂（IRM）具有更高的抗压强度和硬度（20%聚甲基丙烯酸甲酯、氧化锌粉末与丁香酚混合和1%乙酸）。IRM的膨胀系数只有Cavit的1/2，但抗压强度几乎是Cavit的2倍。因此，虽然它可能会因凝固时的收缩而渗漏更多，但其更高的强度可能会使临床医生更倾向于在咬合应力较大的部位使用[97]。

玻璃离子水门汀可以与牙齿结构发生化学粘接，封闭性比IRM或Cavit更强。在根管治疗中，有一些暂时修复体由于抗拉强度低，不适合用于口腔的负重区域，需要长期更换。

现有的根管暂时修复材料的封闭质量会随着时间的推移而下降。Imura等人的研究表明，牙胶封堵、IRM和Cavit均允许细菌渗透到已充填的根管中。使用牙胶、IRM和Cavit封闭的洞内污染平均时间分别为7.8天、12.9天和9.8天[98]。Safavi等人观察到，在完成根管治疗后2个月内使用最终修复体修复的牙齿的根管治疗成功率高于使用暂时修复体的牙齿[99]。由于暂时修复体可能崩解以及根管污染的可能性，建议在根管充填后立即使用最终修复体修复牙齿[98]。

7

牙髓治疗后患牙修复过程中的并发症

Complications During Restoration of Endodontically Treated Teeth

SHANE N. WHITE
DANIEL J. BOEHNE

目标

阅读本章后，读者应能够：

1. 了解牙髓-修复治疗计划原则。
2. 在根管治疗过程中和治疗后防止细菌侵入。
3. 在根管治疗和修复过程中保护牙体组织。
4. 对牙髓治疗后患牙应用适当的修复技术。
5. 避免牙髓-修复并发症。
6. 发生牙髓-修复并发症时识别并处理。

许多因素影响牙髓治疗后患牙的存活。尽管如此，修复因素影响很大[1]。修复不能被视为与根管治疗无关的事情，而应被视为治疗的一个组成部分。根管治疗是修复和口腔康复之路的开始[2]。仅仅清除根管系统中的细菌及其代谢产物、毒素和抗原是不够的——持久的修复必须防止它们再次进入根管系统。此外，机械性能不良的修复体容易导致修复体的机械性能失效，甚至可能引发牙齿本身的损伤。值得注意的是，牙髓治疗后患牙被拔除不是因为牙髓治疗失败，而是由于其他原因，主要是牙周病以及继发龋、治疗计划或修复体类型的改变、牙折和修复失败[3-8]。

在大多数情况下，如果根管治疗由于生物学原因、根管系统中残留的细菌或再感染而失败，可以预见通过牙髓再治疗、再修复或根尖手术来挽救牙齿[9]。相反，牙髓治疗后患牙的修复体机械性能失效是灾难性的，需要拔牙。

两个关键原则是：①在整个根管治疗、修复及其后的过程中防止细菌进入；②尽可能多地保护牙体组织。

修复过程中的失误通常是不可逆转的，因此预防至关重要。导致细菌侵入或机械性能失效的修复失误往往会随着时间的推移而显现出来，有时是在治疗后很多年，因此常规的牙髓和修复体评估随访也非常重要[10]。

这些原则遵循Galen的建议：“在疾病中，必须做两件事：有用，或无害。”必须避免没有被证明对患者有益的程序；去除不必要的牙体组织在本质上是有害的[11]。

治疗计划与病例选择

避免并发症首先要进行全面的检查，以进行诊断、预后以及牙髓治疗和修复的综合计划。修复医生和牙髓病医生都必须对诊断及治疗计划负责。在将患者转诊给牙髓病医生之前，全科医生必须至少完成初步检查、预后和治疗计划。转诊不应仅仅为了根管治疗，而首先是为了评估和建议。同样，牙髓病医生必须进行全面的检查以得出总体预后和计划。如果这些计划不一致，牙髓病医生有责任与转诊医生沟通，他们应在开始治疗之前共同制订一个计划。牙髓病医生不得认为转诊是根管治疗的必要条件。同时，转诊医生不能假设完成根管治疗就意味着良好的牙髓治疗预后或修复预后。任何相关人员都不应以“不是我的责任”为由忽视诊断和计划。所有医护人员之间都必须留出时间进行沟通以及建立信任。

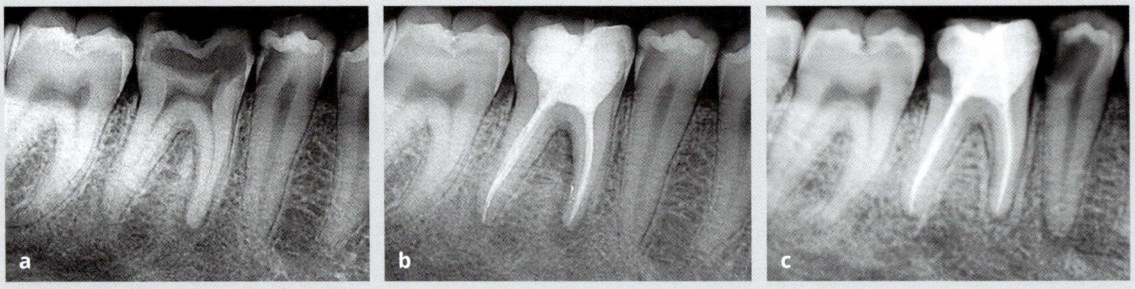

图7-1 龋齿易感性本身就必须被视为一个关键的修复问题。（a）该患者因其46疼痛难忍就诊。（b）他接受了治疗。（c）3年后该患者的45出现难以忍受的疼痛以及其他地方新的龋损才复诊。尽管46的根尖周炎已经愈合，修复体也完好无损，但新出现的大面积龋损最终会导致其失败。患者选择拔除45，因为他知道自己无法完成修复治疗；他预计该牙齿会龋损得更严重。

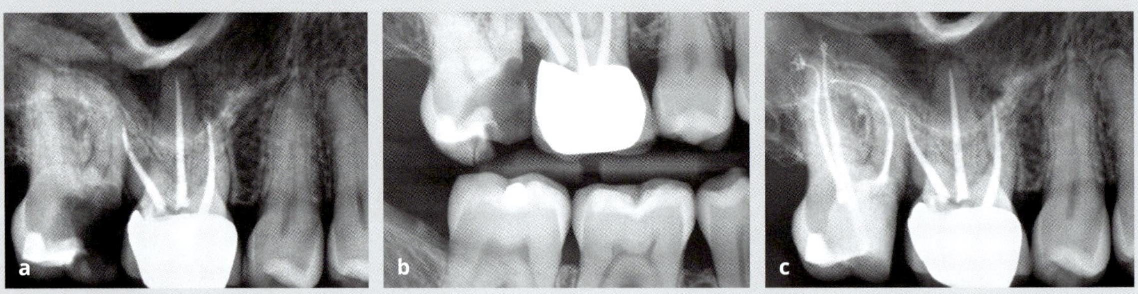

图7-2 咬合翼片可用于术前评估邻面龋。（a）根尖片显示17是不可修复的。（b）但咬合翼片显示17牙槽嵴顶和根分叉上方保留了几毫米的牙体组织。（c）根管治疗后17保留了足够的体积。

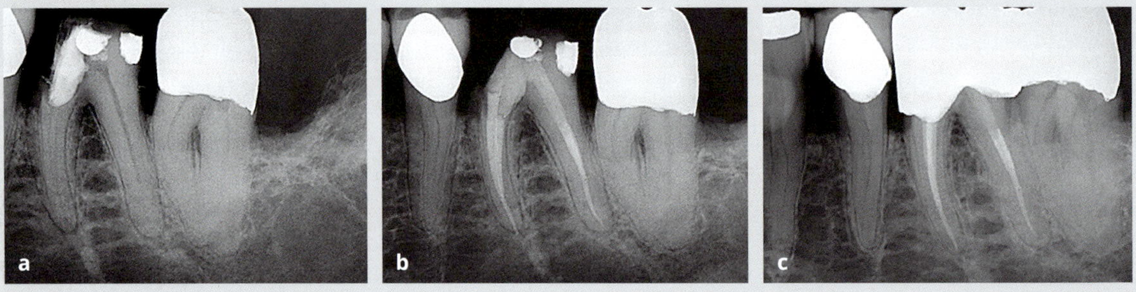

图7-3 病例选择和治疗计划失败。（a）口腔全科医生听从牙髓病医生的意见。（b）牙髓病医生在预后和治疗计划方面听从全科医生的意见。（c）虽然牙齿远中部分保留了足够的牙齿结构高度，但近中部分保留的牙体组织很少，同时根分叉处保留的厚度也很小，因此该牙齿的预后较差。

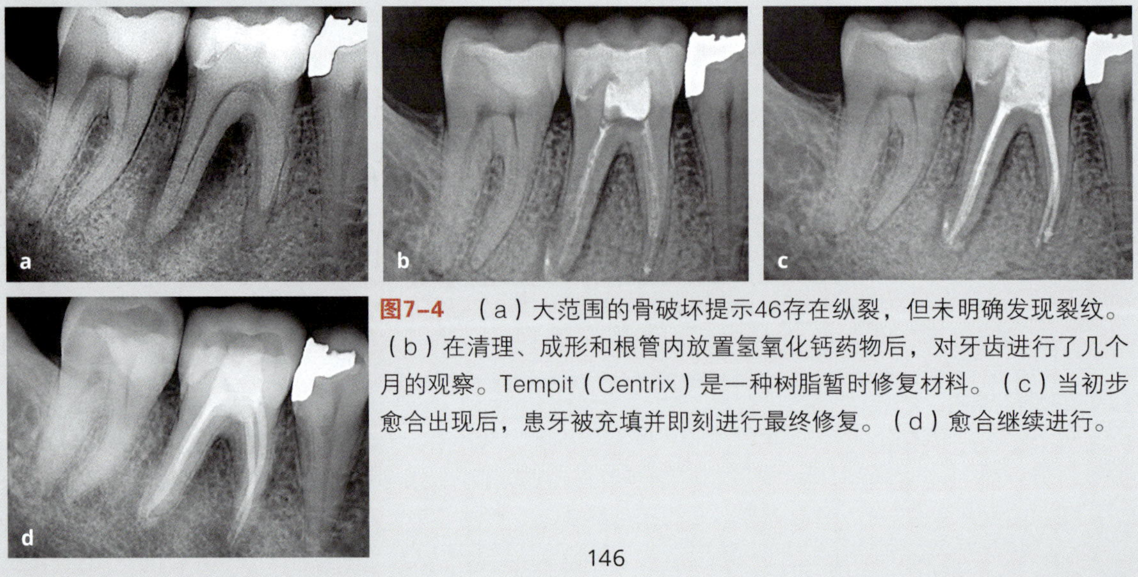

图7-4 （a）大范围的骨破坏提示46存在纵裂，但未明确发现裂纹。（b）在清理、成形和根管内放置氢氧化钙药物后，对牙齿进行了几个月的观察。Tempit（Centrix）是一种树脂暂时修复材料。（c）当初步愈合出现后，患牙被充填并即刻进行最终修复。（d）愈合继续进行。

修复的预后和计划必须基于牙髓、牙周、龋损、修复方面的考虑[1]。

需要仔细的影像学评估来了解牙髓预后并明确技术难度，同时它也提供了有关龋损范围和剩余牙体组织的重要信息（图7-1）。咬合翼片可以最好地显示髓腔、牙颈部和牙冠部龋损的程度，特别是当它累及牙根组织并靠近牙槽嵴顶和根分叉时（图7-2）。除了显示牙体组织相对于牙槽嵴顶的高度外，影像学评估还显示剩余牙根的宽度（图7-3）。牙齿在釉牙本质界（DEJ）下方通常会变得更窄，因此即使水平方向损失约1mm也会显著降低根管壁的厚度。

评估应包括牙周探诊和牙龈健康评估。孤立的垂直牙周袋可能表明存在引流的慢性脓肿或牙髓坏死的牙根折裂。在通过症状学、亚甲蓝染色、透照、使用Tooth Slooth（一种咬诊器械）和影像学评估潜在的裂纹之前，可能无法清楚地评估可修复性；此外，必须清除所有龋损以便评估剩余天然牙冠或桩的高度和厚度是否足够（图7-4）。

必须考虑牙齿在患者康复中的作用[11-17]。是否为牙齿的未来作用保留了足够的牙体组织？长跨度桥或固定义齿（fixed dental prosthesis，FDP）的基牙必须具有足够的体积、高度和厚度；同样，末端游离鞍形可摘局部义齿（removable partial denture，RPD）的末端基牙承受很大负载，而覆盖义齿的基牙可能在剩余牙体组织极少的情况下获得成功，仅够形成或便于放置圆顶状结构。此外，必须考虑机械性能失效的后果；关键桥基牙的丧失可能是灾难性的，但覆盖义齿部分基牙之一的丧失可能影响微不足道。

在许多情况下，关注患者的咬合方案可以最大限度地减少侧向和高点的接触，从而最大限度地减少牙髓治疗后患牙上的倾斜或摇晃力。例如，尖牙引导可以保护邻近的牙髓治疗后的前磨牙或磨牙。如果要修复牙髓治疗后的尖牙，将侧方咬合接触分散至邻牙并形成组牙功能，可降低该尖牙的受力风险。看来，与其他剩余天然牙有近中和远中接触的患牙牙髓治疗后具有一些优势[17-18]。

有时，修复预后极差的牙齿仍应该保留以避免对易受影响的患者拔牙（如患有出血性疾病或接受过大剂量双膦酸盐或头颈部放疗的患者等）。在这种情况下，咀嚼功能可能不太重要，但修复体必须封闭开髓洞形并防止牙折。

并发症和纠正措施

事后几乎无法采取任何措施来解决预后或治疗计划中的失误。如果发现诊断或治疗计划存在失误，应开始新的综合评估并制订新的计划。越早发现并解决失误越好。对潜在问题的警惕、反思以及修复科医生和牙髓病医生的相互沟通至关重要。

防止细菌侵入及冠方微渗漏

从根管治疗开始起，防止细菌从口腔侵入根管系统就至关重要。口腔菌群由复杂且动态的生态系统组成，可以快速适应龋齿、牙髓和牙周病过程以及新生态位的可用性所提供的机会。成功的牙髓治疗取决于建立和维持有效的冠方封闭[19-32]。目前大多数充填方法都无法有效地在口腔和根尖周组织之间形成生物学屏障[33-36]。硅酸钙封闭剂（EndoSequence BC Sealer HiFLow，Brasseler）可能比其他封闭剂类型更有效地减少渗漏，但没有足够的证据支持这一假设。持久的冠方修复对于防止病原体感染或充填后的根管系统再感染并最终导致根尖周炎是必要的[37-39]。关于冠方微渗漏的唯一实质性争议是，一旦保护性的修复封闭丢失，微生物渗透需要多长时间；估计时间从3天到3个月不等[37,39]。

橡皮障隔离

只要口腔菌群可以侵入或可能侵入根管系统就必须使用橡皮障隔离。只要龋损有可能累及牙髓或根管系统，就应该在去腐过程中使用橡皮障隔离，在核体放置、桩道预备及粘桩时也应该使用橡皮障隔离。橡胶障隔离的重要性是巨大的：它可以防止细菌侵入，提供更好的机械和视觉入路，防止冲洗剂渗漏到患者口腔，保护呼吸道和消化系统吸入或吞入器械及桩，并防止粘接过程中的唾液污染。然而，在可能发生细菌侵入的根管治疗或修复治疗过程中，橡皮障隔离并未得到普遍使用。这似乎不仅仅是一个知识或认知的问题，而是一个根植于口腔医生态度和行为中的问题[40]。橡皮障隔离中的小缺陷（如在较深的邻面洞形中）可以使用水基封闭材料（OraSeal、Ultradent）来解决。

临时修复体或暂时修复体

如果根管治疗不是在单次就诊中完成［如为了获得氢氧化钙根管内封药（UltraCal XS、Ultradent）抗菌作用的效果］，则将需要暂时修复体。暂时修复体必须具有足够的厚度和耐用性以抵抗微生物的侵入。可以用挖匙去除的软材料在强度、耐磨性和防止渗漏等方面往往是不够的（图7–5）[41–42]。对于长达几周的时间，强化的氧化锌丁香酚材料可能就足够了。对于更长的时间，玻璃离子水门汀、树脂改性玻璃离子水门汀、复合树脂材料是首选（图7–4）。可以在髓室底放置一块软衬，但这应该放在下面以便最大限度地增加暂时修复体的厚度。合成脱脂棉、泡沫（Pele Tim，VOCO Dental）或聚四氟乙烯（polytetrafluoroethylene，PTFE）胶带优于棉花，因为它们不支持微生物生长。无论使用哪种类型的软衬，都必须记住在最终修复之前将其去除；不能留下细菌定植的生态位，并且必须有良好的机械基础（图7–6）。同样，所有柔软且有弹性的牙胶都必须从髓室底去除。

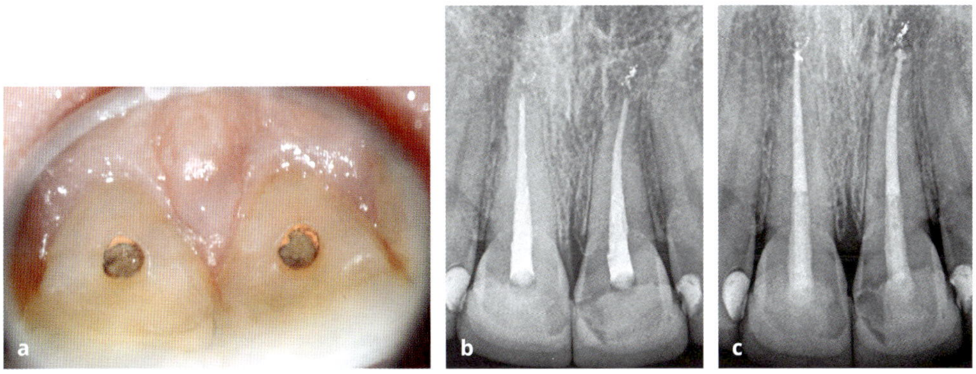

图7–5 该患者的口腔医生完成了11和21的根管治疗并放置了棉花和Cavit（3M），而不是最终修复体。患者不明白这是暂时修复体，并没有复诊进行最终修复。（a和b）1年后，该患者出现有症状的根尖周炎。（c）两颗牙齿都接受了非手术再治疗并立即进行复合树脂修复。

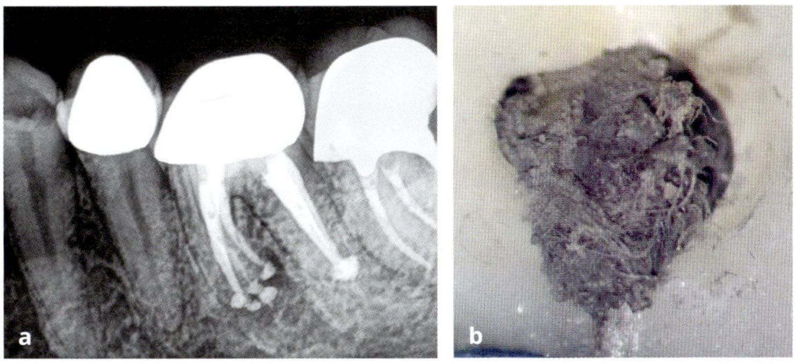

图7–6 （a）尽管所有5个根管都经过充填治疗，但在修复之前未从髓腔底部取出棉花软衬，因此没有愈合。（b）在失败的牙髓治疗后患牙髓腔内发现了一块发臭、受污染的棉花软衬。纠正包括整个根管系统的再治疗并立即进行修复。

根管口屏障

如果在最终修复之前存在延迟，可以将根管口屏障、粘接剂或粘接修复材料放置在充填根管口上或冠方1～2mm内，以最大限度地减少暂时修复体微渗漏时微生物侵入的可能性[43]。或以使用洞衬（通常为玻璃离子水门汀）来覆盖髓室底。根管口屏障不应放置在计划打桩的根管上。

基础充填物和桩核修复体

基础充填物或桩核修复体应在根管充填时、去除橡皮障之前放置（图7-7）。这将防止细菌侵入，并且剩余牙体组织将至少在一定程度上得到保护[7,24,44-48]。推迟最终修复只会带来不利。

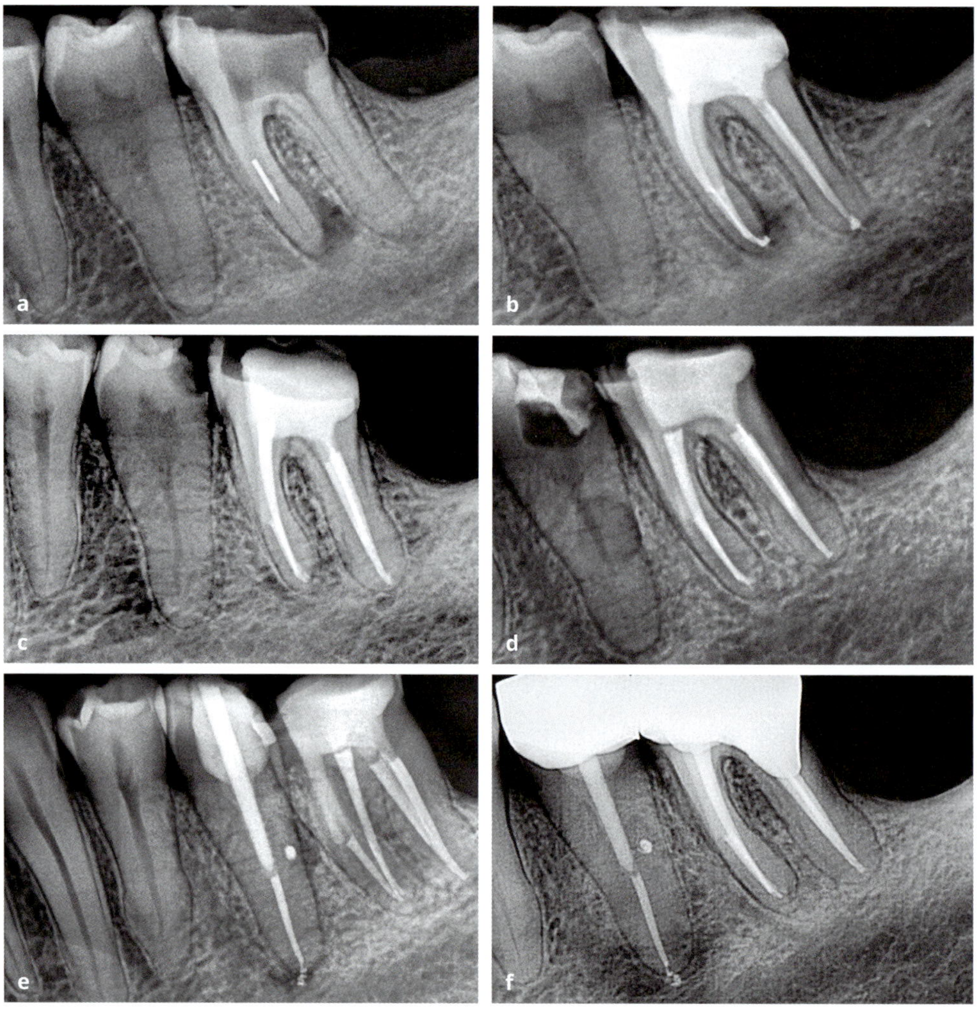

图7-7 一例复杂的根管治疗。（a）移除分离器械后。（b）36即刻桩核修复，患者被转回全科医生处进行冠修复。（c）4年后，患者进行牙髓病科复诊，并再次转诊至全科医生处以修复36、35。（d）11年后，患者因35不完善的根管治疗并疼痛而返院。（e）即刻永久桩核修复使根尖愈合并保留了36。（f）最后，两颗牙齿都得到了最终冠修复，根尖周已完全愈合。

桩核修复体可以将牙齿受损或缺失的部分恢复到完整外形，或为牙冠预备创造理想的形状，从而使人工牙冠具有均匀的厚度。这种桩核修复体提供了增加轴壁高度的机会，从而为人工牙冠提供更好的抗力形与固位形。

从实际角度来看，与暂时修复相比，进行桩核修复几乎不需要更多的努力，但程序上的这一微小差异可能会对结果产生重大影响。患者会很高兴他们不需要仅仅为了封闭开髓洞形再次去牙科就诊。此外，牙冠预备将变得简单而可预测。预备堆塑后的牙冠远比在预备牙冠之前隔离牙齿、去除暂时修复材料并修复患牙要容易得多。使用非牙本质色的修复材料［如不透明白色（Core Paste，DenMat）］，将使修复医生更容易确保冠边缘放置在牙本质上，并保守地进行牙体预备（图7–8）。当橡皮障已牵开牙龈且配备根管显微镜时，可在修复体放置的同时完成深部及邻间隙的冠边缘预备（图7–8）。牙髓病医生必须向患者和修复医生传递即刻修复的价值。

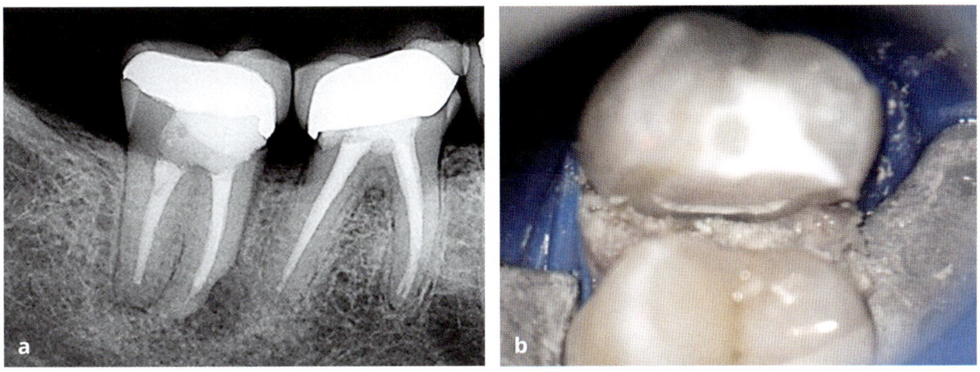

图7–8　牙冠边缘必须放置在坚固的牙体组织上，但牙本质和牙色复合树脂很难区分。（a）有时，边缘可能被无意置于修复体上，而非牙本质上。（b）在本病例中，牙髓病医生使用亮白色的修复材料，并在橡皮障隔离和显微镜辅助下完成深部的冠边缘预备。

并发症和纠正措施

如果根管治疗和修复后根尖或根尖周愈合没有出现，或由于无效修复、新的龋损导致细菌再次侵入，非手术再治疗通常是一线治疗。再治疗通常应包括彻底根管再预备、长时间冲洗、“浸泡”、补充次氯酸钠，以及重新根管充填（Pulpdent Paste，Pulpdent）前在根管内放置氢氧化钙药物至少1周。这通常需要通过小心且保守地去除。这些应该使用橡皮障、超声器械以及放大设备。修复体可以更换，但天然牙组织却无法替代。当然根管再治疗后仍需保守和精心规划的再修复。

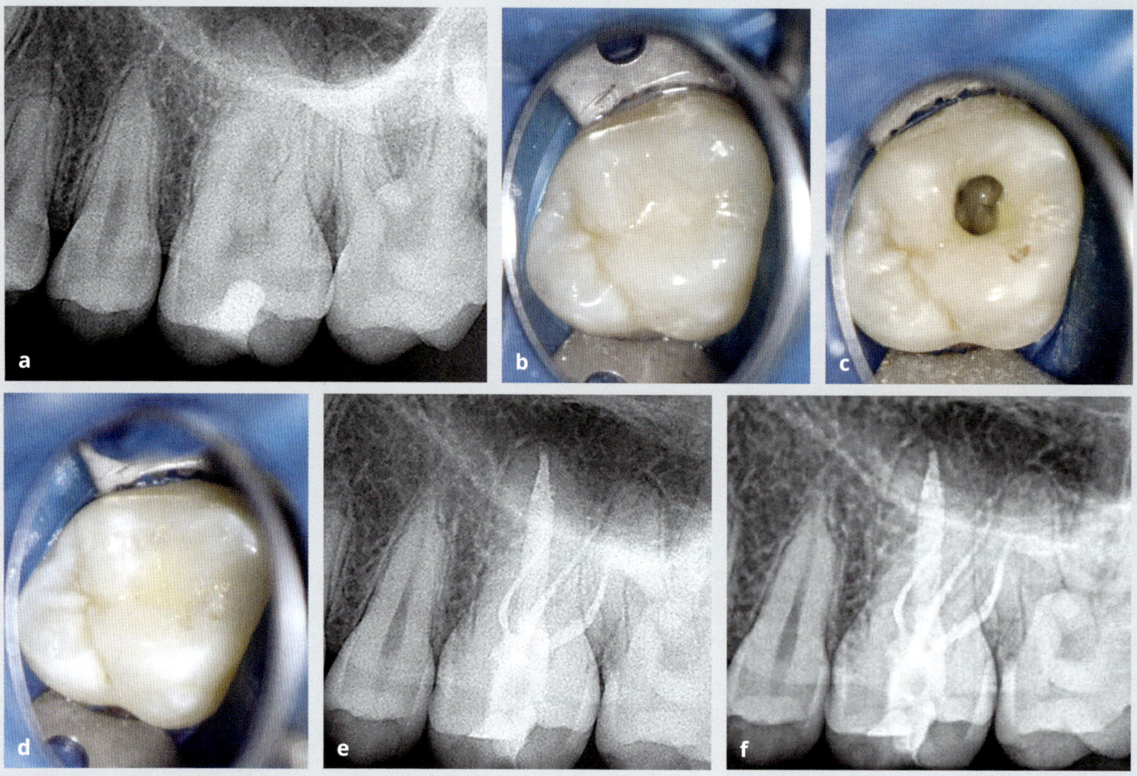

图7-9 大多数需要根管治疗的磨牙都有大范围的龋损，在根管治疗后需要进行冠修复。（a~c）然而在本病例中，既往修复的范围较小。保守的髓腔入路预备给所有根管以直线入路，并保持所有的边缘嵴完好无损。（d和e）因此，冠修复并不被认为是必要的。（f）4年随访。

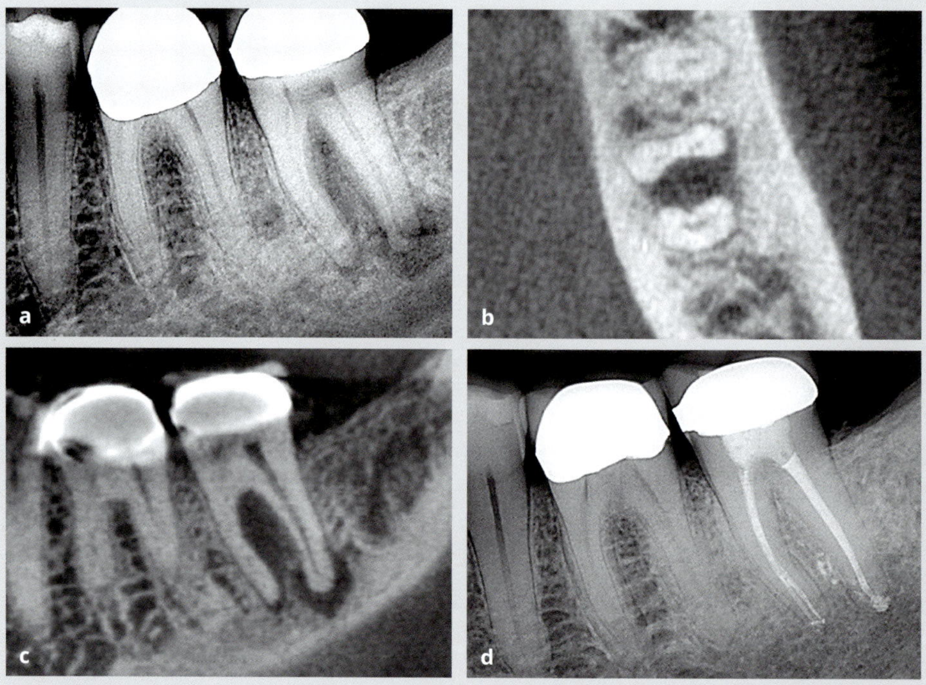

图7-10 （a）根尖片显示37近中壁较厚，但该牙根有明显的双凹面。（b和c）CBCT观察到近中根管根分叉侧牙本质厚度仅为0.2mm。（d）过度扩口或桩预备会导致穿孔。通过适当的微创手术、冲洗和根管内封药，J形病变得以愈合。

如果非手术再治疗和再修复后根尖或根尖周仍未愈合（这种情况很少见），根尖手术通常是二线治疗。如果愈合仍未出现（另一种罕见情况），则首选三线治疗，即使用骨结合种植体进行牙齿替换。

牙体组织的保护

许多体外和体内研究发现，剩余牙组织的量与牙髓治疗后患者的机械强度及存活率密切相关[47,49-50]。在常规牙齿修复预备过程中，在去除龋损时牙体组织必须被保留；这将减少根管治疗的需要并改善牙齿的长期预后。在髓腔入路预备、根管预备和随后的修复过程中，也必须保留牙体组织。

发生机械性能失效的修复体通常是通过反复的疲劳负载来发生的，这种负载会对天然牙体组织和人工牙冠之间的界面施加压力，从而引起微应变和微移动，最终导致长裂纹扩展和灾难性的断裂[51]。减少这种应变的最有效方法是通过尽可能地保留牙体组织来尽量减少人工牙冠的尺寸和体积。

开髓

开髓必须考虑到保护和修复（见第4章）。只需要牙体组织达到直线入路进入每个根管冠部1/3即可（图7–9）。更大的开髓洞形是不必要的，而且会大大削弱牙齿。保守的开髓洞形对牙齿的机械强度可能只会产生最小的有害影响，但是需要根管治疗的牙齿通常已被龋损破坏，因此必须优先考虑尽可能保留的牙体组织[52]。根管预备必须足以实现本节介绍中描述的生物学目标，但去除超过必要的牙体组织只会削弱牙齿并使其易于断裂。一个过大的开髓洞形加上过度的冠方敞开和不必要的牙体预备是灾难的根源（图7–10）。

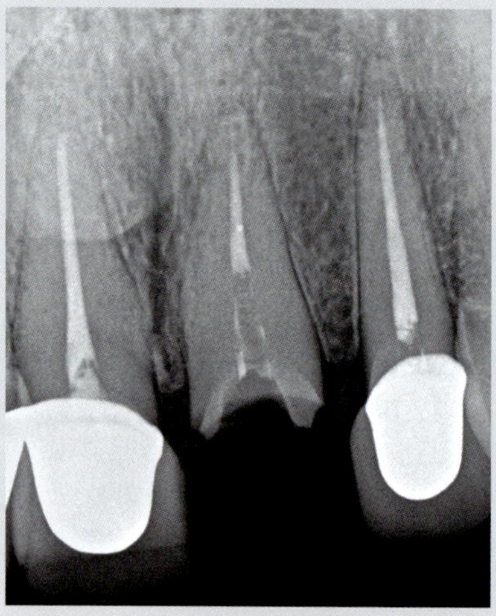

图7-11 牙本质肩领高度和厚度对于提供抗力形和固位形都很重要；对于21来说，这二者都是最小的。此外，21不会有比临床牙冠更长的桩；然而，根管壁很厚。充填物和修复材料之间的空隙为11和22上的细菌提供了生存空间。

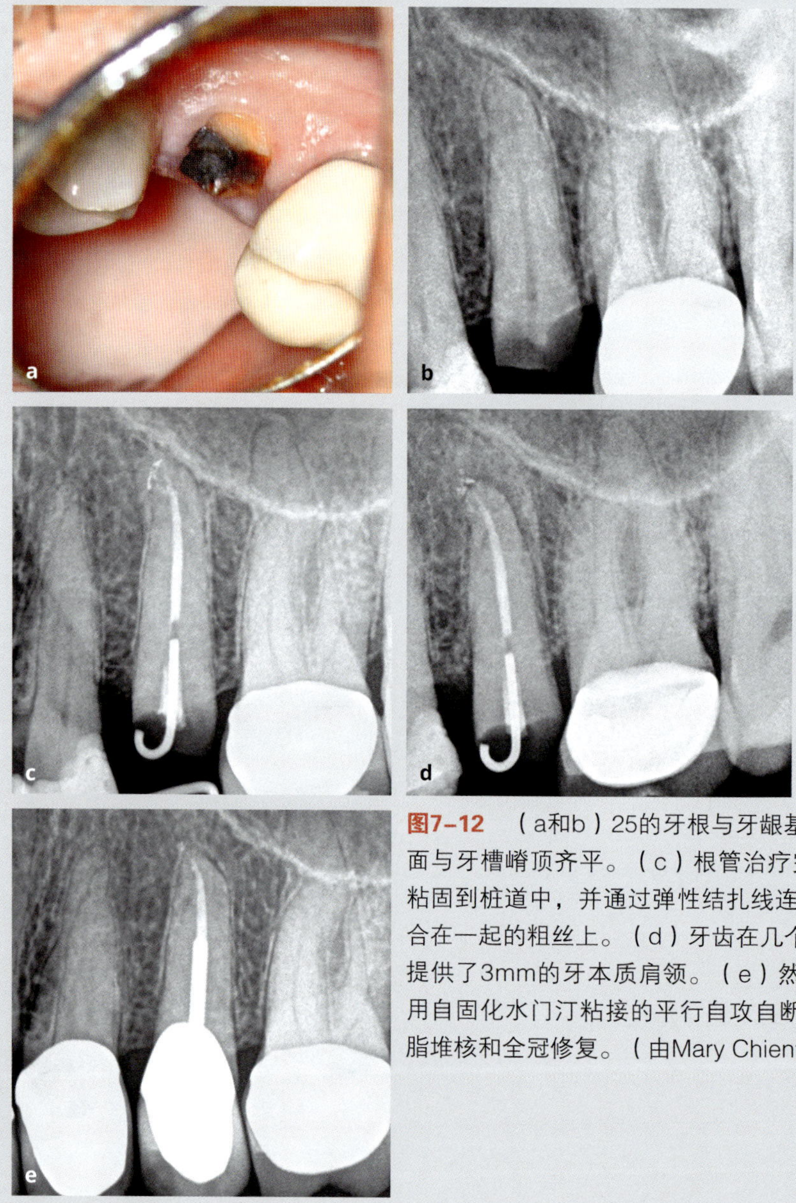

图7-12 （a和b）25的牙根与牙龈基本齐平，其远中面与牙槽嵴顶齐平。（c）根管治疗完成后，将J形钩粘固到桩道中，并通过弹性结扎线连接到与24和26粘合在一起的粗丝上。（d）牙齿在几个月内被拉出，并提供了3mm的牙本质肩领。（e）然后，牙齿接受了用自固化水门汀粘接的平行自攻自断螺纹桩，复合树脂堆核和全冠修复。（由Mary Chien博士提供）

牙本质肩领

对于严重缺损须行全冠修复的牙齿，应考虑使用牙本质肩领概念，即通过冠边缘的环形结构包绕天然牙根或牙冠（图7-11）[53]。牙本质肩领或剩余牙根的高度至关重要[51,54-58]。剩余牙根管壁的厚度、数量和分布也很重要[49,55]。牙根越高，剩余牙根管壁越厚，完整牙根管壁的量越多越好。即使剩余牙根的高度形状不规则，也不应该为了使其形状更规则或更美观而缩短牙根。

Fokkinga等人报道，当牙本质存在剩余时，根管治疗后磨牙修复的10年存活率为92%～95%。牙本质剩余的定义如下：＞75%的牙本质周壁厚度＞1mm，高出牙龈水平＞1mm；＜25%的周长高出牙龈＜1mm，但可以实现1～2mm的牙本质肩领[49]。如果没有满足第二个要求，10年修复存活率会下降到83%～87%。显然，坚固牙本质肩领的量非常重要，但对于存在最小牙本质肩领量的修复体，长期存活率仍然很高。值得注意的是，即使存在深的邻面洞形，牙体预备剩余的颊壁和舌壁仍然能够实现足够的牙本质肩领。对于前牙的修复来说，牙本质肩领的高度可能更为重要，因为它们主要受到水平侧向力的影响。如果牙本质肩领不足，则冠延长术或正畸牵引可以提供更长的牙本质肩领，但代价是冠根比略有下降（图7-12）。如果患者微笑时牙龈结构外露，则正畸牵引是首选。如果存在冠部裂纹，将其包绕进牙本质肩领范围内可能会带来有益效果。

并发症和纠正措施

事后无法采取任何措施来解决未能保存牙体组织的问题，牙齿的预后不可逆转地变差。应根据上述和下文概述的原则修复牙齿。应扩大患者长期康复的总体规划以应对牙齿缺失的可能性。例如，可摘局部义齿的末端与全冠相邻，可以将具有全冠的末端RP基台转换为远中延伸下方的圆顶状结构，这可以可预测地保留，同时为义齿提供关键的垂直支撑并缩短组织支持的远中延伸长度。可以考虑从一种修复体到另一种修复体的长期过渡。例如，从局部义齿到全口覆盖义齿、从牙支持式到种植体支持式或混合支持式等。即使牙齿的预后因未能最大限度地保存牙体组织而变差，但重要的是要认识到，具有最小剩余冠方组织的修复体仍然可以具有良好的长期存活率[49]。

通过现有修复体开髓

由于可能存在冠方微渗漏、微生物侵入和继发龋，因此通常应在开髓之前或开髓期间拆除现有冠部修复体。但如果已知修复体是新的且完好无损，则可以保留。

应使用新的钨钢车针、大量水喷洒以及轻压来通过金属修复体开髓。可能需要使用多个车针，因为金属比牙釉质更坚硬。

通过烤瓷熔附金属（porcelain-fused-to-metal，PFM）修复体开髓时，应先使用细金刚砂车针，直到到达金属基底冠，然后再使用钨钢车针。

通过全瓷修复体（无论是氧化锆还是二硅酸锂）进行开髓需要耐心、多个细金刚砂车针、大量水喷洒和轻微压力，因为这些材料非常坚硬且易碎。陶瓷自身的脆性意味着如果要可预测地保留修复体，在进行开髓后必须保留足够的体积。

并发症和纠正措施

如果通过现有修复体开髓后发现渗漏，应立即将其拆除以防止进一步的微生物污染。如果先前存在的修复体断裂，则应将其拆除。在这两种情况下，都需要临时修复体来防止微生物侵入并防止相邻或对颌牙齿的移位。

内漂白

内漂白，也被称为冠内漂白，是修复染色前牙的宝贵辅助手段。内漂白和直接复合树脂修复对牙体组织极为保守。应尽可能避免在前牙中进行全冠预备，尤其是那些已接受根管治疗开髓的牙齿。剩余的牙体组织极其珍贵。

内漂白可有效增加色值或亮度。对于观察者来说，色值比色调（即颜色在视觉光谱中的位置）和色度（即色调的饱和度或强度）更重要。通过在较深的髓腔入路充填部位使用不透明的白色复合树脂修复材料，可以提高亮度。内漂白可有效去除许多污渍，尤其是由牙髓坏死期间的血液降解产物引起的污渍。内漂白通常对金属修复或严重四环素染色无效。

过硼酸钠可以作为凝胶充填到髓腔内，每周更换一次，持续数周。但首先应将橡皮障放置在牙周附着水平以上，以降低损坏牙周膜或外吸收的风险。尽管过硼酸钠具有杀菌作用，但需要坚固的临时修复体来防止冲出和随后的微生物侵入。有人建议不要使用热和过氧化氢（如Superoxol，Sultan），因为它们会增加外吸收的风险[59-61]。

并发症和纠正措施

如果进行了内漂白和更换间接复合树脂修复体，但美观效果仍不理想，则应考虑使用瓷贴面。全冠修复应作为最后的手段。

如果不使用热和过氧化氢，则不太可能发生外吸收。如果确实发生了外吸收，可以通过牙周探查、使用弯曲的探针尖端以及使用偏角投射X线片或CBCT时横向移动的透射影来识别。漂白后的外吸收通常是自限性的，因此卫生是主要问题。可以通过牙周翻瓣手术和放置树脂改性玻璃离子修复体来解决外吸收问题[62]。

冠根部修复与开髓入路封闭

对于大多数根管治疗后的磨牙来说，没有桩的冠根部修复体是一种极好的核心基础修复体。即使没有倒凹，即使只剩下2～3个壁，通常也可以从髓腔的相对壁获得足够的抗力形和固位形[63-65]。也可以与根管冠部1mm或2mm接合[63]，但没有必要将修复体放入根管深处，因为银汞合金和复合材料的抗拉强度都很弱。重要的是，根管充填材料和充填物之间没有空隙（图7-13，图7-11）。如上所述，冠根部修复最好在根管充填时移除橡皮障之前完成（图7-7）[24,45,48]。

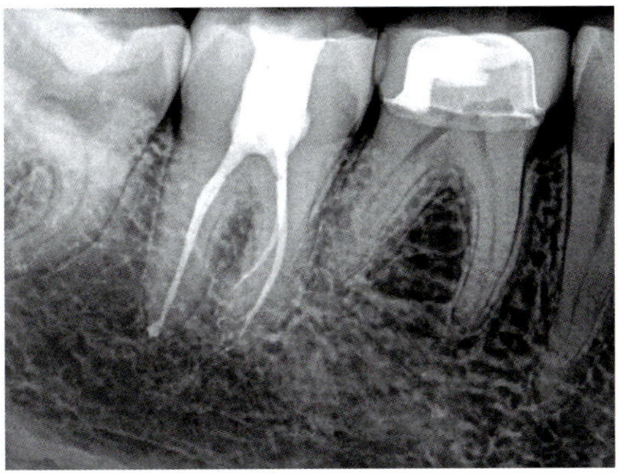

图7-13 应避免根管充填材料和充填物之间出现空隙。多余粘接树脂的透射影可能会积聚在根管口中，但可以使用倒置或修剪过的纸尖将其去除。

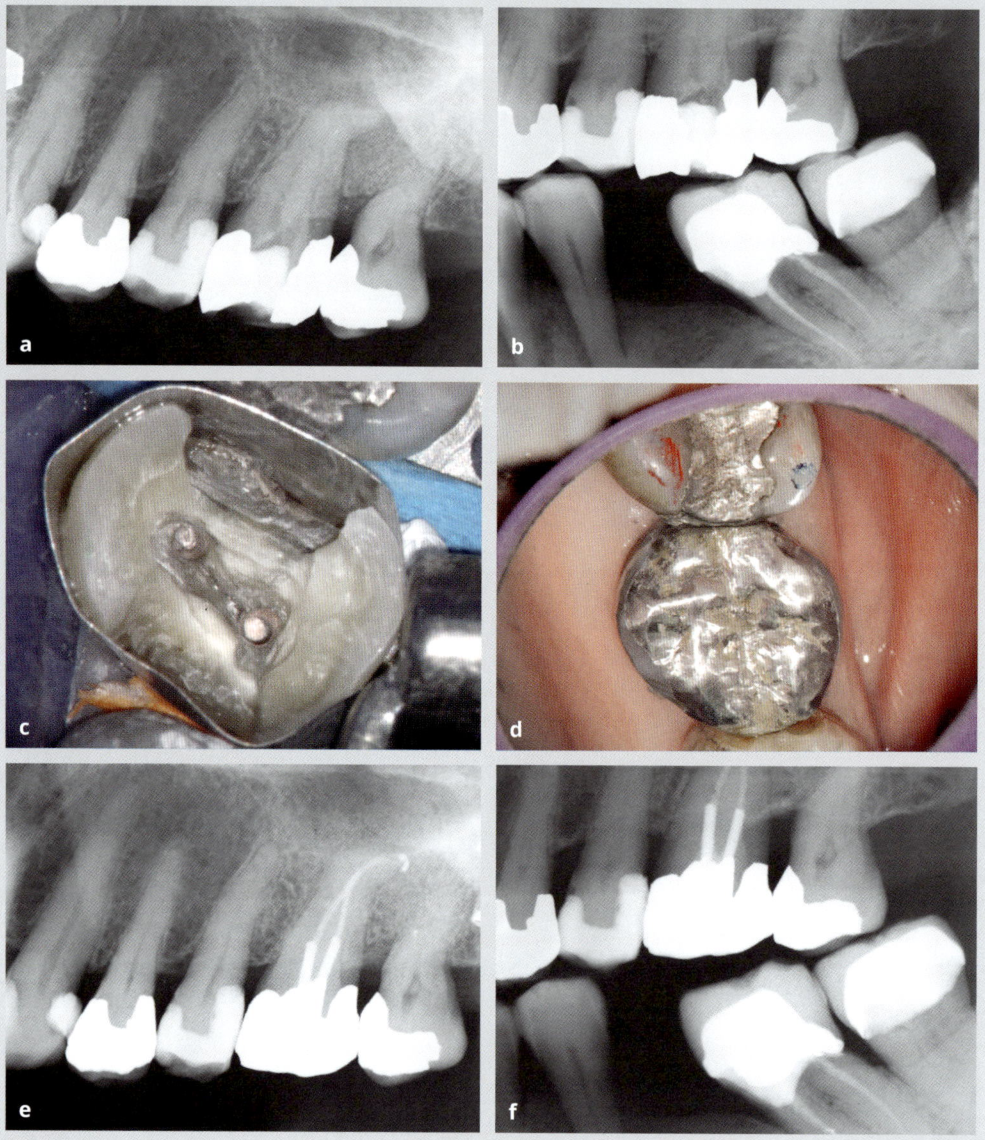

图7-14 （a）26需要根管治疗和大面积修复，患者还有其他迫切需求。（b）咬合翼片显示冠部牙体组织仍然充足。（c和d）使用银汞合金冠根部修复体（包括两个保守的平行自攻自断螺纹桩）进行即刻修复，并通过对所有牙尖进行修整来获得冠覆盖。（e和f）随访显示牙齿健康，并提供了抛光的机会。（由Dale Jung博士提供）

可以使用银汞合金或复合树脂材料，但玻璃离子水门汀由于强度不足，不适合作为大块修复材料[66-67]。玻璃离子水门汀更适合用作洞衬或垫底，它具有良好的封闭性和释氟潜力，这二者都是牙髓治疗后患牙洞衬或垫底的理想特性。银汞合金有许多优点——坚固、稳定、使用方便[66]。当不打算进行间接修复时，它还可用于固定或覆盖牙尖（图7-14）[63]。银汞合金是笔者对后牙的首选。一个缺点是即使是快速凝固的银汞合金也需要45分钟或更长时间才能凝固，然后才能使用手机进行修整。

复合树脂材料广泛用于修复和髓腔入路的充填（图7-15），其主要优点是它与牙齿颜色相同，固化后不久即可用手机进行修整。后牙复合树脂材料修复被认为对技术高度敏感。聚合收缩是所有复合树脂充填物的固有缺陷，当充填物深度增加且可自由变形的无粘接表面面积减少时，这一问题会加剧，从而导致更不利的洞形因素（configuration factor，C因素）。不利的C因素会阻碍粘接剂将修复体粘接到预备体的壁上。

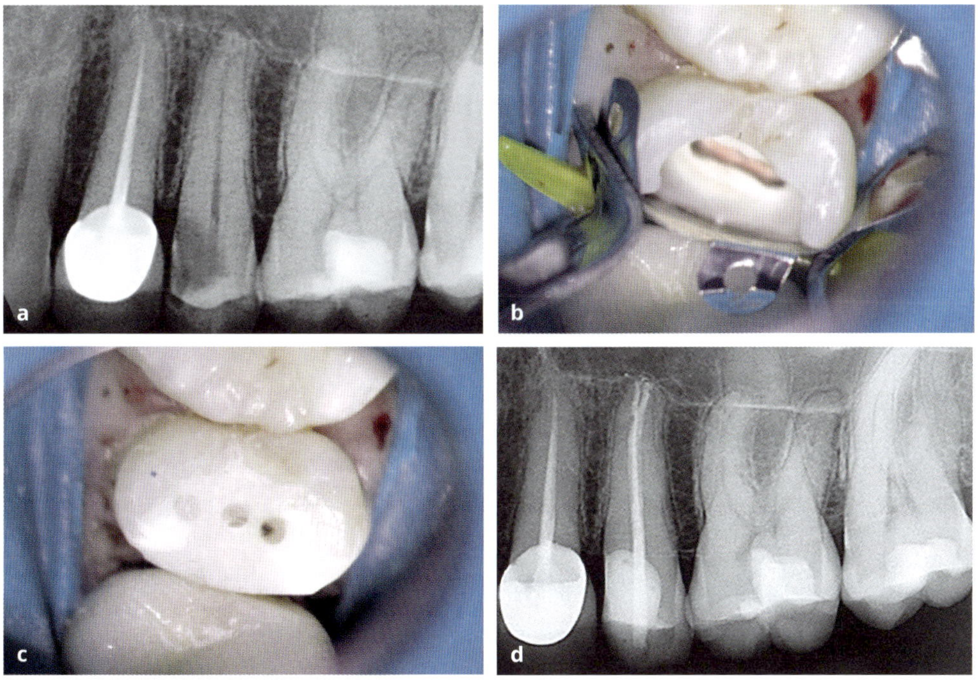

图7-15 （a和b）25出现大面积龋损破坏了两个牙尖。（c）放置直径为0.6mm的小号纤维桩（#0，Ultradent）以及复合树脂材料（LuxaCore Z Dual，DMG America）形成即刻核修复体。在这种情况下，冠部缺损的形状有利于固化光的渗透，相对丰富的自由未粘接表面积减少了聚合收缩的后果。（d）无须去除额外的牙体组织即可放置桩。

在所有直接修复中，根管治疗后髓腔的C因素最差。玻璃离子水门汀垫底将有助于在一定程度上改善C因素。如果使用光固化复合树脂材料，则需要多层充填以确保修复体的整个深度完全固化。这很耗时但分层可能有助于减少净收缩。或如果要使用自凝复合树脂材料，口腔医生可以确保修复体的整个深度都能实现固化，但无法调节聚合收缩的影响。大多数双固化复合树脂材料除非分层，否则不会达到最佳聚合水平，因此它们几乎没有任何优势。可流动复合材料比普通复合材料含有更少的填料，故它们的机械性能和尺寸稳定性往往较差，因此不建议将它们用于牙髓治疗后患牙的堆塑修复。虽然复合树脂材料在聚合时会收缩，但它们也会随着时间的推移吸收水分，从而导致尺寸不稳定和机械性能下降。此外，树脂与牙本质的粘接本质上比与牙釉质的粘接更弱且更难以预测，并且随着时间的推移会逐渐退化，因此必须遵循不依赖于树脂与牙本质粘接的基本修复原则。

牙髓–修复过程中复合树脂材料的牙本质粘接程序带来了额外的挑战。牙本质小管密度在较深的牙本质和根部牙本质中趋于降低，使牙本质粘接效果较差。洞形预备越深，进行树脂粘接所需的多个步骤就越困难，开髓洞形是最深的。任何残留的封闭剂都可能阻止粘接，丁香酚是所有氧化锌丁香酚封闭剂的成分，它会阻碍树脂聚合。次氯酸钠冲洗剂因其抗菌活性而受到青睐，它往往会产生糊状且富氧的玷污层，从而阻止微机械嵌合并抑制粘接剂的聚合。使用乙二胺四乙酸（EDTA）冲洗剂仔细清洁髓腔和整个预备体以去除富氧玷污层，在开始粘接程序之前使用玻璃离子水门汀覆盖根管充填物并减少修复深度，同时注意技术细节，这些都有助于提高树脂粘接程序的有效性。

将复合材料粘接到预先存在的冠部修复体上以封闭开髓洞形，主要利用多用途粘接剂与微机械粗糙度结合的能力。暴露的瓷材料可以使用氢氟酸凝胶酸蚀，这是一种本质上危险的材料，但更坚固的全陶瓷基底（如二硅酸锂和氧化锆）可抵抗酸蚀[68]。

当修复体或牙冠边缘与牙龈嵴相邻或低于牙龈嵴时，牙龈管理非常重要。同样使用橡皮障也很有帮助。止血剂也能提供帮助，适当的电凝同样有效；在某些情况下，可能还需要进行牙龈切除术。有时需要进行预修复。例如，使用树脂改性玻璃离子水门汀以实现隔离和牙龈健康，然后才能隔离患牙并开始根管治疗。

并发症和纠正措施

如果在去除龋损和开髓后，牙体组织不足以提供抗力形，无论是冠根部修复还是牙冠预备都需要桩。缺乏固位形有时也可能表明需要桩，尤其是全冠修复。然而，注意在牙本质肩领预备中实现平行度可以改善抗力形与固位形，从而可以减少对桩的需求。

在修复牙髓治疗后的患牙时通常应避免使用固位钉，因为牙周和髓腔之间留下的间隙很小。此外，固位钉会反应性地插入牙本质，容易导致微裂纹[69-70]。

如果计划进行树脂粘接操作，应考虑使用不含丁香酚的根管封闭剂。可以考虑使用树脂封闭剂（AH26，Dentsply Maillefer；Sealapex，Kerr）。强烈推荐使用硅酸钙封闭剂（EndoSequence BC Sealer HiFlow），这是唯一一种真正具有实质性封闭能力的封闭剂。然而，需要更多的证据和长期研究来证明其有效性。

覆盖义齿基牙

保留几颗牙齿来支撑覆盖义齿可大大简化老年患者从牙列缺损状态到牙列缺失状态的过渡[71]。覆盖义齿基牙的主要价值在于提供垂直支持。应保留至少两颗基牙，牙弓两侧各保留一颗以提供稳定的义齿（图7-16）。完成根管治疗后，可将基牙预备成圆顶状，并用银汞合金或复合树脂材料充填开髓孔。圆顶状是提供卫生且可清洁的轮廓外形所必需的，至少高出相邻软组织几毫米，其高度仅受义齿基托和义齿可用空间的限制。圆顶状基牙还便于义齿的就位和调整，只有圆顶的顶部应主动接触义齿的基托。如果没有足够的牙体组织来预备成圆顶状，可以制作一个圆顶状铸件用保守的桩固定。覆盖义齿基牙也可用于增强可摘局部义齿的稳定性。如果部分缺牙牙列的牙冠在牙龈线附近断裂，通常可以将其转换为覆盖义齿基牙。

并发症和纠正措施

如果覆盖义齿基牙缺失，只需重新衬上义齿的这一部分即可。覆盖义齿基牙缺失的后果并不严重，尤其是在患者成功过渡到全口义齿之后。如果基牙顶部已经变平，则更难以保持牙龈健康，并且发炎的牙龈可能会被挤压；在这种情况下，应考虑间接铸造以提供适当的外形和圆形轮廓。迄今为止，有关覆盖义齿基牙最常见的失误是在初始治疗计划中未考虑它们。

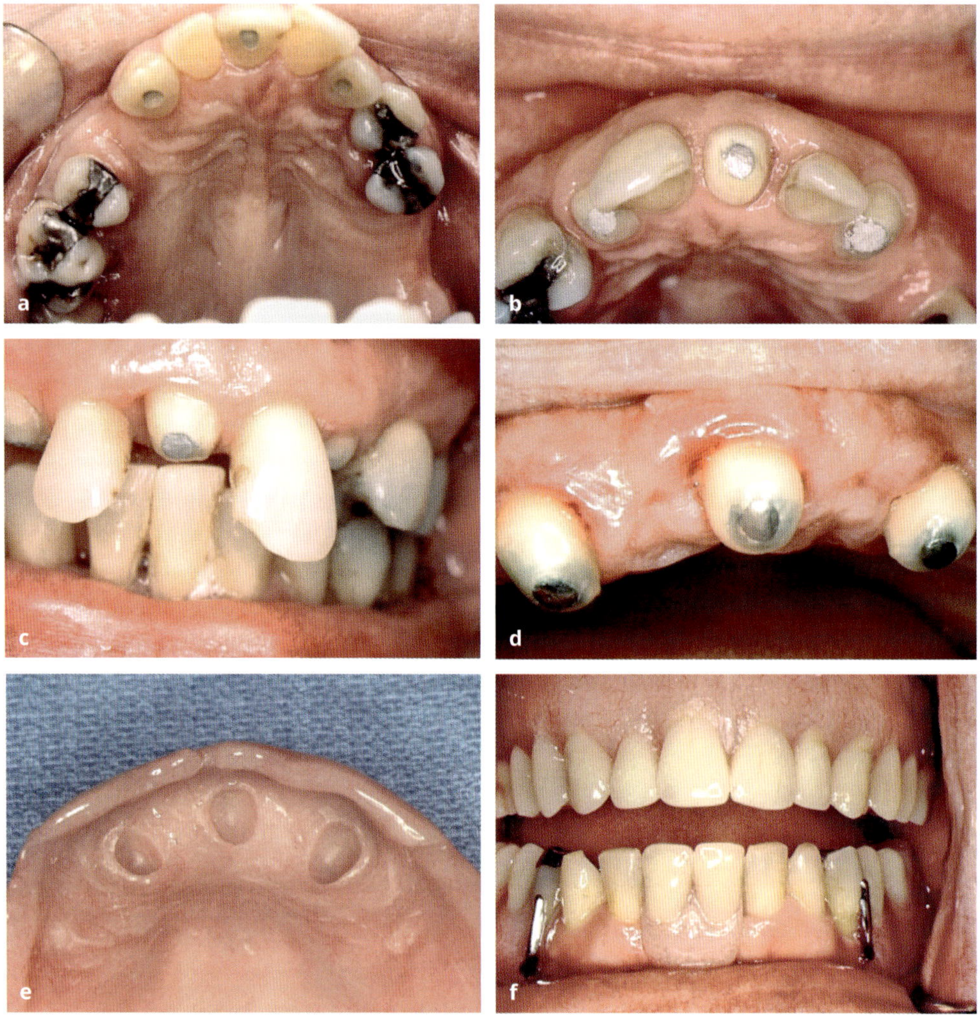

图7-16 （a）患者患有严重的牙周病和反复的牙周脓肿。（b）3个基牙（左、右和前牙）接受了根管治疗和银汞合金充填。（c和d）这些牙齿接受了圆顶状预备，其他牙齿被拔除。（e和f）在前牙区域安装并重衬上即刻覆盖义齿，提供口腔修复。

桩

半个世纪以来，人们已经知道桩会削弱牙髓治疗后患牙，并会导致更严重的牙折、纵裂以及牙根穿孔[7,10,70,72–78]。此外，桩粘接前的桩道预备和临时固定会增加冠微渗漏的风险[45,79]。出于这些原因，应尽可能避免使用桩。然而桩的使用频率仍然过高。

如上所述，磨牙很少需要桩，因为冠根部修复提供了足够的抗力形与固位形，保存了牙体组织，避免了穿孔的风险，并降低了根折的风险。在前牙中，可能更需要使用桩，因为前牙中剩余的牙本质肩领最少[80]。即便如此，桩可能难以抵抗前牙受到的更水平的倾倒力或抖动力[56]。足够的牙本质肩领或残根的损失是不可逆的。当牙齿的颊壁或舌壁丢失时，前磨牙可能需要桩；经验法则是在与丧失的壁相邻的每个根管中放置一个保守的桩（图7-15）[81]。

如果需要桩，建议在预备过程中去移除最少的根部组织。桩应符合以下要求：①窄，小于根部宽度最窄部分的1/4；②尽可能平行以改善抗力形与固位形，避免楔入效应；③被动，因此在负载时不会对根部造成压力；④锯齿状或粗糙，因此可被水门汀固定；⑤排溢性，因此多余的水门汀可以溢出以减少粘接过程中的压力，并且桩可以轻松固定到位（ParaPost X-System Metal，Coltene；图7-12）[75,82-84]。重要的是，桩必须完全就位，并且桩与根管充填材料之间没有空隙（图7-13）[85-86]。

在规划桩长时，重要的是保留足够的根尖部根管充填材料：通常建议≥4mm。此外，一般建议桩的长度应延伸到釉牙骨质界以下，长度与牙冠长度相同[75,87]。如果不能同时满足这两个标准，则应以牺牲桩长为代价，保留根尖4mm的充填物和牙根。同样重要的是要注意，二维X线片不会显示直接背离或朝向观察者的牙根弯曲。例如，上颌磨牙的腭根往往向颊侧弯曲，容易在其腭侧发生桩穿孔。根面凹陷可以通过根上多个牙周轮廓的存在来指示，内层轮廓代表最小根部厚度。除常规使用正位投照技术外应辅以斜位偏角投照技术，以便评估牙根的三维曲度和根面凹陷的印象。

理想情况下桩应当在根管充填时放置，此时根管三维解剖结构已被熟知并且橡皮障仍然在位（图7-15）[19]。此外，这样可以减少临时修复的难度[88]。如果需要延迟放置桩，建议用非固化性的$Ca(OH)_2$根管内药物充填桩道。然而，在粘接前将所有$Ca(OH)_2$全部去除非常重要；冲洗、机械清理和耐心也是必需的。

如果要在以后的就诊中进行桩道预备，或在之前接受过根管治疗的牙齿上进行桩道预备，建议使用橡皮障隔离，并先使用携热器、电携热充填器或在火焰中加热的Schilder垂直加压器去除牙胶。携热器可以去除大部分牙胶，而不会出现穿孔或偏移的危险——这是桩道预备中的常见失误[78]。接下来，建议使用比所需桩小一号的G钻，因为它具有圆形凹槽且没有肩部，因此倾向于遵循天然解剖结构[78]。最后，可以使用桩道钻或P钻完成桩道预备。

目前使用的绝大多数桩都是预成的，可以在根管充填时放置。但是，定制桩可以具有一些优势，只要它们具有上述属性。定制桩往往更合适，可以在一定程度上提高抗力和固位。此外，定制桩和桩核是一体成型的，可以在一定程度上改善咬合力向剩余牙体组织的传递[87]。

纤维桩因其柔韧性或低弹性模量而备受赞誉，它可以像牙本质一样弯曲。但是，我们必须记住，我们要求桩做什么：当牙本质肩领不足时，抵抗侧向力、抖动力或倾倒力。此外，我们将桩放置在根部中心即根管所在位置，但这是机械上最无效的位置——位于根部的中性轴[50]。梁、柱或杆的中性轴处的材料在机械上几乎不能抵抗弯曲力，因为在该位置，拉力和压缩力平衡为净零。因此，韧性桩会将更多的应力传递到修复体牙齿界面边缘。此外，带有锯齿的纤维桩往往比相同直径的光滑面替代品更弱且更灵活。因此，光滑面纤维桩可能比锯齿状纤维桩（DT Light-Post，Bisco）具有相对优势。此外，纤维桩的机械性能随着时间的推移和损伤而大幅下降，而金属桩的机械性能则稳定[89]。

如果由于牙本质肩领或残端高度不足而需要桩，则需要比牙本质更硬的材料来提供更大的机械抗力。因此，如果只剩下最小的牙本质肩领，建议使用钛、不锈钢或黄金制作桩，这些材料都具有中等弹性模量。如果牙本质肩领中等，玻璃纤维桩可以提供足够的机械抗力[90]。如果牙本质肩领足够，则不需要桩且应避免使用桩[91]。即使使用桩，剩余残端的高度仍然是最重要的预后因素[92]。Ferrari等人报告称，在所有前磨牙天然牙冠剩余不到3壁的情况下，纤维桩修复比没有桩的前磨牙修复存活率更高，但没有与金属桩进行比较[93]。

金属桩固定的修复体比纤维桩固定的修复体具有更高的存活率[94]。然而，有传闻称当纤维桩失效时，对剩余牙体组织的损害较小[88,94–96]。

将桩与根部牙本质粘接在一起（即“一体化”）仍是一个“概念”，而不是“现实”。尽管如此，强力粘接水门汀将实现一定的粘接效果，提高固位、减少微渗漏[97–98]。自凝复合树脂材料、自凝树脂改性玻璃离子水门汀和传统玻璃离子水门汀被推荐用于粘接牙髓治疗后患牙中的桩和牙冠。

并发症和纠正措施

如果去除了过多的充填材料，则应进行替换。在根管充填时预备桩道可大大方便此类调整。

如果预备得太宽或锥度过大，牙体组织的丧失是不可逆的，预后也会不可逆地恶化，但不一定会急剧恶化[99]。应尽可能按照上述原则完成修复。

如果在桩道预备过程中发生穿孔，牙髓病医生可以使用显微镜和硅酸钙材料进行保守及非手术修复（图7–17）。内穿孔修复的可预测性令人惊讶。

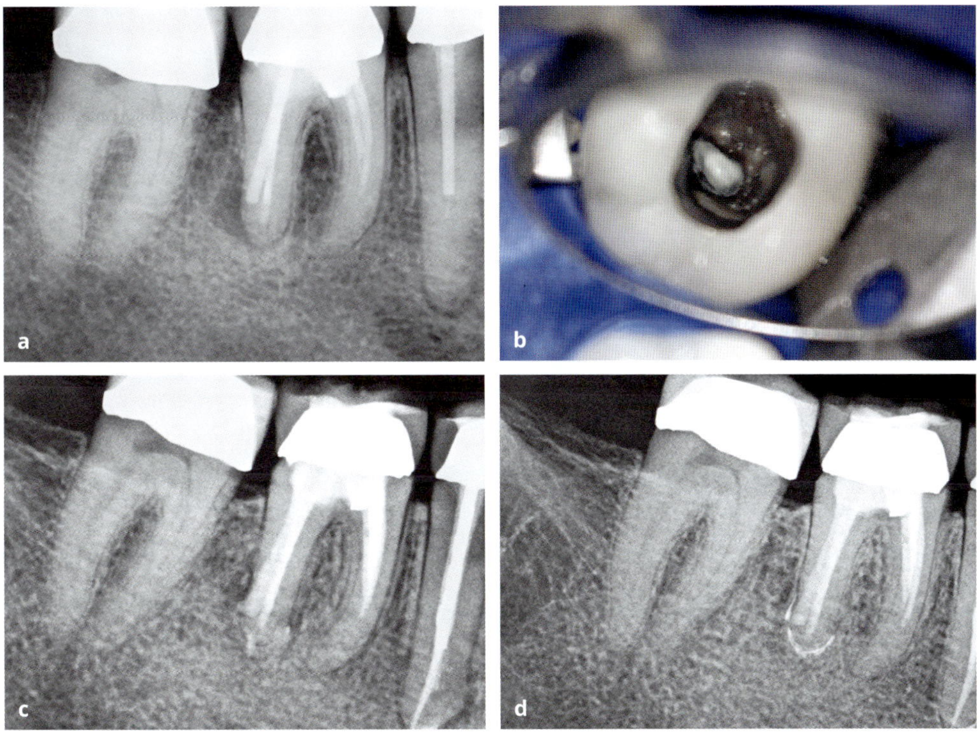

图7–17 （a）46有根尖部桩道预备穿孔。（b和c）获得了足够的机械和可视入路以拆桩，并使用硅酸钙材料、三氧化矿物凝聚体（ProRoot MTA，Tulsa/Dentsply）修复穿孔。（d）随访显示愈合和完整的硬板层。

在桩道预备时可能最初无法识别预备后穿孔；仅被车针划伤的牙周膜可能不会出血太多，甚至根本不会出血。此时，使用显微镜进行目视评估是有帮助的；使用倒置的纸尖检查是否有持续的潮湿点也可能有帮助。常规影像学随访评估可能有助于识别透射影，这是桩道穿孔炎症或感染后遗症的指标。

如果金属桩断裂或需要拆除以便进行非手术根管再治疗，则可由牙髓病医生使用显微镜和超声振动将其移除。也可以使用桩拔除器，但它们会对剩余的牙根施加很大的力，因此应仅在超声器械去除大量粘接水门汀后才使用。平行或锯齿状的桩或用坚硬的树脂粘接水门汀粘接的桩将更难拆除。

桩松动可能是根折的前兆，但松动可能直到发生移位才会被注意到。如果要重新粘接桩，建议使用强力自凝粘接树脂复合水门汀（Panavia SA Cement Universal，Kuraray）。

如果玻璃纤维桩断裂，可以小心地将其拆除，方法是先打一个小的导向孔，然后使用特殊的锥形不锈钢车针，最后使用Peeso扩孔器（DT Light-Post拆除套件，Bisco；UniCore桩和车针系统，Ultradent）。这是可行的，因为纤维桩具有单向纤维，因此它们很容易碎裂。超声根管治疗仪器也可以帮助它们崩解。

如果牙根纵向或斜向折裂，则唯一的处理方法就是拔牙（无论是否再植）。放置桩会增加根折的风险，尤其是大号、锥形或自攻桩。

冠覆盖

前牙根管治疗的失败通常是由于反复的水平倾倒力或抖动力导致天然牙冠或人工牙冠移位或导致颈部折裂或“折断”；相比之下，后牙根管治疗的失败通常是由于反复的垂直力导致牙齿纵向折裂。因此，修复建议有所不同。前牙一般应避免全冠预备，而应采用复合树脂修复、瓷贴面、内漂白或以上所有方案[74]。开髓必须从牙冠中心去除牙体组织。在牙周预备深度达到1mm或更深后，在釉牙骨质界处，几乎不会残留牙体组织。相反，对于后牙根管治疗后牙齿的修复，通常建议使用冠覆盖[67,74,100-101]。冠覆盖的目的是将牙尖固定在一起，以防止垂直裂缝被对颌牙尖通过窝沟扩展。应选择最保守的方案，无论是嵌体、3/4冠还是全冠。铸金修复体的预备比CAD/CAM全瓷修复体的预备更为保守。有限的证据表明，当开髓保守且大多数边缘嵴完好无损时，后牙可能不需要冠覆盖（图7-9）[67,102]。尽管如此，很明显许多后牙没有得到牙尖覆盖[6,103]。

过去，人们的注意力主要集中在固位形上，即牙体预备的一种特征，可以抵抗牙冠在垂直方向或沿着就位方向的移位[53]。然而，抗力形，即牙体预备的一种特征，可以增强修复体的稳定性，并抵抗沿就位方向以外的轴线移位，与防止根管治疗后牙齿的修复失败更为相关[53]。

并发症和纠正措施

如果牙根纵向或斜向折断，则只能拔除（或不进行再植）。如果发现后牙因缺乏冠覆盖而有折断风险，则可以通过冠覆盖进行修复，但应先进行全面的牙髓评估。

结论

仔细诊断和计划可大大降低牙髓-修复并发症的风险。口腔医生应警惕牙髓-修复并发症的可能性并努力预防它们，因为它们通常会不可逆转地降低预后，即使不是很明显。责任是证明没有发生并发症。最常见的牙髓-修复并发症与未能保护珍贵的牙体组织、未能防止微生物侵入以及不当使用过大的桩有关。许多牙髓-修复并发症是不可逆的，因此预防至关重要。

8

非手术根管治疗过程中的失误

Mishaps During Nonsurgical Endodontic Retreatment

MASOUD PARIROKH
MAHMOUD TORABINEJAD

目标

阅读本章后，读者应能够：

1. 识别出在非手术根管再治疗之前、期间和之后可能出现的常见失误。
2. 阐述有助于口腔医生避免在术前、术中和术后根尖片诊断及解读方面发生常见失误的方法与技术。
3. 识别出可能有助于治疗提供者避免更多意外情况的风险因素。
4. 识别之前的失误并且明确如何对其进行处理。
5. 判定可能改善或降低非手术根管再治疗预后的因素。

引言

如果初次根管治疗与牙冠修复的质量良好[1]，则初次根管治疗通常会有较高的成功率和存活率[2-3]。据报道，根管充填质量差以及初次根管治疗修复不充分，会对治疗的最终结果产生严重的负面影响[1,4]。实际上，持续性、复发性和继发性感染是造成根管治疗失败的最常见因素。只要在初次根管治疗期间未能成功清除根管内的微生物，或在根管治疗后微生物又有途径侵入根管内，患者就会面临根管治疗失败的情况[5]。

当初次根管治疗失败时，存在若干指征可考虑将非手术根管再治疗作为首选治疗方法。非手术根管再治疗适用于出现初次根管治疗失败且有临床症状的患者。例如，对叩诊和触诊敏感、肿胀、存在窦道及修复体存在缺陷或渗漏；初次根管治疗后长期使用暂时修复体也可作为一个指征。未完成根管充填的牙齿因美观需求而需要安装新的修复体时，同样需要进行非手术根管再治疗。非手术根管再治疗的影像学指征包括初次根管治疗后根尖周病变扩大或初次根管治疗后出现病变发展。牙冠无法修复、牙周组织支撑丧失、牙冠/牙根广泛断裂的牙齿，以及患者缺乏保留天然牙的信心，这些情况可分别被视作接受非手术根管再治疗的禁忌证或不良适应证[6]。

对于初次根管治疗失败或因美观因素需要更换先前修复体的患者而言，存在多种选择。对于大多数患者来说，非手术根管再治疗是首选方案。然而，有时根尖外科治疗以及拔牙（是否进行牙移植）也是可考虑的选择[6]。

两项横断面研究的系统综述报告指出，接受过根管治疗的牙齿根尖周炎的患病率很高[1,7]。这些牙齿可能需要接受非手术根管再治疗以消除病因；然而，再次进行治疗并非总是轻而易举的事。美国牙髓病医师协会（AAE）推荐了一种根管治疗病例难度评估表以及一些指南，旨在帮助医生在实施根管治疗之前对每个需要根管治疗的病例进行评估，从而协助临床医生判定自己是否有能力开展治疗程序，或是否应将病例转诊给牙髓病医生。AAE根管治疗病例难度评估表表明，非手术根管再治疗是一种难度很高的治疗方式。如果初次非手术根管治疗由于医源性因素、复杂的解剖结构或位于第二磨牙或第三磨牙而变得复杂，那么非手术根管再治疗将会更加棘手[8]。

在非手术根管再治疗之前、期间或之后都可能出现一些失误。本章旨在分享常见的失误与风险因素、预防意外情况的建议以及应对这些挑战的方法。全科口腔医生对非手术根管再治疗继续教育兴趣的增长，或许表明对这种治疗需求的增加[9]。

诊断和治疗计划过程中的失误

总体来讲，据报道，大约1/4的根管治疗索赔可能是由诊断和治疗计划错误导致的[10]。所以，仔细的检查和影像学评估对做出正确的诊断及合理的治疗计划极为重要。

与那些需要非手术根管再治疗并被转诊给牙髓病医生的患者进行会诊，和与寻求初次非手术根管治疗的患者进行会诊有所不同。在初次会诊期间，讨论初次治疗失败的原因以及针对现有状况的治疗方案是至关重要的。在患者接受临床检查和影像学评估后的首次就诊期间，应当留出时间来进行病例介绍，包括阐述治疗所涉及的步骤以及解释非手术根管再治疗的风险与益处。最常见的失误之一是认为花费在病例介绍上的时间是一种浪费，因为这对医生的经济效益而言几乎没有或根本没有，而这些时间本可以用于患者治疗。然而，详细解释治疗计划所涉及的步骤能够防止日后产生误解以及可能出现的索赔情况。此外，患者的满意度可能会为医生带来更多的转介绍。

在医生决定提供治疗方案之前，有几个问题需要得到解答。这些问题包括：

- 最初的非手术根管治疗是由谁实施的?
- 患者是何时接受的初次非手术根管治疗?
- 患者为什么被转诊?
- 患者过去的牙科就医史是怎样的?
- 为什么初次根管治疗被认为是不充分的?
- 初次非手术根管治疗失败的原因是什么?

这些问题的答案十分重要，并且会对非手术根管治疗失败后的治疗计划产生影响。例如，如果通过牙片或CBCT显示初次非手术根管治疗的质量看起来足够好，而且治疗是由知名医生实施的，那么医生或许会决定将根尖手术作为首选治疗方案。但是，如果患者不记得是谁实施了初次非手术根管治疗，那么非手术根管再治疗就应该作为首选。患者前来牙髓医生诊室就诊的原因也很关键。例如，医生可能会发现之前接受过非手术根管治疗的牙齿存在根尖周透射影，然而患者却没有临床症状。于是，患者被转诊以进行进一步的评估以及可能的治疗。在此种情况下，仔细评估、询问过去的牙科就医史、查看之前为患者拍摄的放射影像，甚至咨询实施初次治疗的口腔医生都会有所助益。区分处于愈合阶段的根尖周病变与初次非手术根管治疗时不存在但随后出现的病变是极为重要的。

事实上，一个常见失误是总是假定根尖周透射影的存在就意味着存在病变。病变可能正处于愈合阶段，如果有之前的透射影或CBCT，就必须将其与当前影像进行比较（图8-1）[11]。据报道，即便使用CBCT评估治疗结果，非手术根管再治疗仍然是一种可预测且成功率较高的治疗程序[11]。然而，当使用CBCT评估根管再治疗结果时，发现愈合率低于根尖片检查的结果。有充分证据表明，对于根尖周病变患者，使用X线片根管治疗后的骨愈合情况可能比使用CBCT更为乐观（图8-1）[12-13]。换句话说，医生可能会在传统的根尖片上观察到根尖周病变已愈合，但CBCT影像可能显示根管治疗后的牙齿周围存在透射影。Torabinejad等人[12]强调，当CBCT影像显示接受根管治疗的牙根周围存在透射影时，并不一定意味着存在病变。如果根尖片显示病变已愈合，并且患者没有临床症状方面的主诉，那么就需要进一步的诊断检查以防止过度治疗。详细记录牙科就医史，保留患者的病历文件，包括根尖片与CBCT的通信和医学数字成像（DICOM）文件（如果有），或咨询实施初次非手术根管治疗的医生，这些做法有助于做出准确的决策，并可能避免进一步不必要的治疗。此外，医生应当留意是否存在任何临床症状，并仔细进行临床检查以评估患者是处于愈合阶段还是透射影表明初次非手术根管治疗失败。

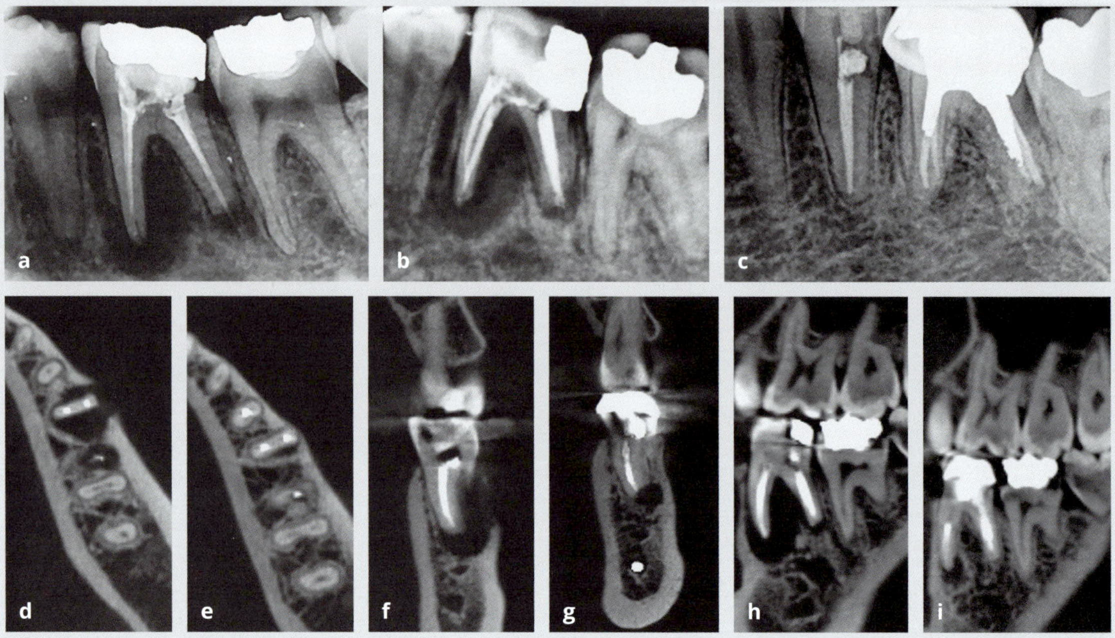

图8-1 本病例强调了记录和了解患者过去牙科就医史的重要性。（a）根尖片显示36存在根尖周病变，并且根管充填不完全。（b）该牙齿接受了非手术根管再治疗。（c）5年后，根尖片显示根尖周病变已愈合；然而，CBCT影像呈现出不同的情况。（d）非手术根管再治疗后即刻的CBCT水平面视图显示36近远中根部有皮质骨丧失和透射影。（e）同一牙齿5年后的CBCT水平面视图显示皮质骨已经恢复，但近中根存在一个小的透射影。（f）CBCT冠状面视图显示一个大的透射影。（g）相比之下，病变在5年后已转变为一个小的透射影。（h）CBCT矢状面视图显示一个大的透射影，5年后变为一个小的透射影。（i）在本病例中，尽管缺乏临床症状且依据二维X线片显示为“已愈合”的透射影，但CBCT影像仍然显示有根尖周透射影，尽管该透射影比二次治疗后即刻的CBCT影像中的要小。

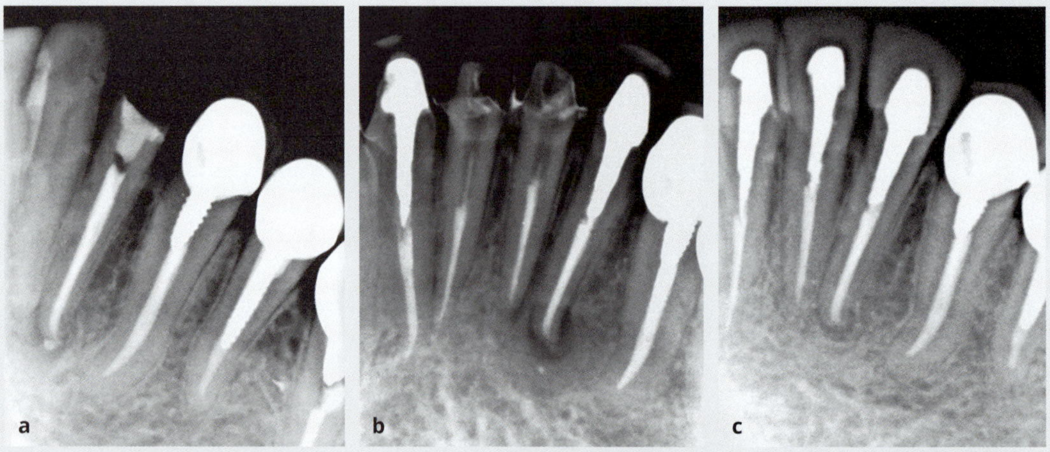

图8-2 一个体现初次非手术根管治疗后足够的随访周期重要性的实例。（a）42接受了根管治疗。（b）3个月后，该牙齿出现放射透射影，但无临床症状。（c）3年后，病变愈合，牙齿无症状且功能正常，无须进一步的根管治疗。

另一个常见失误是未给予根尖周病变足够的时间来愈合。有时，在根管治疗后不久，根尖周病变就会增大，医生可能会认为这是治疗失败的迹象。然而，经过治疗以及足够的随访周期后，病变可能会愈合，无须进行非手术根管再治疗（图8-2）。在初次问诊期间，仔细记录牙科就医史、查看之前的X线片、CBCT影像并进行临床检查，同时考虑患者的主诉是非常重要的。如果患者没有之前的X线片，也不记得口腔治疗经历，没有临床症状和体征，且根管治疗合理，不需要新的修复，那么就应该告知他们初次非手术根管治疗结果的不确定性以及随访的必要性。

在向患者、转诊医生以及实施初次非手术根管治疗的口腔医生询问上述问题并获取足够信息之前，执业者应避免仓促下结论。因为牙髓病医生不了解初次治疗时的情况，所以建议其以客观、公正的方式向患者描述当前状况。

如果牙齿之前已经由另一名口腔医生治疗过，并且当前没有临床失败的迹象或症状，也不存在根尖周病变，此时让患者对该牙齿感到惊慌是错误的。

患者的配合程度、初次治疗时根管解剖结构的复杂性、麻醉的成功率以及初次治疗时可使用的设备，都可能对治疗结果产生影响。例如，30年前，可用于根管治疗的技术数量有限。当时还没有诸如牙科手术显微镜、CBCT、各类旋转镍钛器械及先进的根尖定位器和生物活性根管充填材料等新技术、新设备、新材料[14-17]。运用这些新技术能够提升根管治疗的质量、增强医生的信心，并且使治疗结果更具可预测性。

临床检查和影像学检查中的陷阱

有时，一个明显的失误或根尖周病变可能会让医生过度关注，以至于他们忘记做进一步的仔细检查或向患者询问相关问题（图8-3），这种问题被称为“隧道视野”。这种做法可能会造成误诊。在这种情况下，口腔医生不会密切留意患者的主诉，因为失误看起来非常明显，以至于没有其他可能导致失败的病因或患者的主诉能够解释患者的临床体征和症状[18]。相反，倾听患者的主诉、仔细检查并且进行牙髓活力测试能够避免更多的错误（图8-4）。

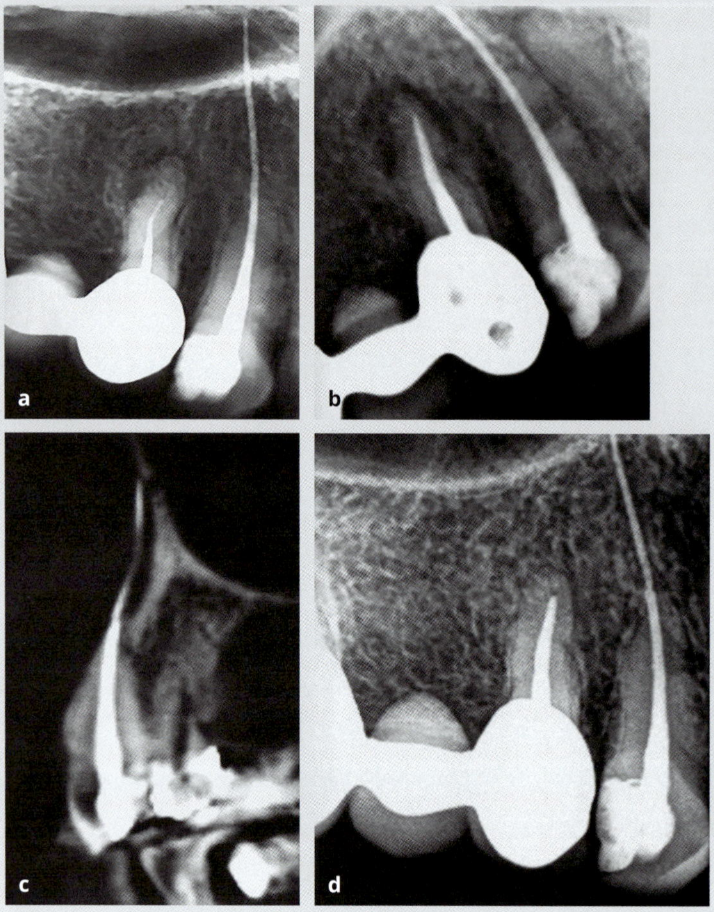

图8-3 一个典型的“隧道视野”病例。（a）一名患者因13疼痛且伴有弥漫性肿胀而被转诊进行非手术根管再治疗。（b）经过仔细检查后发现，实际上14才需要进行非手术根管再治疗。（c）5年后，患者因另一颗牙齿需要进行CBCT检查。其矢状面视图显示骨内不存在牙胶尖超填情况，并且13没有明显的根尖周病变。（d）5年后，14的根尖周病变也已经愈合，患者无症状。

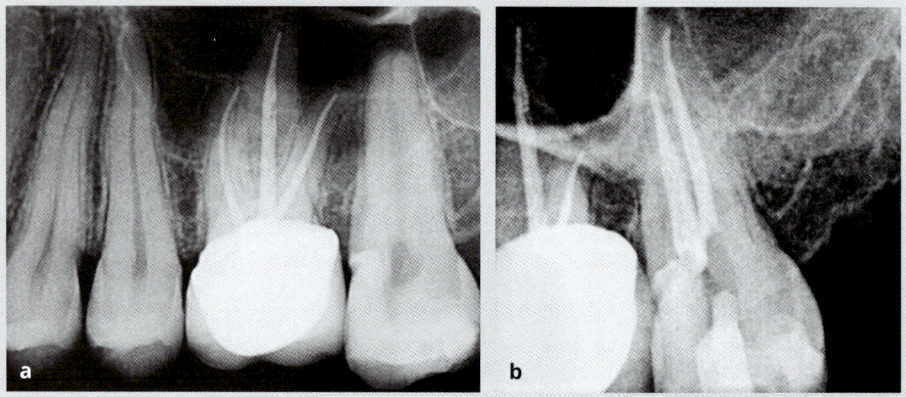

图8-4 （a）一名女性患者因26在3个月前接受初次非手术根管治疗后对热饮敏感而被转诊。放置橡皮障并使用热水浴后，发现27对热敏感。（b）经过27的根管治疗后，患者无症状。

另一个常见失误是，对很久以前就明显存在问题但无根尖周病变且不需要新修复的牙齿进行非手术根管再治疗。实际上，定期随访才是这些患者的最佳治疗方案（图8-5）[19]。

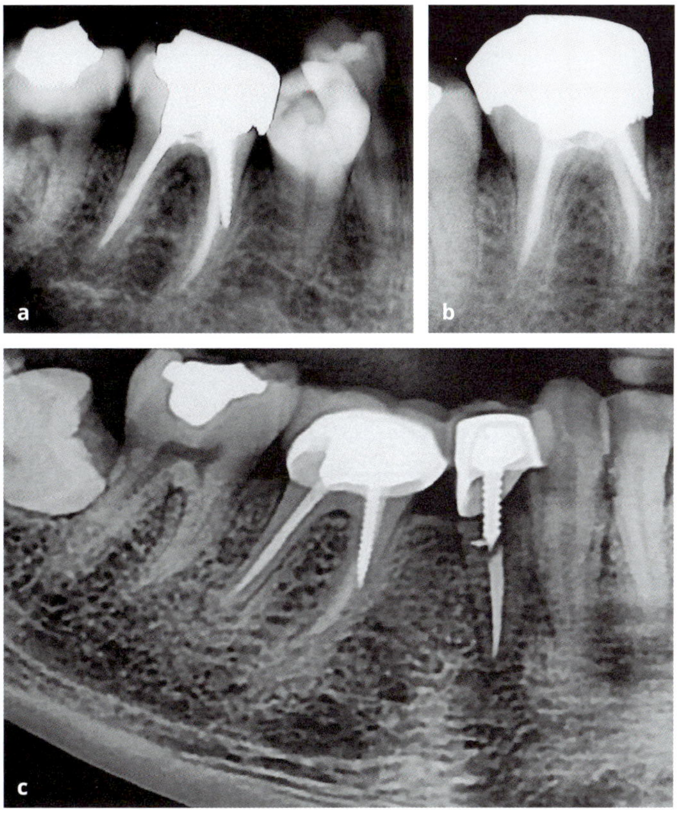

图8-5 （a）一名患者因修复46近中根部的桩道穿孔被转诊。由于该牙齿2年前已经完成修复，并且无临床症状，也不存在牙周袋，所以为患者安排了定期随访。（b和c）在随访17年和24年后，牙齿仍然无症状且无牙周袋。

防止上述失误的一种极为简单的方法是遵循标准临床检查的建议，具体包括全面关注患者的主要症状、仔细检查口腔软组织和硬组织、进行牙髓活力测试以及运用影像学辅助工具。如从不同角度拍摄根尖片，并且在复杂病例中增加CBCT检查（见第1章）。

在开始治疗前，进行恰当的检查，并预先告知可能出现的医源性损伤和未来预后，有助于避免患者与医务人员之间的误解或争执。根据美国牙髓病医师协会（AAE）[20]和欧洲牙髓病学会（ESE）[21]的立场声明，并非所有需要非手术根管再治疗的患者都必须进行CBCT检查。然而，在复杂病例中，CBCT可成为制订正确诊断和治疗计划的重要辅助手段。一些研究报告表明，CBCT能够显著影响治疗计划[22-25]。事实证明，全科口腔医生和牙髓病医生在查看相同病例的CBCT图像后，会改变他们制订治疗计划的思路[26]。

另一个防止治疗计划出错的重要因素是考虑多学科协作的方法，咨询牙周病学家和/或修复学家的意见与建议，涉及预后以及保留牙齿与种植修复体替换的成本效益分析（图8-6）。患者的健康史和用药情况也是治疗计划中的重要考量因素。例如，对于接受双膦酸盐等静脉抗吸收药物治疗至少2年的患者，应排除根管外科手术治疗和种植方案[27-28]。

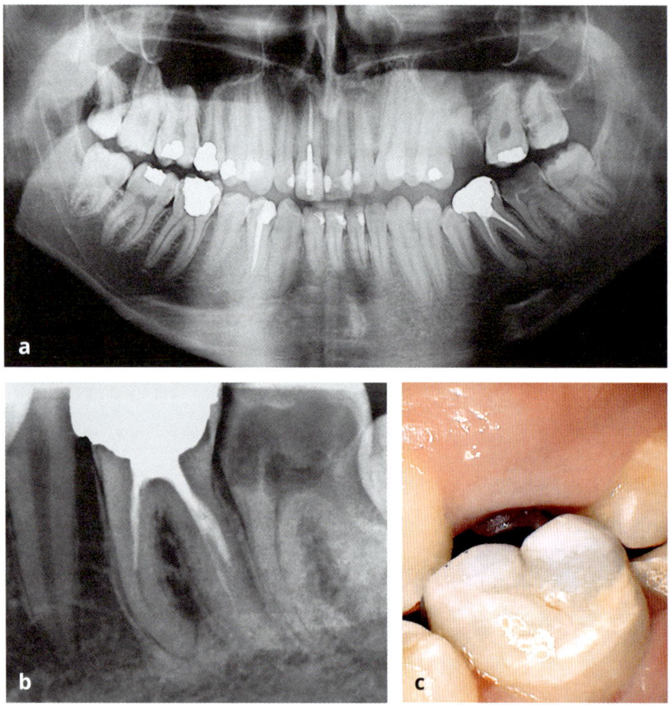

图8-6 一名患者因36需要进行非手术根管再治疗，且由于对颌牙齿长期缺失牙冠结构致使该牙齿过度萌出，所以被转诊至修复科医生处会诊。（a）全景片。（b）根尖片。（c）36的临床照片显示其过度萌出。

解读二维X线片

已有充分的文献表明，相较于二维根尖片，CBCT检查在检测影像学根尖周病变、牙根吸收及其他问题时更为准确。实际上，与CBCT图像相比，二维X线片的假阴性和假阳性观察率要高得多[29]。为防止误诊和失误，在制订治疗计划时，如果存在以下情况应考虑拍摄CBCT并从不同水平角度拍摄根尖片：怀疑存在问题（图8-7）、可能存在根管未被根尖片显示的情况（图8-8），或初次非手术根管治疗失败却无明显原因（图8-9）。关于CBCT在诊断和治疗规划中的价值，可参见第2章。

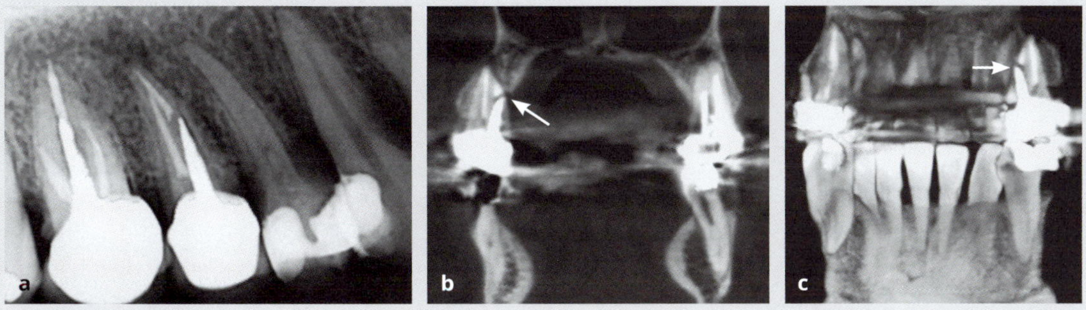

图8-7 疑似发生意外的牙齿病例。患者的15有初次非手术根管治疗史，多年无症状；然而，在接受桩核修复和牙冠修复后，牙齿对叩诊敏感，患者自述咀嚼时疼痛。（a）根尖片。（b）CBCT冠状面视图显示桩道穿孔（箭头所示）。（c）三维图像后视图显示桩道穿孔（箭头所示）。

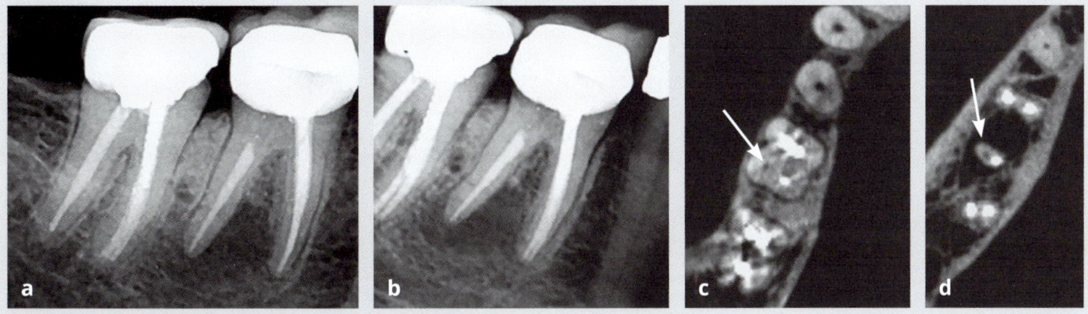

图8-8 （a和b）不同水平角度的46根尖片显示无根管遗漏情况。（c和d）同一牙齿在不同水平的两个水平面视图显示远中颊根被遗漏（箭头所示）。

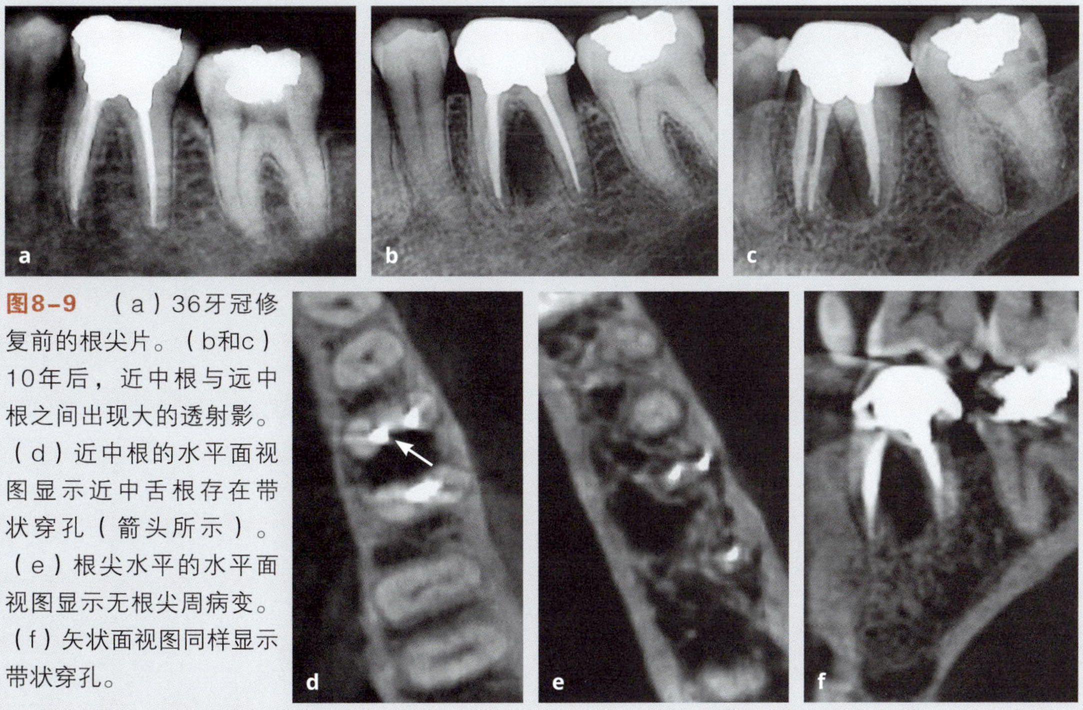

图8-9 （a）36牙冠修复前的根尖片。（b和c）10年后，近中根与远中根之间出现大的透射影。（d）近中根的水平面视图显示近中舌根存在带状穿孔（箭头所示）。（e）根尖水平的水平面视图显示无根尖周病变。（f）矢状面视图同样显示带状穿孔。

与上一任口腔医生的沟通

有时，新口腔医生可能有必要联系上一任口腔医生，以获取之前治疗的相关信息。例如，某口腔医生可能对一颗存在根尖周病变的牙齿进行根管治疗，之后患者迁至另一城市。新口腔医生可能需要了解之前的治疗时间以及牙科就医史，从而对一颗虽无临床症状但根尖片显示有根尖周透射影的牙齿做出决策。这种专业沟通有助于两位口腔医生满足患者的需求。这是一种“双赢”的局面，有助于避免日后针对任何一名口腔医生的医疗纠纷。

与患者的沟通以及如何在不引发其担忧的情况下展示病例

防止未来产生误解以及医疗纠纷索赔的一个重要因素是口腔医生的专业沟通与行为。女性口腔医生通常会进行更多以患者为中心的沟通，这或许是女性口腔医生医疗纠纷索赔少于男性口腔医生的原因之一[30]。牙髓病医生应当以通俗易懂的语言向患者提供充足的信息，客观地阐述治疗的局限性、风险因素、预后以及治疗方案[10]。

获取患者签署的知情同意书也极为重要，其中应详尽描述治疗计划、风险以及局限性。对牙髓治疗纠纷的调查报告显示，如果治疗存在不足之处的原因有详细的病史记录，病历的存在有助于更好地评判和接受治疗结果[30]。例如，如果根管充填未达影像学根尖，但口腔医生的病历显示存在解剖学上的复杂因素导致无法到达根尖止点，那么这种情况通常是可以接受的。

再治疗的益处与风险

必须向患者清晰说明再治疗的益处与风险。一个常见的误解，尤其是患者方面的误解，是认为种植修复是一种“永久性”治疗，治疗后无须维护。已有充分的文献资料表明，非手术根管再治疗与牙种植体的存活率相当[31]；然而，种植体在植入后需要更多的维护治疗。一项系统评价和荟萃分析报告显示，黏膜炎和种植体周围炎的加权平均发生率分别为43%和22%[32]。非手术根管再治疗的益处包括保留天然牙、存活率较高、达到美学和功能效果所需的治疗时间较短，且对辅助性治疗的需求较少。其风险包括治疗意外、较高的垂直根折风险[33]，并且在治疗失败的情况下可能需要进一步的根尖手术或改为种植修复。在非手术根管治疗过程中，一个常见失误是未能充分介绍风险和益处。

治疗选项和预后

在对每个牙髓治疗病例进行评估时，依据临床检查和影像学检查结果、治疗选项以及患者需求得出正确诊断并制订合理治疗计划，是最为关键的因素之一。特别是在需要非手术根管再治疗的病例中，一个常见失误是只考虑有限的治疗选项。

根据具体病例来考虑治疗计划至关重要。治疗选项应基于患者的偏好，同时兼顾经济状况和长期预后。在某些情况下，鉴于牙周和修复方面的因素，将治疗计划从保留牙齿调整为拔除牙齿并种植修复可能是更为明智的选择（图8-10）[34-35]。然而，在其他情况下，保留牙齿并考虑多学科协作的方法可能是对患者而言的最佳选择。临床医生还应评估自身的技能和设备条件，以应对在初次非手术根管治疗过程中可能出现的任何问题。此外，医生应依据最新的资讯更新和临床指南做出决策[36]。因此，医生的治疗计划将基于治疗时的护理标准。

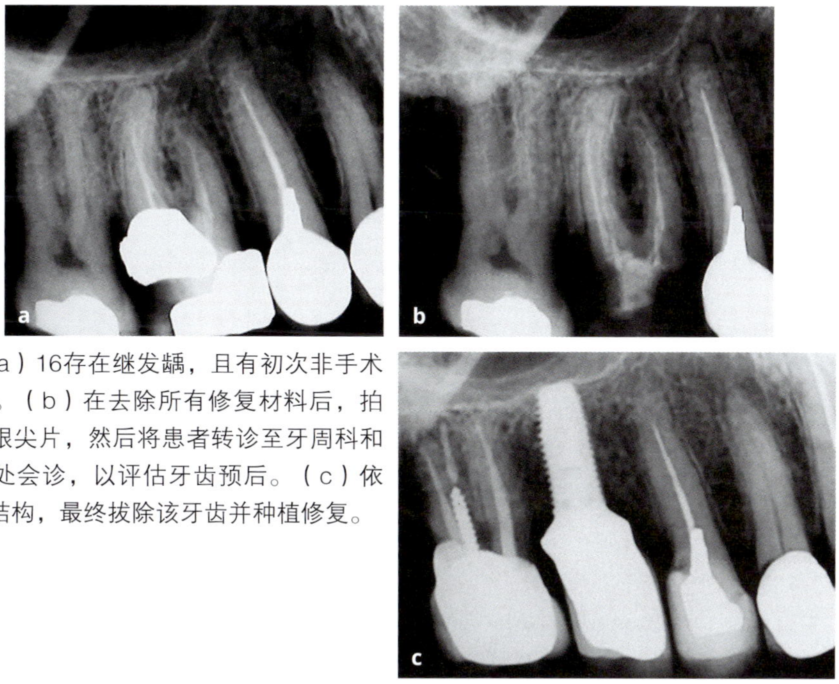

图8-10　（a）16存在继发龋，且有初次非手术根管治疗史。（b）在去除所有修复材料后，拍摄了另一张根尖片，然后将患者转诊至牙周科和修复科医生处会诊，以评估牙齿预后。（c）依据剩余牙齿结构，最终拔除该牙齿并种植修复。

指征与禁忌

非手术根管再治疗的指征与禁忌已经阐述得很清楚了。然而，常见失误是：对于一颗多年来根管未充填、没有影像学病变且无症状的牙齿，在不进行非手术根管再治疗的情况下就直接进行新的牙冠修复。大多数情况下，这些牙齿在新的牙冠修复干预后不久，就会出现透射影和临床症状（图8-11）。

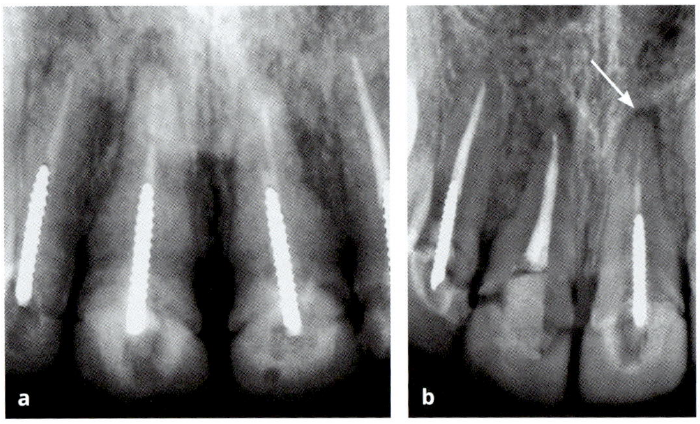

图8-11 21有充填不完全的既往史。多年来，该牙齿一直无症状；在进行新的牙冠修复后，牙齿很快就出现了症状。（a）新的牙冠修复前的根尖片。（b）牙冠修复6个月后，出现了透射性病变（箭头所示）。

共享决策

与患者共享所有可能影响未来预后的重要因素，这一点至关重要。如果医生独自承担有关诊断和治疗计划的所有责任，却不向患者告知已存在的困难和挑战，那么一旦出现问题，尤其是在非手术根管再治疗后不久失败的情况下，患者就有权对未来的结果提出异议。有一项研究报告称，在丹麦，未向患者提供足够信息是牙髓治疗医疗纠纷的原因之一。在全面的病例介绍过程中，医生应向患者分享所有风险因素和挑战[30]。医生提供信息时应使用简单的语言，内容包括成功结果的百分比、不同治疗选项之间的费用差异、每种治疗方法所需的时间、治疗的预后，以及每种治疗选项期间和之后的生活质量[6]。

患者准备接受非手术根管再治疗

麻醉

部分口腔医生与患者认为，非手术根管再治疗无须麻醉，因为牙齿已无牙髓。有种观点声称，接受根管再治疗的牙齿可以不使用麻醉进行治疗[37]。然而，这些观点的纳入标准有限，无法适用于所有非手术根管再治疗病例。实际上，根据临床经验，接受麻醉的患者配合度要高得多，其治疗过程也比未接受麻醉的患者更快、更顺利[38-40]。

隔离

非手术根管再治疗的原因可能是存在不良修复体（图8-12）、出于美学考虑（如继发龋或牙齿变色），或存在初次非手术根管治疗失败的迹象，即临床症状和/或根尖周病变（图8-13）。与初次非手术根管治疗相同的是，在进

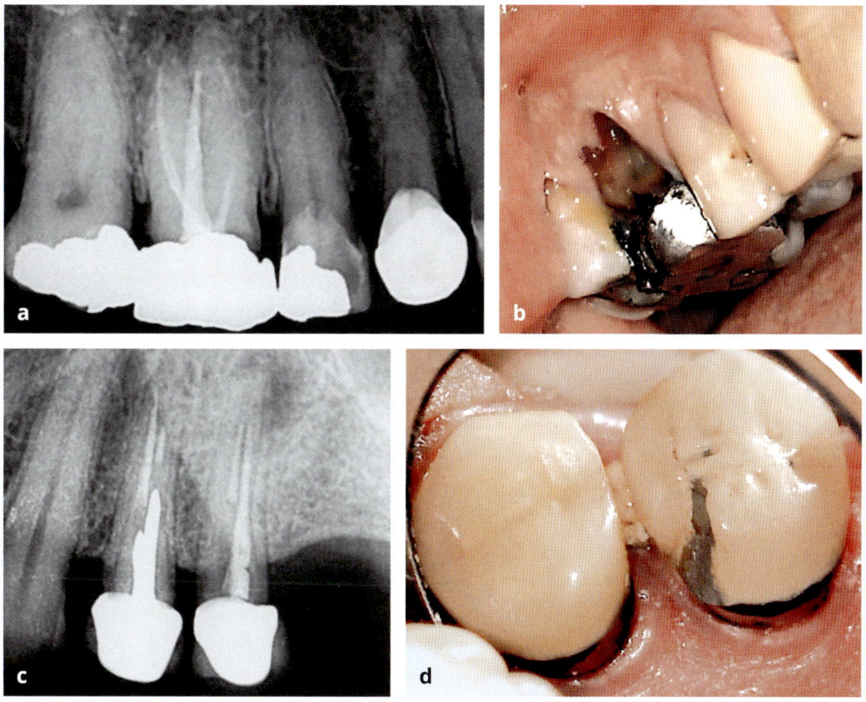

图8-12 3种常见的进行非手术根管再治疗的原因。（a和b）继发龋。（c和d）24的不良修复体以及25的根尖周病变。

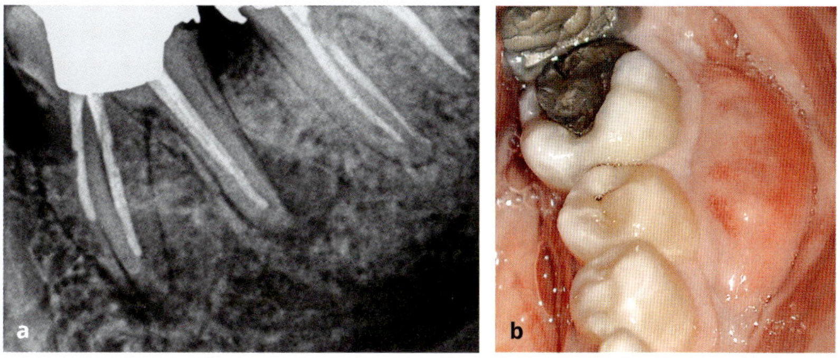

图8-13 初次非手术根管治疗失败的病例。（a）根尖片显示36的充填不完全和根尖周透射影。（b）局部肿胀。

行非手术根管再治疗之前，必须放置橡皮障以防止根管被进一步污染。在大多数情况下，应当完全去除原有的修复体并重新放置新的修复体；不过，有时候如果牙冠边缘封闭性良好或牙齿刚进行了新的牙冠修复，医生可能会决定保留原有的修复体。一个常见失误是使用不锈钢夹子，这可能会损坏烤瓷熔附金属（PFM）冠。在这种情况下，使用Kerr SoftClamp（Kerr Dental；图8-14）和Cushee橡皮障夹子/蓝色软垫（North America Medical Equipment）可能有助于防止牙冠受损。

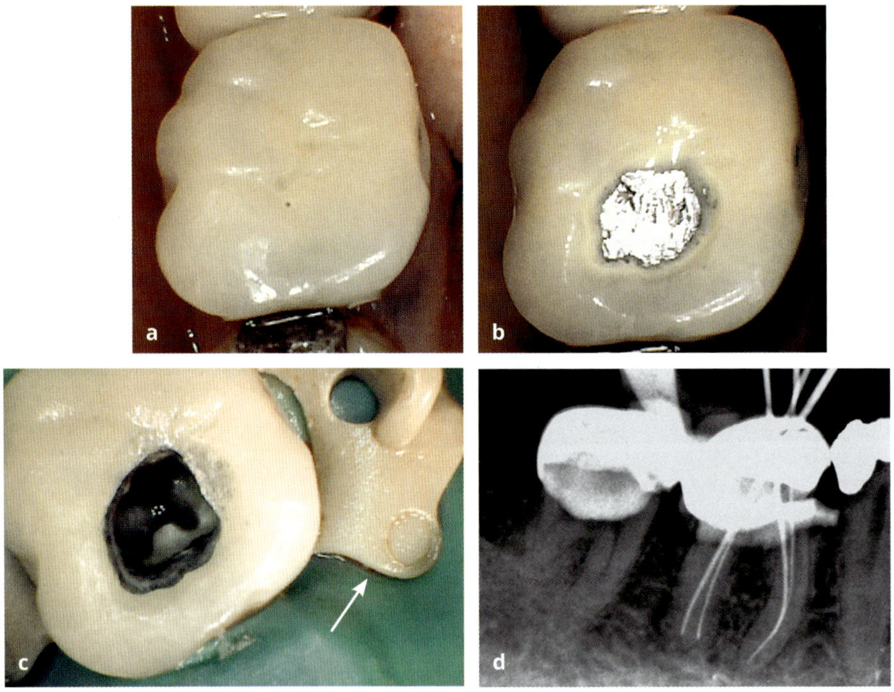

图8-14 SoftClamps在橡皮障放置过程中非常有用，可以防止崩瓷。（a）烤瓷熔附金属（PFM）冠在开髓腔前的状态。（b）用球钻去除瓷层。（c）用金属车针开髓，并用SoftClamp（软夹）和橡皮障进行隔离（箭头所示）。（d）初始锉的X线片显示，去除根管内牙胶后，与不锈钢夹子相比，该夹子具有较低的射线密度。

放大与照明

在进行非手术根管再治疗时，一个常见失误是未使用合适的放大和照明工具。研究显示，在所有放大工具里，牙科手术显微镜（DOM）在牙髓治疗方面优于放大镜和视频显微镜[41]。不过，美国的一项调查表明，仅有2%的全科口腔医生在其诊疗实践中使用DOM[9]。当前，还没有随机临床试验对使用或不使用DOM进行根管治疗的效果加以对比[42]。然而，一项回顾性研究报告称，在进行牙髓再治疗时使用DOM能够显著提高发现被遗漏根管的能力，特别是在初次非手术根管治疗后的上颌第一磨牙中，其效果比不使用DOM的病例更好[43]。所以，在根部可能存在多个根管的情况下进行牙髓再治疗时，使用DOM有助于医生找到被遗漏的根管。另一个常见失误是，在未使用放大工具时，可能会遗漏影响未来预后的峡部（图8-15）。仔细观察并使用牙科手术显微镜（DOM）能够让医生更有信心，也能使治疗结果更具可预测性。在非手术根管再治疗中使用DOM具有诸多实际优势，包括更好的照明和放大效果、减少牙齿结构的去除量、降低操作失误的风险，以及能更好地处理之前治疗遗留的问题。

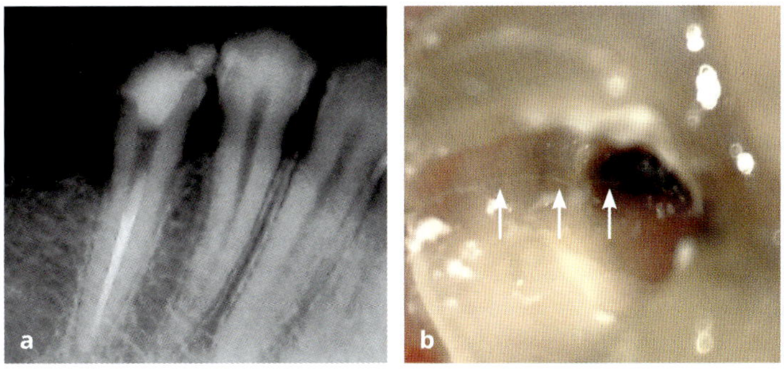

图8-15 （a和b）45远中部位存在一条裂纹，该牙齿已经历又一轮非手术根管治疗，且已准备好进行桩核与牙冠修复（箭头所示）。

开髓过程中的意外情况

在开展非手术根管再治疗之前，有若干因素需要考虑。这些因素包含去除所有龋损、去除原先的不良修复体、观察根管的横截面（图8-16）、获取直线入路、明确修复体的类型，以及识别是否存在桩、之前出现过的意外情况（图8-17）、障碍物和钙化（图8-18）。在开髓过程中，3个常见失误为：①未考虑上述因素就进行非手术根管再治疗；②未制作暂时修复体来隔离牙齿；③忽略了与根管充填材料具有相似阻射密度的桩类型（如钛桩）。

不良修复体会导致微渗漏，所以在开始非手术根管治疗之前，应当去除所有的龋损组织和不良修复体。根管颈部的横截面形状应决定开髓设计。例如，在根管横截面呈椭圆形的牙齿中，髓腔入路也会呈椭圆形。必须建立直线入路，以防止在去除根管充填材料时牙髓器械折断。一种去除根管内牙胶的策略是使用G钻；然而，尤其是在前牙中，缺乏直线入路可能会导致根管内器械分离（图8-19）。另一个要点是要考虑上颌前磨牙根部的根面凹陷（图8-20）

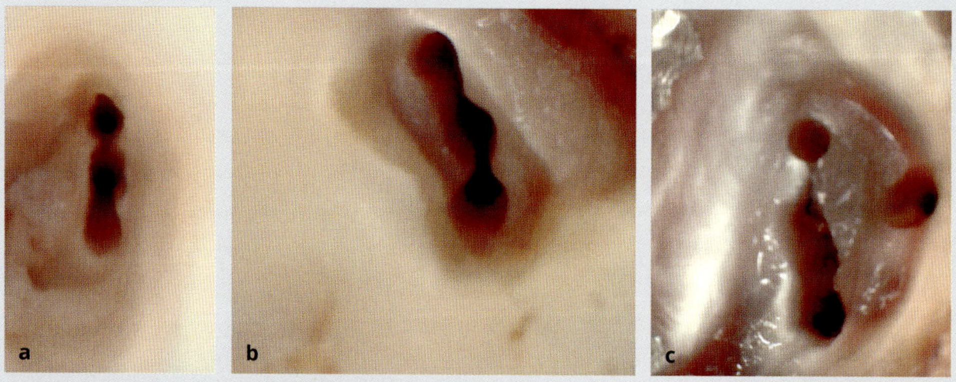

图8-16 （a~c）具有椭圆形横截面的不同类型根管。

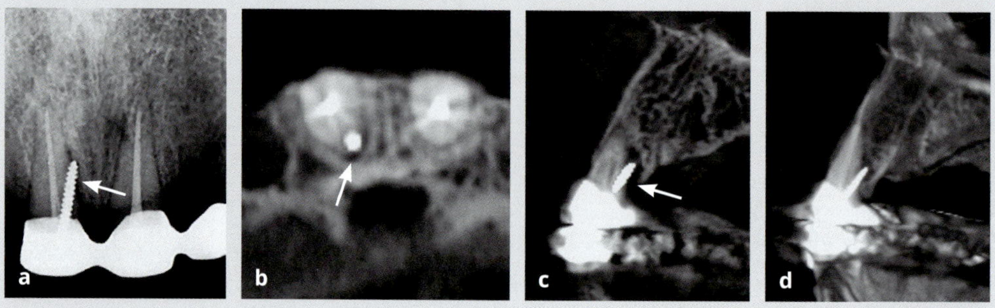

图8-17 （a）11的桩道穿孔（箭头所示）。（b）CBCT水平面视图显示桩已穿透根的腭侧部分（箭头所示）。（c和d）CBCT矢状面视图显示穿孔桩周围的骨质破坏（箭头所示）。

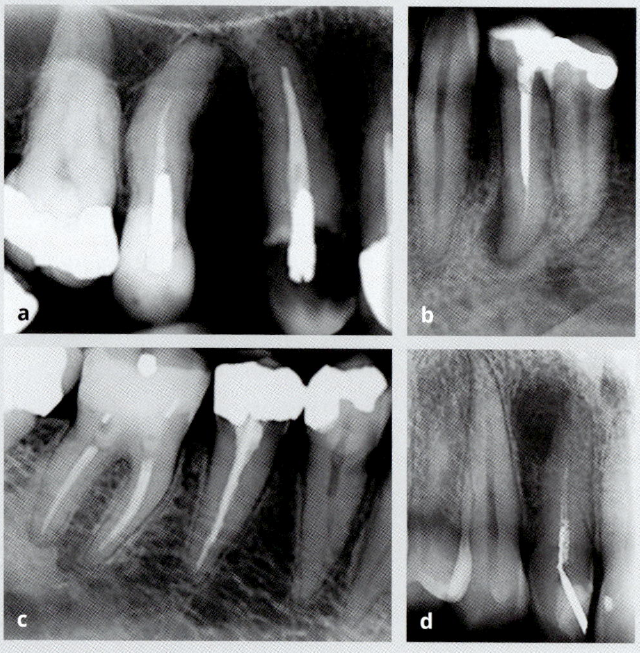

图8-18 不同类型的阻碍物。（a）13存在台阶，15存在钙化现象。不同的器械分离：G钻（b）、K锉（c）、H锉（d）。

以及下颌和上颌磨牙髓腔底厚度（图8-21）。如果临床医生忽视这些因素，在开髓过程中就可能发生穿孔。有时，在去除所有龋损组织和不良修复体之后，很难实现理想的隔离。因此，必须放置暂时修复体，以防止进一步污染，避免在治疗过程中意外吞咽或吸入所使用的器械或液体（如溶剂、冲洗剂和螯合剂）。如果存在预制桩，医生在去除修复体时不应破坏桩的冠部。大部分修

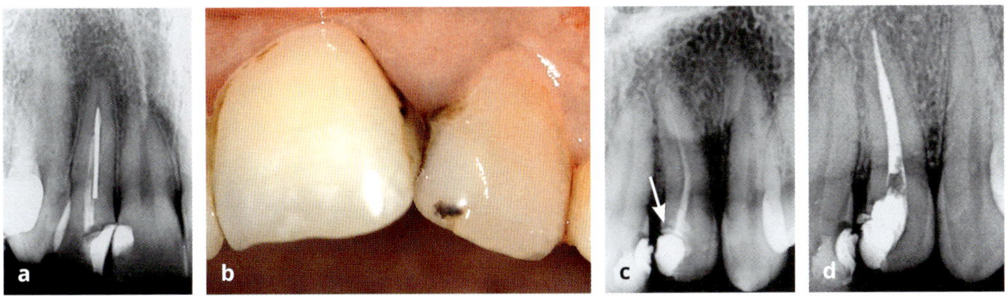

图8-19　（a）12开髓不当示例，致使在初次非手术根管治疗期间G钻折断。（b）22的颊面视图显示牙齿变色，这可能是由开髓不当造成的。（c）同一牙齿的根尖片显示在初次非手术根管治疗时，通过近中髓角的牙髓暴露部位进行了器械操作（箭头所示）。（d）在非手术根管再治疗中进行充分的髓腔预备，以防止进一步的操作失误（如在去除牙胶过程中G钻折断）。

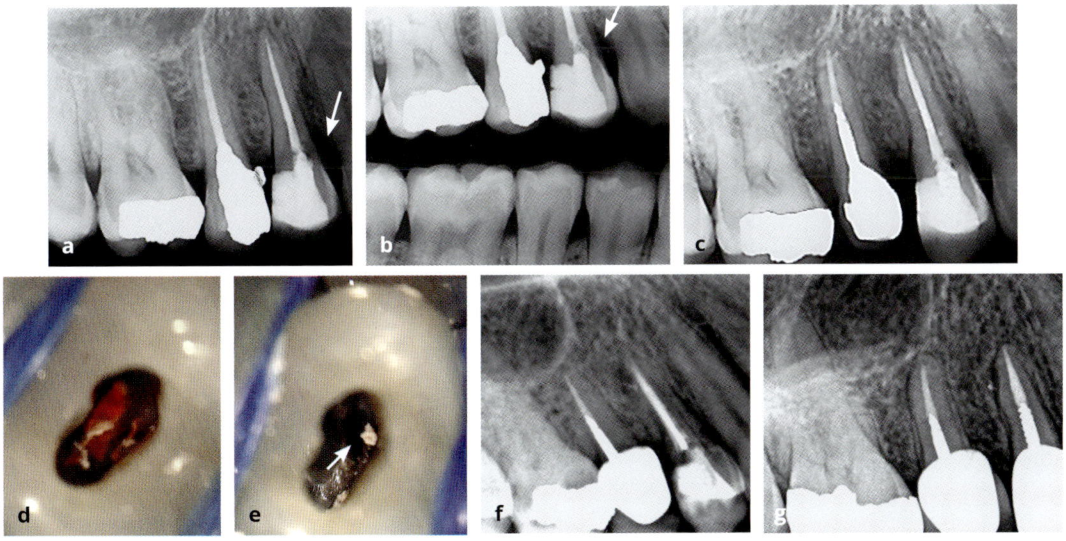

图8-20　（a~c）14近中部分的根面凹陷，导致颈部穿孔和颈部骨吸收（箭头所示）。（d和e）打开髓腔后，血迹的存在和通过显微镜观察确认了根部穿孔（箭头所示）。（f）该牙齿接受了非手术根管再治疗，穿孔部位进行了修复，并安装了桩和牙冠。（g）15个月后，牙齿无症状。

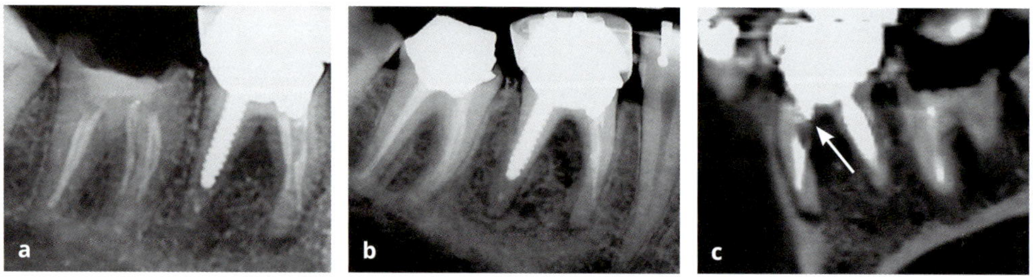

图8-21 （a和b）46的根尖片显示了根分叉处的透射性病变。（c）同一牙齿的矢状面视图显示由于髓腔底厚度较薄，可能存在穿孔（箭头所示）。

复体可以用钻头去除。然而，桩周围的修复体最后一部分可以使用超声仪器去除（图8-22）。另一个可能出现的意外状况是，在对烤瓷熔附金属（PFM）冠修复的牙齿进行开髓时，可能发生崩瓷，修复体在这个过程中也可能出现缺陷（图8-23）。为避免这种情况，医生应使用金刚砂球钻开始开髓操作，并且在使用高速手机时，要采用大量喷水雾的方式去除瓷质。当接触到修复体的金属部分时，使用全新的Transmetal（Dentsply Sirona）钻或具有最小振动的钨钢裂钻可能有效穿透金属且不破坏瓷（图8-14）。在开髓过程中使用超声振动会

8

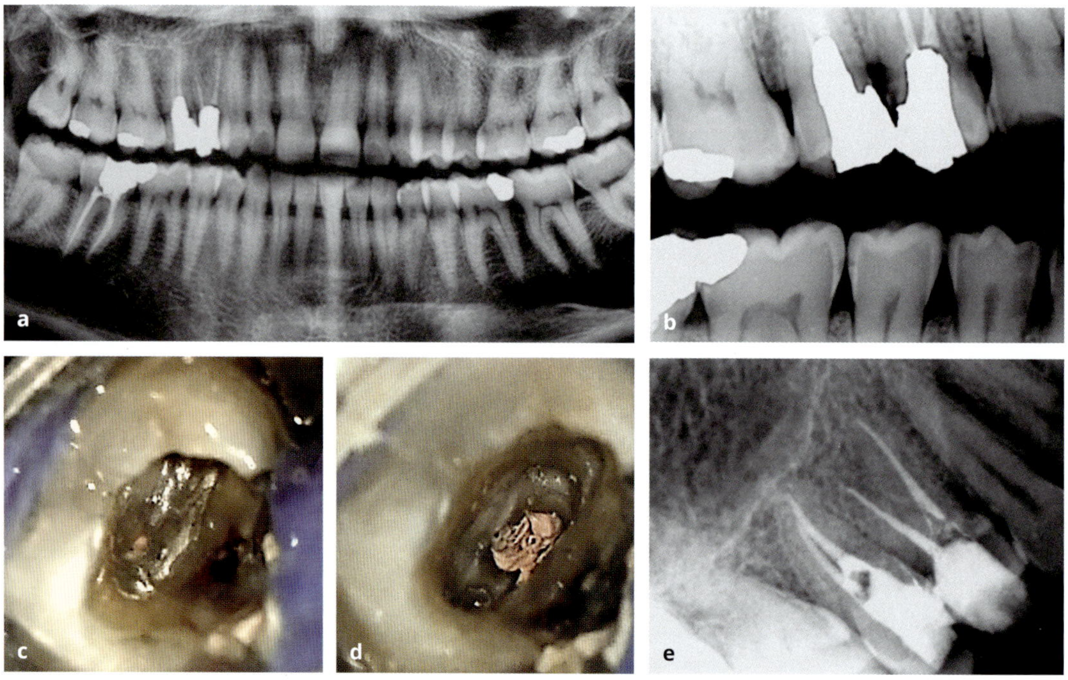

图8-22 （a和b）全景片和咬合翼片显示15和14存在深层银汞合金充填物。（c）在显微镜下仔细去除银汞合金充填物，当观察到残留银汞合金厚度较薄时，利用超声振动去除剩余的修复材料。（d）做到无银汞合金残留。（e）两颗牙齿均接受了非手术根管再治疗。

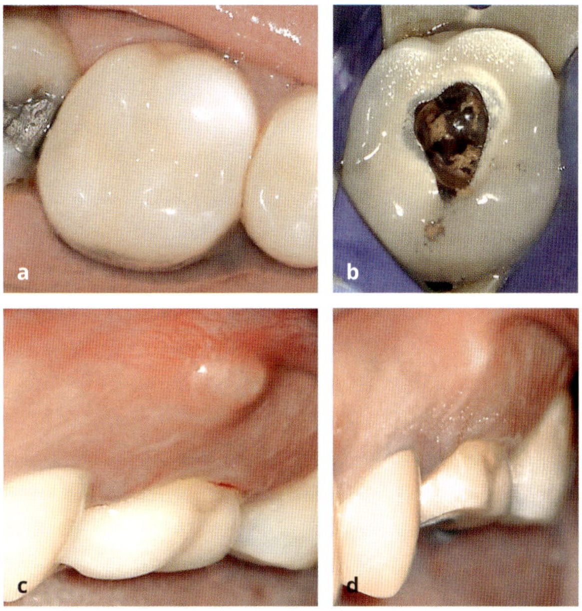

图8-23 在开髓过程中发生崩瓷的病例。（a）26的治疗前殆面视图。（b）打开髓腔。（c）同一牙齿的治疗前颊面视图。（d）同一牙齿明显的崩瓷。

增加崩瓷的风险，所以应当谨慎选择超声工作尖的大小；大尺寸的超声工作尖会增加将振动传导至瓷从而导致崩瓷的风险（图8-24）。如果尽管已经采取了预防措施，但仍然崩瓷，可以使用复合树脂对其进行修复[44]。在治疗前的检查会诊或病例介绍环节，医生必须告知患者在再治疗过程中崩瓷或牙冠脱落的可能性，以防日后产生医疗纠纷。

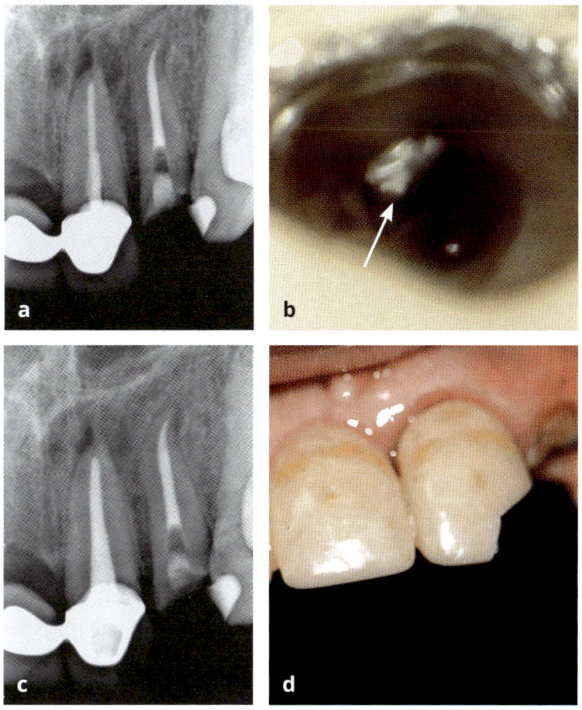

图8-24 （a）21中的预制桩，其密度与根管充填材料相似。（b）当通过固定桥开髓时，可以识别出桩的金属结构。（c和d）拆桩后进行了非手术根管再治疗；然而，使用不适当的超声工作尖导致了崩瓷。

预防是处理意外情况的最佳方法。据报告，穿孔的发生率为0.6%~17.6%。若干风险因素可能引发穿孔。例如，医生经验不足、牙齿类型以及牙齿形态等[45]。多数情况下，在开始非手术根管再治疗程序之前仔细审查病例并考虑上述所有建议，将有助于预防更多意外情况的发生[46]。

拆冠

一个常见失误是过度使用器械强行拆冠。这种做法可能致使牙折，从而需要进行原本未计划的冠延长术，或对后续修复造成损害。有时候，折断情况可能非常严重，以至于牙齿无法修复（图8–25）。

如果初次尝试使用拆冠系统未能成功拆冠，就应该使用金刚砂裂钻将牙冠分成两部分，然后分别去除每一部分，以避免发生更多意外情况。在摘除牙冠之前，必须先使用橡皮障。

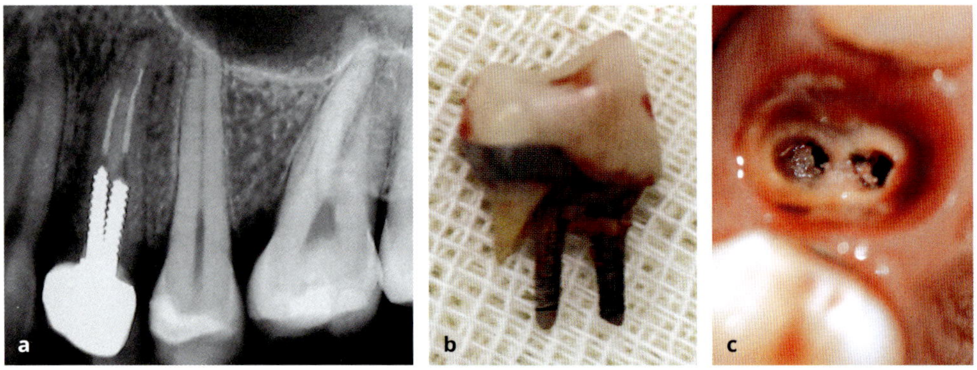

图8–25 使用强力拆冠器导致失误的案例。（a）拆冠前24根尖片。（b）使用全自动拆冠器类型后，牙齿出现深部断裂。（c）剩余的根部似乎无法修复。

拆桩

如果医生不熟悉根面解剖结构（如凹陷部分）并且缺乏必要的设备，那么发生意外情况以及拆桩失败的风险将会增加。为防止这些意外的发生，医生应当熟悉牙齿的解剖结构，并配备恰当的工具来完成这项工作。

一个常见失误就是，在拆桩的时候没有考虑到桩的存在，这是因为某些类型的桩具有与根管充填材料（如牙胶）相似的射线密度（图8–24），又或术前X线片可能未能准确显示它们。为避免出现这种错误，必须仔细查看术前的X线片和/或锥形束CT（CBCT）图像。另外一个问题是，在拆桩之后，桩与根尖根管充填材料之间的粘接剂类型。在某些情形下，这种粘接剂是树脂-玻璃离子水门汀，其去除难度很大。

成功拆桩的前提是使用放大工具、特定设备以及医生的技术熟练度。此外，使用超声设备拆桩时，温度会升高。为了防止温度升高，应使用大量水冲洗，并采用短时间的超声激活；避免使用超声设备的最大功率，以防对牙周膜造成损伤[47-49]。根管内拆桩取决于多种因素，其中桩的类型尤为关键。纤维桩由于其与牙本质颜色相近，所以拆除难度极大。因此，在拆除纤维桩时，所采用的技术应有别于拆除预制金属桩和铸造金属桩时所用的技术。对于牙髓病医生而言，拆除纤维桩是一项巨大的挑战。有研究报告显示，在拆除纤维桩时运用不同技术可能会引发意外情况。例如，偏离根管走向和牙根穿孔（图8-26）[50]。为了拆除纤维桩并避免意外发生，可以利用染料（如亚甲蓝）来区分桩结构与牙本质。此外，使用长柄细球钻［如Munce Discovery钻（CJM Engineering公司生产）］并结合放大工具和超声是非常有效的方法。在拆除纤维桩时，钻孔产生的碎屑与牙本质碎屑存在差异（图8-27）。当钻头钻透纤维桩时，借助牙科手术显微镜（DOM）能够观察到特定的碎屑结构，这可使医生确认正在拆桩而非去除牙齿结构。如果之前的医生采用直接粘接技术进行桩的固位，那么超声振动或许并非是拆除纤维桩的有效工具[51]。从临床角度来看，在桩的中部和根尖部，粘接可能不够牢固，超声激活有助于医生更轻松地从根管中将桩拆除。在此种情况下，桩的颈部1/3部分极难钻透；不过，其余部分的拆除则相对轻松。

图8-26 （a）一名口腔医生在没有适当照明和放大设备的情况下尝试拆除纤维桩，导致根部穿孔。（b）在显微镜放大下，使用Munce Discovery钻和超声振动成功拆除了纤维桩。穿孔部位使用CEM进行了修复。

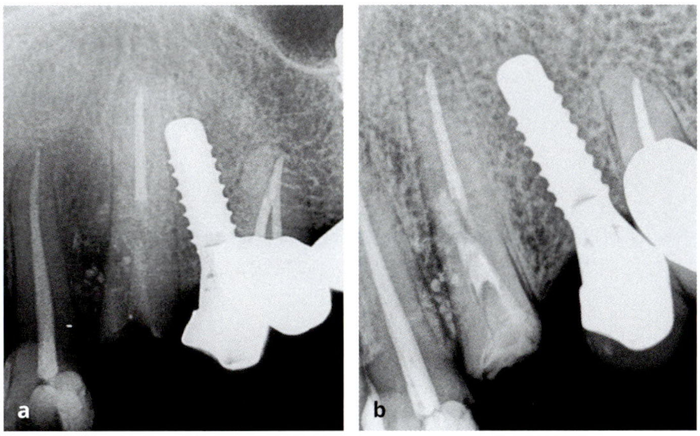

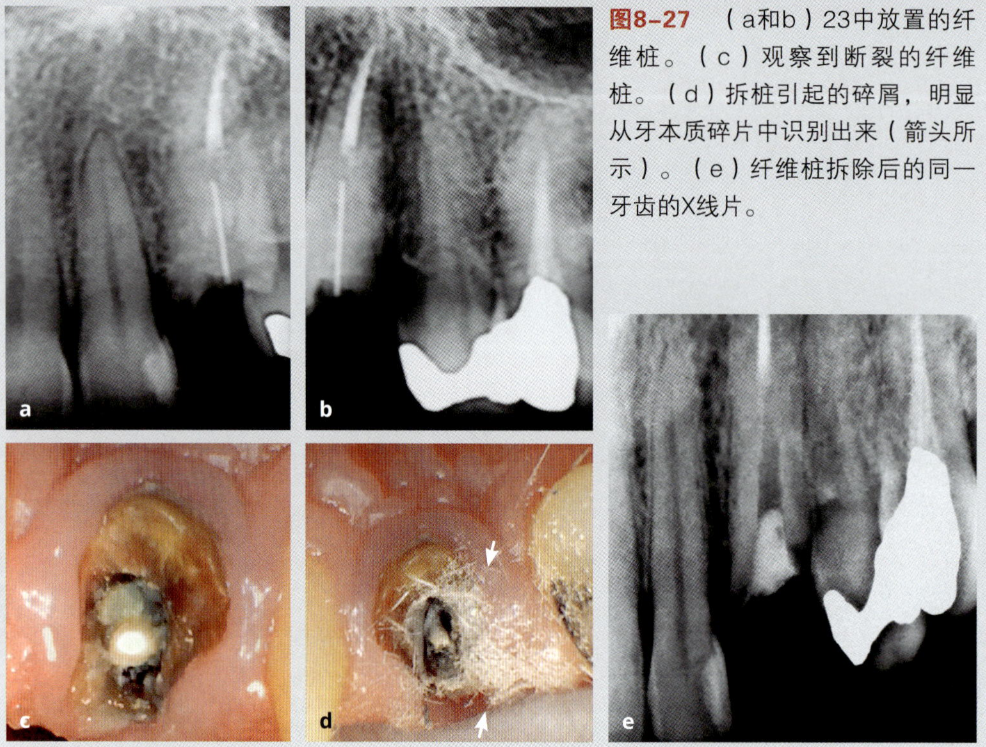

图8-27 （a和b）23中放置的纤维桩。（c）观察到断裂的纤维桩。（d）拆桩引起的碎屑，明显从牙本质碎片中识别出来（箭头所示）。（e）纤维桩拆除后的同一牙齿的X线片。

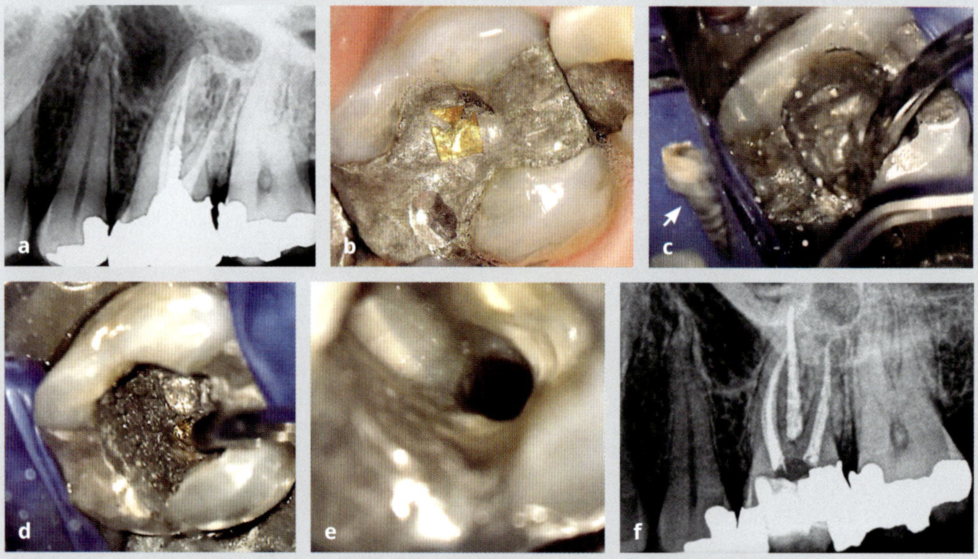

图8-28 （a和b）26需要接受非手术根管再治疗，原因是患者近期症状加重。（c）在拆桩过程中，桩的冠部与其余桩体部分分离（箭头所示）。（d）使用细长的圆柱形、高频振动超声工作尖来拆除剩余的桩。（e）成功拆桩，非手术根管再治疗得以完成。（f）根管再治疗后的最终X线片。

在拆除预制金属桩之际，医生应首先去除桩周围的所有修复材料，从而暴露根管口，之后再利用超声振动来拆桩。研究显示，如果铸造桩的固位采用了磷酸锌粘接剂，那么在桩芯内部制备一个空腔将会降低使用超声振动拆桩时所需的牵引力[52]。

另一个常见失误是医生会不经意地在根管的桩固位区域去除预制桩结构。在此种情况下，启动超声工作尖或使用镊子（如Stieglitz镊）夹取桩体，可能会造成桩的冠部断裂（图8-28）。为避免这种情况发生，在去除修复材料时，应当使用超声激活的方式去除最后部分的材料。此外，在桩体周围持续进行超声振动能够防止桩体变薄，因为桩体变薄会使其在去除过程中更易发生进一步断裂。即便已经采取了所有预防措施，桩的冠部却依旧发生断裂，医生便需要确定采用何种技术来去除剩余结构。如果桩恰好在根管口处断裂，则可使用细长的圆柱形、高频振动超声工作尖拆除剩余的桩。然而，如果桩在根管口以下断裂，则推荐使用NSK E7 Varios牙髓超声洁牙器工作尖（Nakanishi）并配合牙科手术显微镜（DOM）从根管中拆除桩体（图8-28）。

清理和成形过程中的意外

去除根管充填材料

牙胶是最为常用的根管充填材料。在非手术根管再治疗时，初期就使用溶剂去除根管充填材料是常见的失误之一。研究表明，在此早期阶段使用氯仿会使残留的根管充填材料增多[53]。与之相比，对于根管颈部的根管充填材料，应当首先使用G钻进行去除，之后再使用H锉。钻头产生的热量会让剩余的牙胶变软，这样H锉就更容易穿透。要是锉难以穿透，才应该使用牙胶溶剂。另一个常见失误是没有考虑根管充填材料与根尖孔之间的距离。在超填的情况下，是禁忌使用牙胶溶剂的（图8-29）；而在根管欠填的情况下，特别是在弯曲根管中，不使用溶剂强行去除充填材料，否则可能会增加形成台阶、扩大原有台阶甚至造成穿孔的风险。研究还显示，仅依靠热量去除牙胶可能会对牙周膜造成损害[54]。因此，仅仅依靠热量来去除牙胶也可能导致一些不良意外情况的发生。

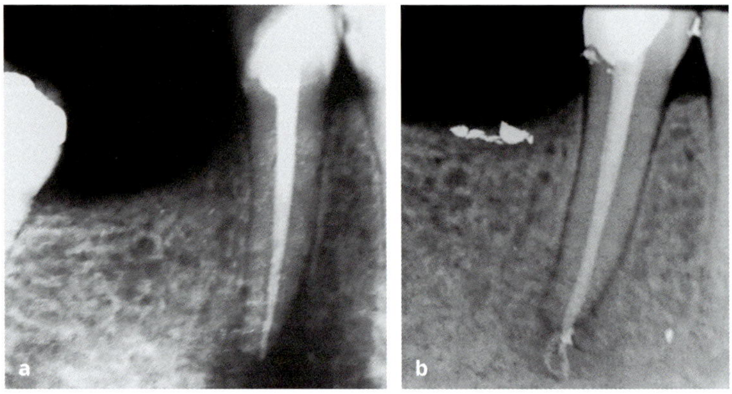

图8-29 在对超充的牙齿进行再治疗时使用溶剂的常见失误。（a）45的术前X线片显示牙胶超填和透射性病变。（b）由于在去除牙胶时使用了氯仿，导致超填。

在非手术根管再治疗中使用旋转器械，会有更高的器械分离风险，而且使用旋转器械处理超过4个根管可能会增加器械分离的概率[55]。在使用旋转器械去除根管充填材料时，器械分离的风险会增加；所以，医生应当使用全新的器械以避免器械分离，并且在非手术根管再治疗结束后丢弃这些器械。为了控制感染，建议在初次治疗或非手术再治疗过程中，手动器械和旋转器械均单次使用[56]。

使用旋转器械和往复器械去除根管充填材料与更高的操作事故风险显著相关（如台阶形成、穿孔和器械分离[57-59]）。使用H锉是一种安全的去除根管充填材料的方法，特别适用于经验较少的医生，可以减少进一步的意外[57-58]。系统评价表明，XP-endo Finisher和XP-endo Finisher R比冲洗活化技术更有效地去除根管充填材料[60]。虽然有报告指出，往复锉在根管再治疗中去除充填材料的速度比手动器械和旋转器械快[61]，但根据系统评价，手动器械仍然是去除先前根管充填材料的最安全方法[59]。

医生在治疗之前以及治疗过程当中，都应当仔细地对根管充填材料的类型与长度予以评估，同时还要考虑根管的弯曲程度。另外，材料超填或许并非日后治疗失败的唯一因素，然而执意去除这些超填的材料可能会进一步对根尖周组织造成损害，并且会增加术后疼痛与炎症发生的风险。研究表明，超充是术后疼痛和不适的重要预测因素[62]。应当牢记的是，如果在初次根管治疗或根管再治疗期间发生了超填的情况，那么最好是在同一就诊时段就去除超填的材料，而非等到根管封闭剂固化之后（图8-30）。

根周围的牙周组织造成损害。另一种技术是运用旋转器械来去除塑料载体和牙胶[64]。当牙齿将银尖用作根管充填材料并且需要进行非手术根管再治疗时，尤其要注意在开髓过程中不要损坏银尖的冠部，因为银尖可能嵌于修复材料之中。在银尖的冠部暴露之后，可以使用镊子（如Stieglitz镊）将其夹取并从根管中取出[6]。

遗漏根管的发现

有一项研究指出，在进行非手术根管再治疗时，近一半的磨牙会被发现存在遗漏根管[65]。对根管形态缺乏足够的了解是一个常见失误。上颌磨牙的近中颊根、下颌磨牙的远中根、下颌前牙以及下颌和上颌前磨牙的远中根，还有下颌磨牙的近中根都属于可能遗漏根管，在初次根管治疗和/或非手术根管再治疗期间应当仔细检查[66-70]。

在进行非手术根管再治疗时，医生必须始终将解剖变异纳入考虑范围。术前从不同角度拍摄的X线片可能有助于识别漏治的根管（图8-31）。一般而言，当术前根尖片呈现出不对称的情况时，医生或许需要考虑存在遗漏根管的可能性。在根管再治疗过程中，细致地评估诊断性X线片也对发现遗漏的根管有所帮助（图8-32）。此外，CBCT是一种重要的诊断工具，能够协助定位遗漏根管（图8-33）。使用合适的放大镜和照明设备仔细检查任何遗漏根管是防止日后治疗失败的必要举措。要记住，牙齿通常具有比预期更多的根管。

以往意外情况的处理

在非手术根管再治疗过程中，需要处理的常见意外情况包含器械分离、根管台阶和穿孔。

器械分离

尽管器械分离在X线片上显示效果不佳，但这对最终结果并无显著影响[71-74]。因此，始终推荐采用能保留更多根部结构的保守技术（图8-34）。器械分离可能会增加治疗失败的概率，尤其是在存在牙髓坏死、根尖周病变，以及在未进行适当根管清理就发生器械分离的情况下。总体而言，是否移除分离的器械应当依据临床医生的技能、可用设备、潜在风险、器械分离时根管的状况（如在根管预备的起始阶段或最后阶段）、是否存在根尖周病变[75]以及治疗前牙髓的活力状态来决定[76]。在非手术根管再治疗的情形下，临床医生的技能

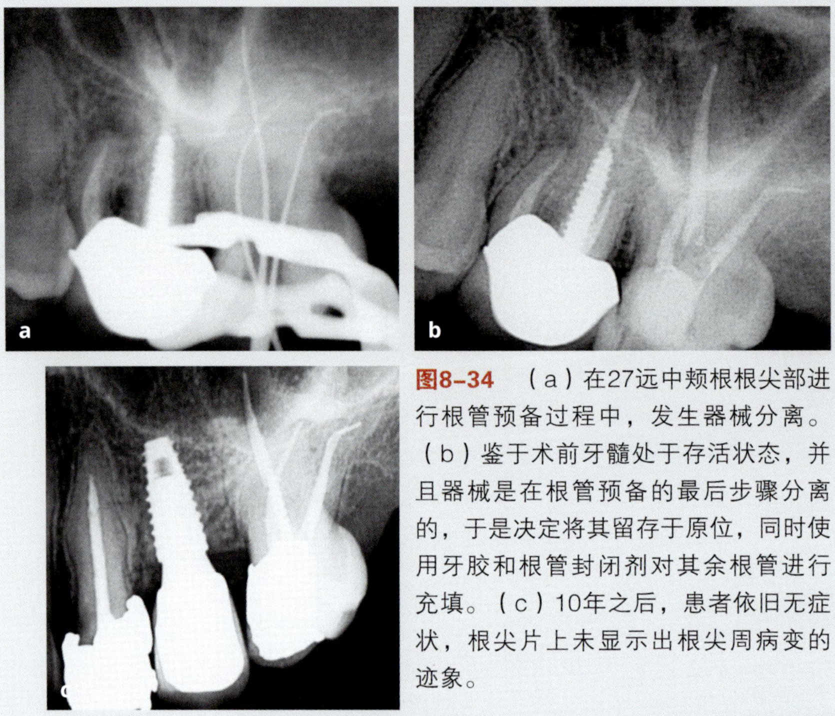

图8-34 （a）在27远中颊根根尖部进行根管预备过程中，发生器械分离。（b）鉴于术前牙髓处于存活状态，并且器械是在根管预备的最后步骤分离的，于是决定将其留存于原位，同时使用牙胶和根管封闭剂对其余根管进行充填。（c）10年之后，患者依旧无症状，根尖片上未显示出根尖周病变的迹象。

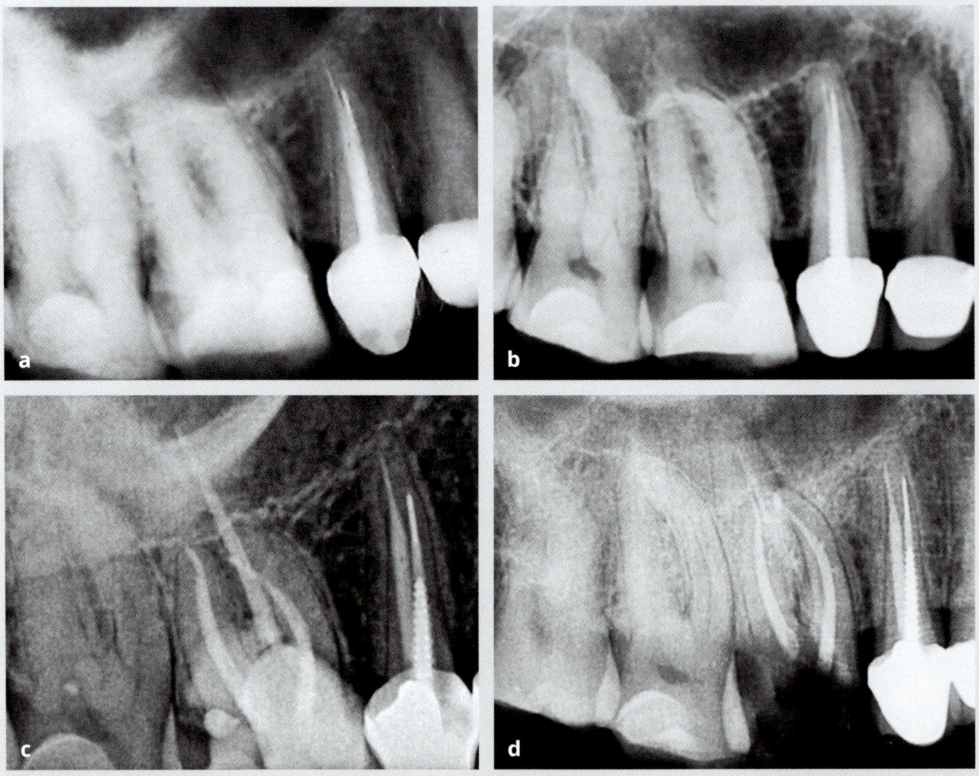

图8-35 （a）在例行检查中发现15的一个根管中有折断的器械。由于患者无症状，因此没有去除该器械，并继续进行定期检查。（b～d）患者在10年、18年和22年后的随访情况。

和设备、潜在风险以及根尖周病变的存在与否也都需要考虑。理想状态下，最好取出分离的器械；然而，有时候临床医生的尝试可能会失败，进一步去除牙齿结构可能会使牙齿容易折断。在无感染病史、不存在根尖周病变且不需要新的修复时，不应尝试取出分离器械（图8-35）。在此种情况下，建议向患者说明潜在风险和益处，并进行定期监测[77]。一个常见失误是，在没有适当的放大镜和照明设备下就尝试取出分离器械。此外，提供一个分阶段平台并在分离的器械周围留出空间，这样能够使超声振动将能量传递至分离的器械上[78]。在没有适当放大镜和照明设备的情况下进行分离器械的取出操作是非常困难且危险的，创建分阶段平台时应尽量减少对牙齿结构的去除。

根管台阶

在某些情形下，台阶的形成较为明显，可在术前X线片中被检测到。每次进行再治疗时，都应当尽力绕过台阶。常见失误包括在遇到台阶时进行扩锉操作、强行用大号锉越过台阶，以及在绕过已有台阶时使用尖端未预弯的锉。这些操作不能有效地绕过台阶，甚至可能使情况恶化，进而无法绕过台阶。

绕过台阶并回归到原始根管入路的关键因素是使用具有锐利、预弯尖端的器械以及轻微旋转的提拉动作。此外，使用溶剂防止台阶扩大也是至关重要的。如果能够正确预估根管的延伸方向，临床医生就可以使用预弯的工具绕过台阶[79]。

另一个常见失误在于，当临床医生成功绕过台阶之后，没有留出足够的时间来处理台阶。在这种情况下，临床医生可能会采用长推拉动作或短推拉动作，却未能始终保持在台阶根尖处进行操作。如此一来，根管入路可能会被堵塞，从而阻碍根管的重新疏通。为了避免出现这种问题，临床医生应当使用短的提拉动作，并且确保锉尖始终位于台阶根尖处[79]。

还有一个常见失误是使用强力旋转工具来绕过台阶，尤其是在早期使用细锉进行根管再疏通之后。这种操作可能会致使根管发生偏移，进而造成穿孔或旋转器械分离。为避免这种情况，建议首先使用小号手动器械绕过台阶，然后再使用旋转器械进行最终的根管预备（图8-36）。

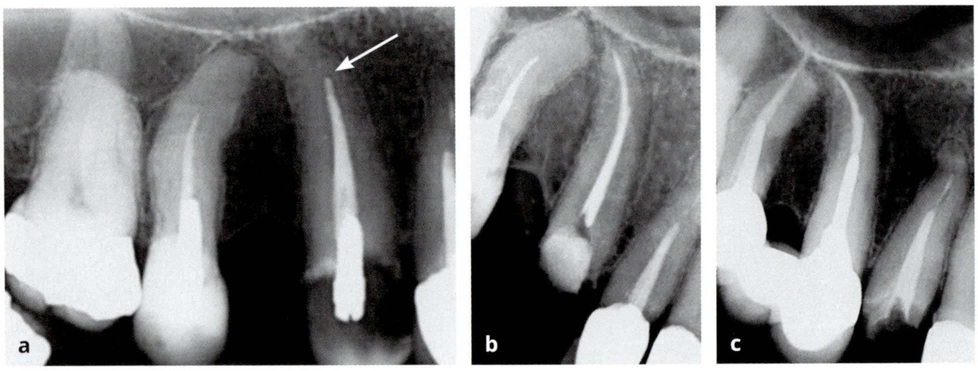

图8-36 13需要重新修复。（a）术前X线片显示有一个短的预制桩，并且在初次非手术根管治疗过程中出现了台阶（箭头所示）。（b）在拆桩和去除根管充填材料之后，成功绕过台阶，然后对根管进行了预备和充填。（c）5年之后，牙齿无症状且功能正常。

穿孔

根管穿孔是导致根管治疗失败的重要原因之一[80–81]。穿孔修复是非手术根管再治疗的重要内容，临床医生在使用生物活性根管封闭剂时应始终遵循使用说明书[15,17,82–84]。诸多因素（如对穿孔部位进行清洁，以及在大穿孔中使用隔离物以防止生物活性根管封闭剂进入牙周组织）都能够改善最终治疗结果（图8–37）[83–84]。常见失误之一是在开始治疗前未仔细评估病例。例如，在上颌前磨牙（具有2个或3个独立的根）以及上颌和下颌磨牙中，应始终在开始治疗前对髓腔底厚度进行评估（图8–21）。

如果之前的治疗致使根分叉处变薄，那么在去除修复材料时就应当小心谨慎。最后的修复材料最好通过超声振动来去除，这样更为保守，可以防止进一步穿孔。

另一个常见失误是在开始非手术根管再治疗时未考虑对穿孔进行恰当处理。在存在大面积根管穿孔的情况下，应当首先修复穿孔部位，然后再去除根管充填材料，因为可能会出现冲洗剂渗入穿孔处并且不小心将根管充填材料挤入穿孔部位的情况。

还有一个常见失误是认为不同的生物活性根管封闭剂在穿孔修复中具有相似的效果[17]。临床医生应当了解每种材料的成分，以及该材料是否已被成功研究用于穿孔修复[17,82–85]。例如，当美观性较为重要时，应优先选用不含氧化铋的生物活性根管封闭剂[17,84]。

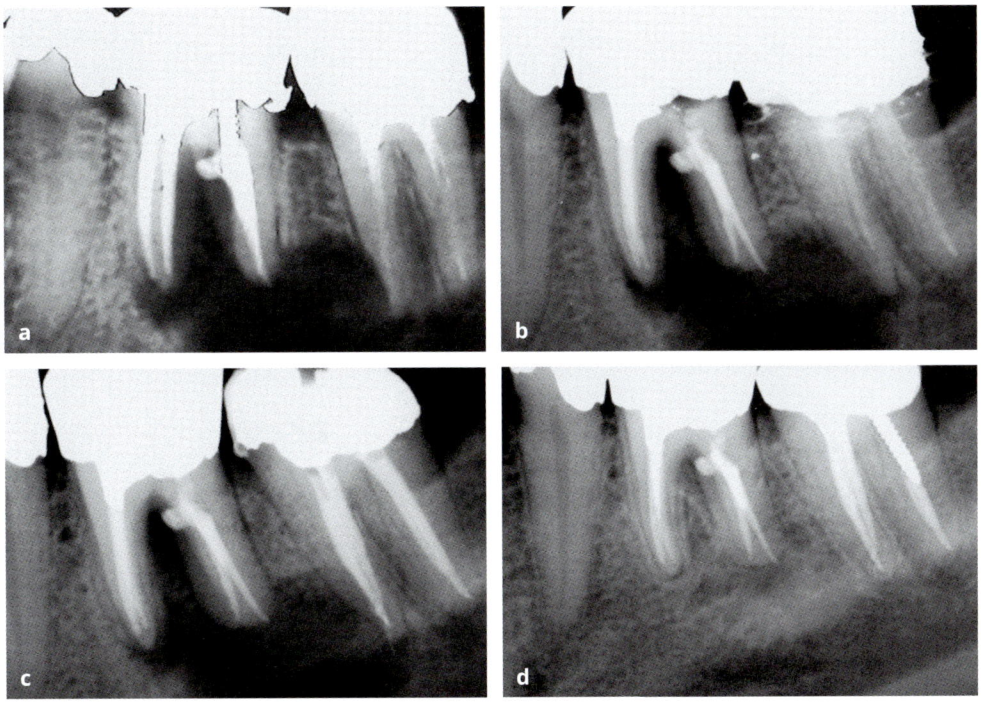

图8-37 （a）术前X线片显示36远中颊根的桩道发生穿孔。（b）拆桩后，穿孔部位被清洁干净，并且使用牙色的ProRoot MTA（Dentsply）进行修复。（c）37也接受了非手术根管再治疗。（d）30个月之后，透射性病变已经愈合。

根管预备

在根管再治疗过程中，根管预备需要考虑多个因素。

第一，在进行根管预备之前，应当仔细评估先前的根管治疗状况。如果根管已经得到良好的预备，但由于持续感染或二次感染而导致治疗失败，临床医生应当主要将精力集中在冲洗方面，可采用被动超声冲洗、根尖负压或声波冲洗的方式来清除碎屑、涂层以及生物膜[86]。近期的一项研究对超声激活去除根管充填材料的能力表示质疑，该研究报告指出超声激活可能会将充填材料挤入牙本质小管[87]。为避免这种情况，可以考虑采用其他主动的根管内技术（如根尖负压和声波冲洗）。

第二，在非手术根管再治疗时应考虑根管的横截面。研究显示，当在非手术根管再治疗中对横截面为椭圆形的根管使用旋转器械时，残留碎屑、坏死组织以及初次根管充填材料的量可能会显著增加[88-90]。XP-endo Finisher和XP-endo Finisher R系统可用于去除根管充填材料[60]。使用超声或激活声波设备

［如EndoActivator（Dentsply Sirona）］，可能会在去除根管充填材料后使根管表面更加清洁。

第三，已经证实在横截面为椭圆形的根管中，如果采用缩小的开髓孔设计，可能会大幅降低器械去除根管充填材料的效果[46]。为避免此问题，建议在具有椭圆形横截面的根管的牙齿中，应预备标准的开髓孔。

第四，在根管预备中，应充分评估病例及其变量（如剩余牙本质厚度）评估。如果能够使用CBCT，就可以轻松评估先前根管预备的质量和剩余牙本质厚度。有时传统的根尖片可能无法提供充足的信息，这可能会导致意外情况发生（如带状穿孔）（图8-38）。

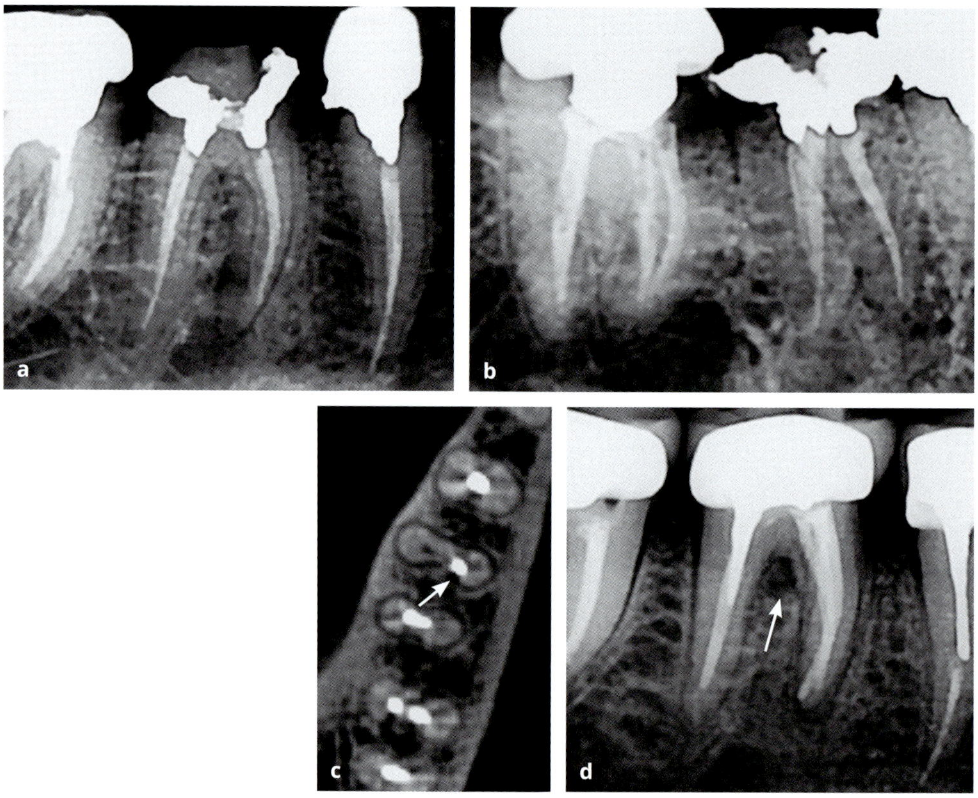

图8-38 忽视三维技术从而导致进一步失败的实例。（a和b）从不同水平角度拍摄的46根尖片显示近中根可能存在遗漏根管。（c）牙齿水平面视图表明近中颊根被遗漏，并且近中舌根与牙周组织之间的牙本质厚度极薄（箭头所示）。患者被告知，如果进行非手术根管再治疗，可能会发生带状穿孔。患者未采纳牙髓病医生的意见，并且在未告知第二名医生初诊医生意见的情况下，寻求了另一名临床医生的诊治。（d）数个月之后，患者因咀嚼时牙齿敏感前来复诊，观察到牙周袋以及透射性病变（箭头所示）。

在根管预备过程中，还可能出现另外两个常见失误：①玷污层未被去除；②未考虑到旧细菌生物膜的存在。已有研究证明，清除玷污层能够显著提高非手术根管再治疗的成功率[91]。使用5.25%的NaClO进行根管预备，并且在最终冲洗时交替使用NaClO和17%乙二胺四乙酸（EDTA），可有效去除根管生物膜和玷污层[92]。冲洗剂的选择（用于清除玷污层和生物膜）应基于现有文献。一些冲洗剂（如低浓度的NaClO、EDTA与NaClO的交替使用以及MTAD），在清除玷污层方面很有效；然而，如果临床医生想要清除生物膜，则应考虑使用QMix（Dentsply Tulsa Dental Specialties）、Tetraclean（Ogna Laboratori Farmaceutici）以及高浓度的NaClO（＞2%）[93-94]。

预后

一个常见失误是认为所有非手术根管再治疗程序都伴随着较低的成功率。确实，非手术根管再治疗的总体成功率明显低于初次非手术根管治疗[95]；然而，纳入考虑范围的研究包含了由牙科学生、全科口腔医生以及根管治疗专家实施的非手术根管再治疗病例[3,96]。根管治疗专家进行非手术根管再治疗的牙齿具有较高的存活率，这或许会促使临床医生提供这种治疗[97]。为了获得最佳疗效，临床医生应找出导致先前治疗失败的原因并予以纠正[98]。无论是进行初次非手术根管治疗还是非手术根管再治疗，充分的根管充填和恰当的修复都会对成功率产生显著影响，进而改善牙齿的健康与功能[99]。所以，如果能够发现并处理失败的原因，初次和非手术根管再治疗的结果之间就不会存在显著差异[6]。

另一个常见失误是认为显微外科手术再治疗优于非手术根管再治疗。一项系统综述和荟萃分析报告显示，根管再治疗的长期效果显著优于提供明显较好短期效果的外科根管治疗[3]。此外，近期的一项研究报告指出，两种治疗方式在存活率方面没有显著差异[100]。

还有一个常见失误是认为非手术根管再治疗完成后不需要进行有效的最终修复。初次或非手术根管再治疗只有在提供了合适的牙齿修复之后才能被视作完成[101]。

9

牙髓外科手术过程中的失误

Errors During Surgical Endodontics

MAHMOUD TORABINEJAD
ZAHED MOHAMMADI
MASOUD PARIROKH
MOHAMMAD SABETI

目标

阅读本章后，读者应能够：

1. 了解根尖手术（periapical surgery，PAS）的适应证和禁忌证。
2. 通过检查和治疗确定失败的原因。
3. 描述下述过程中的意外情况：
   a. 病史采集
      i. 处理主诉
      ii. 记录既往史
      iii. 记录牙科病史
   b. 临床检查
      i. 口外检查
      ii. 口内检查
      iii. 临床测试
   c. 影像学检查
   d. 切开和引流
   e. 根尖手术
      i. 瓣膜设计
      ii. 翻瓣
      iii. 瓣膜牵引
      iv. 去骨
      v. 根尖周刮治
      vi. 根尖切除
      vii. 根管倒预备
      viii. 根管倒充填
      ix. 瓣的复位与缝合
      x. 处理术后并发症

当首次治疗失败，又无法实施非手术再治疗或治疗不能取得良好效果时，就需要通过牙髓外科手术来保存牙齿。该手术的目的包括封闭根管系统和根尖周组织之间的所有通道，消除根尖周组织中的感染，为根尖周组织的完全再生提供环境，并最终保留天然牙列。牙科手术显微镜、显微外科器械和新的根管倒充填材料的使用极大地改变了牙髓外科手术的实践与理论[1-2]。

与其他医疗或口腔治疗过程一样，在牙髓外科手术的诊断、治疗计划以及操作过程中都可能发生意外情况。为了避免意外情况的发生，临床医生应该使用系统的方法来收集患者相关的医学和牙科信息，通过必要的测试并分析收集到的信息，以制订鉴别诊断、最终诊断和后续的治疗计划。本章将重点介绍在病史采集中获取相关信息的适当步骤，包括他们的既往史和牙科病史、临床和影像学体征及症状、收集到的数据对牙髓外科手术治疗计划的影响，以及这些步骤中的意外情况[3-7]。

病史采集中的意外情况

牙髓外科手术的主要益处是保留患者的天然牙列。然而，在有些情况下，牙齿无法保存，需要拔牙。尽管最近在牙髓外科手术的实践和理论上取得了进展，但这种手术的结果可能会被夸大，并引起患者和临床医生之间的误会。试图用牙髓外科手术来拯救每一颗牙齿会适得其反，不应该尝试。在病史采集期间，应以通俗易懂的方式讨论根尖手术及其替代疗法，并详尽地解释益处、风险和费用。在进行牙髓外科手术前，也应与患者讨论包括牙龈组织的损伤、术后产生瘢痕组织、瘀血和感觉异常等并发症在内的风险。经充分讨论后，作为患者和医生之间的协定，应该由患者或其法定监护人签署知情同意书，并由第三方见证[6,8]。常见失误是没有向患者提供关于手术过程的全面阐述。有时患者只是因为经过初次或再次根管治疗术的牙齿存在根尖周病变而被转诊。常见失误是只看当前的X线片，而没有检查以前的X线片（图9-1）。

在病史采集期间发生的意外情况可能与主诉、健康状况和既往史以及牙科病史有关。

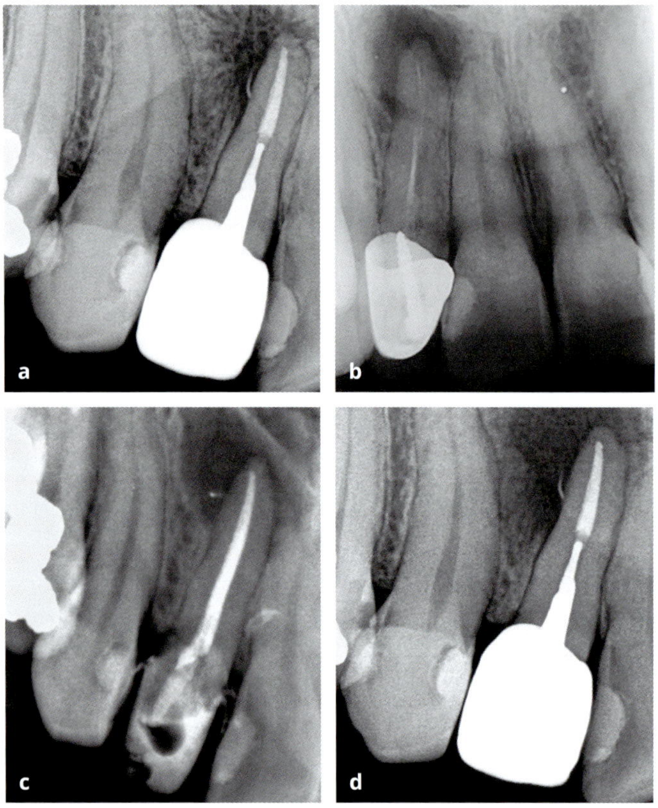

图9-1 （a）37岁女性患者，因12出现根尖周透射影而被转诊进行评估。（b和c）通过对她的牙科病史进行评估，发现她在3年前因为存在根尖周透射影和不恰当的根管治疗术（未完全充填）接受了非手术根管再治疗术。（d）与治疗后6个月的根尖片相比，随访X线片（a）显示了根尖周病变的愈合。

主诉

如第1章所述，临床医生应当非常仔细聆听主诉；患者通常会根据治疗效果和能否有效解决他们的主诉来判断医生的医术与人品。忽视或不够重视患者的主诉不仅会导致错过有价值的诊断信息，还可能导致患者和医生之间缺乏信任。

健康状况和既往史

可能影响根管治疗术的常见疾病有心血管疾病、糖尿病、血液系统疾病、肾脏疾病、神经性系统疾病和癌症（见第1章）。患有这些疾病的患者应该仔细评估是否进行根尖手术（PAS）。因为PAS期间止血很重要，因此应避免在近期发生心肌梗死（myocardial infarction，MI）、不稳定型心绞痛、近期接受过冠状动脉搭桥手术（3个月内）、未控制或未治疗的高血压、难治性心律失常、未控制的甲状腺功能亢进的患者中进行，因为这些患者没有足够的肾上腺素来止血。另一组不适合进行牙髓外科手术的是那些服用抗凝药物的患者。这些患者在牙髓外科手术过程中有发生过度出血的高风险。对于患有无法控制的糖尿病、肾脏疾病、白细胞相关疾患、正在服用免疫抑制药物或头咽喉部接受过超过60Gy的放疗以及愈合能力低下的患者，应避免进行牙髓外科手术。在考虑进行牙髓外科手术时，应仔细评估正在服用抗骨吸收药物以及已知会增加颌骨坏死风险的药物（如双膦酸盐类、地诺单抗和抗血管生成药物）的患者。如有疑问，应当咨询患者的主治医师[6-7,9]。

牙科病史

在考虑进行PAS时，有关牙齿治疗的历史信息非常重要。咨询首诊医生，获取临床和影像学信息，并将本次获取的信息与首诊医生提供的信息进行比较，可以为患者的病因以及包括PAS在内的未来治疗的成功可能性提供有价值的线索（图9-1）。在不了解患者既往牙科病史的情况下进行PAS可能会导致患者、医生和保险公司之间产生严重的误解。

临床检查中发生的意外情况

临床检查包括对口内外组织进行仔细的观察和诊断性测试，以将其与无明显病变的正常结构进行比较[7]。

口外检查

对患者进行仔细的口外检查可以发现口内病变的原因。如果治疗过程中忽视这一部分可能会导致对患者的误诊和误治（图9-2）。

口内检查

口内检查包括检查口腔软组织和硬组织。在口腔硬组织检查时，应检查有无外生骨疣等硬组织异常。应使用口镜和探针来检查牙齿是否有变色、牙折、磨损、酸蚀症、龋齿、不良修复体或其他异常。异常的表现会影响患牙的瓣膜设计和手术入路。软组织检查包括对唇、口腔黏膜、颊、舌、牙周组织、腭部和咀嚼肌进行详尽的视诊及数字化评估。其中检查牙龈和牙槽黏膜是否存在炎症、溃疡、变色、肿胀、撕裂、开窗和窦道形成。软组织检查的一个重要部分是确定牙周生物型。忽视对软组织的检查，尤其是对牙周生物型的检查，可能会导致不良的美学效果以及患者的不满意。有几种方法可以检测不同的牙龈生物型，包括：①直接测量（侧压针和橡胶止动器）；②牙周探针透明度法；③超声设备；④CBCT[10]。

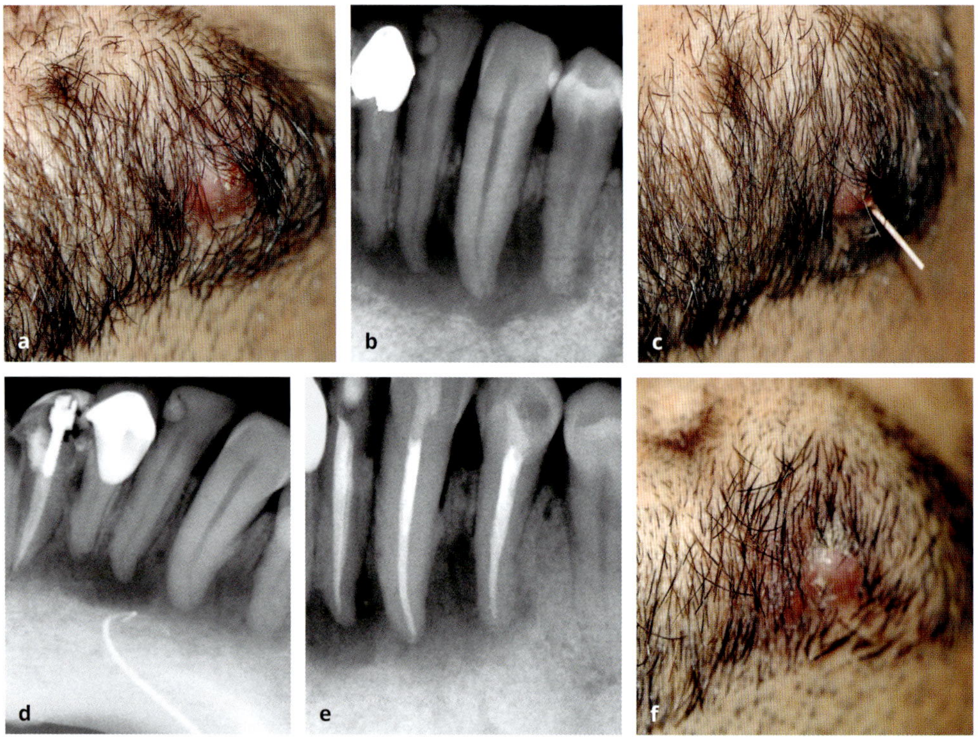

图9-2 （a）因为没有发现口外窦道的来源是下颌前牙的慢性根尖周病变，而接受了多次手术治疗。（b）根尖片显示下颌前牙和第一前磨牙存在病变。（c和d）用牙胶尖示踪发现根尖周病变是口外窦道的感染源。（e和f）根管治疗术后1周，口外窦道愈合。

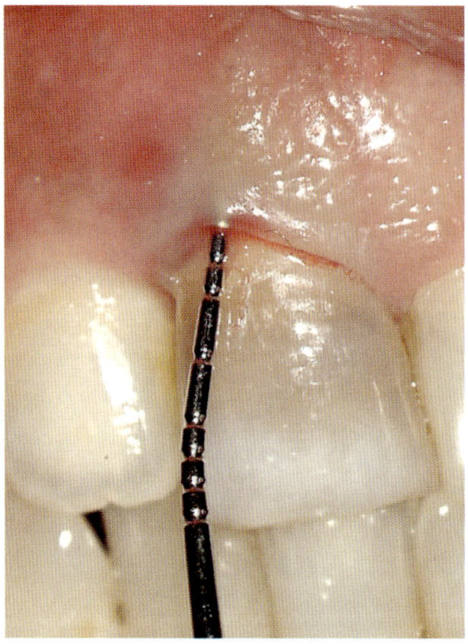

图9-3 当牙周探针能通过龈沟看到时，可以判断出是薄龈生物型。

最简单和创伤最小的方法是牙周探针透明度法（图9-3）。在临床检查过程中的常见失误是没有使用适当的放大倍数和照明。有时在检查过程中，可以通过使用牙科手术显微镜识别出牙根纵裂（图9-4）。

临床测试

如第1章所述，临床测试包括多种方法来确定牙列中是否存在病变。这些测试包括叩诊、触诊、探诊、牙髓活力测试和影像学检查。在进行临床测试时，常见失误是忽略了与对照牙进行比较[11]。对照牙为临床医生提供了比较患者基线反应的重要信息。在叩诊检查过程中的常见失误是认为牙齿的叩痛是由于根尖周炎症的存在，而忽略了牙周炎症。触诊

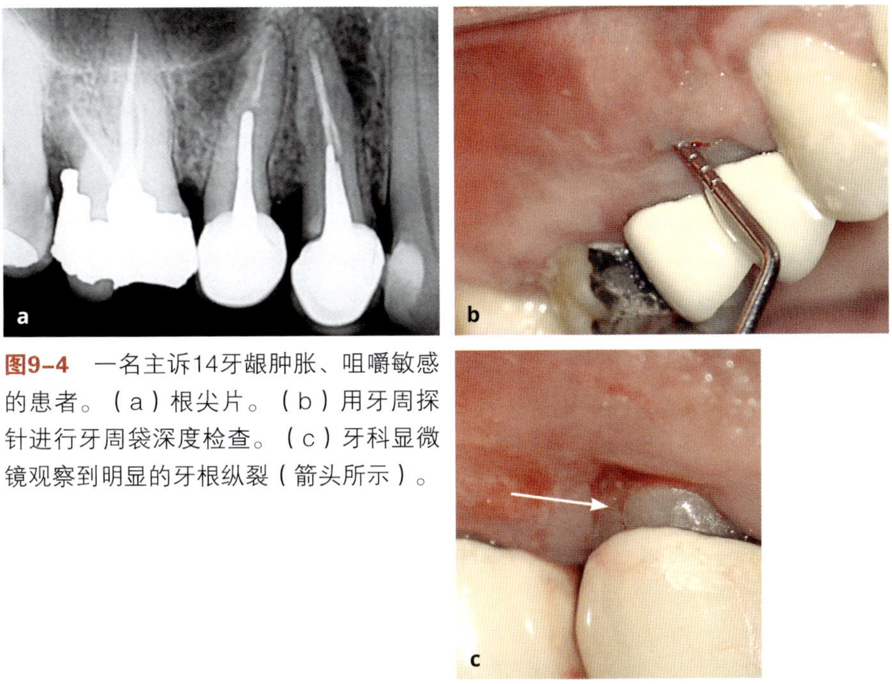

图9-4　一名主诉14牙龈肿胀、咀嚼敏感的患者。（a）根尖片。（b）用牙周探针进行牙周袋深度检查。（c）牙科显微镜观察到明显的牙根纵裂（箭头所示）。

时的疼痛反应通常表明伴有牙髓病和/或根尖周病的牙齿存在根尖周炎症[11]。冷测法是确定牙齿是否存在活髓组织最可靠的方法。探诊是一项重要的临床检查，但它却是诊断和治疗计划中最少使用的检查。根尖周病变和牙周病变都会破坏牙周组织，且可能临床表现相似。探诊是一种可以准确地区分这两种病变的诊断工具，它决定了牙髓外科手术中治疗的类型和瓣膜的设计。与牙周探诊一样，在许多情况下，松动度检查也没有得到充分的应用和重视，而且往往没有得到正确的记录。常见失误是误认为所有的牙齿，无论其病因如何，只要出现严重的松动，就表示预后不佳，需要拔除。由于根尖周病而导致的严重松动可以通过PAS成功治疗[7,11]。

影像学检查中的意外情况

传统的根尖片是用X线胶片或数字传感器捕获的三维物体的二维图像。二维方法将三维解剖结构复制为二维图像。因此，牙齿和邻近结构的三维解剖的关键信息是模糊的，即使使用平行投照技术，根尖片上牙齿结构的扭曲和重叠也是不可避免的[12-14]。

CBCT在设计显微根尖手术中的作用已得到充分的证实[13]。与传统的X线片相比，它具有三维几何精度，在检测骨结构密度变化方面也更为敏感（见第

2章）。因此，通过使用CBCT显著提高了诊断根尖周状况的准确性[12,15-16]。CBCT图像的不同空间视图可以消除解剖结构的重叠，特别是下颌前磨牙和磨牙（图9-5）[17]。

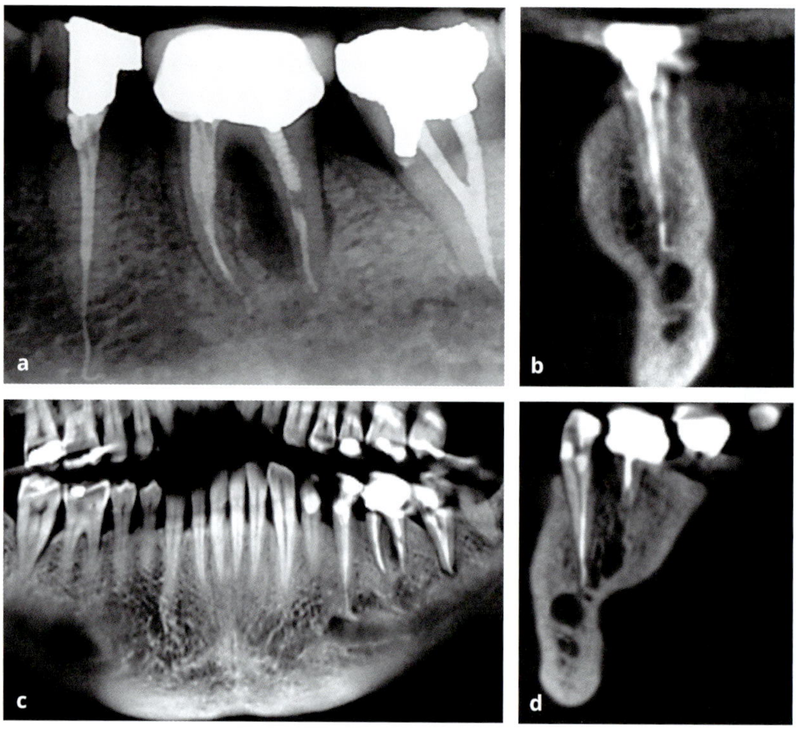

图9-5 CBCT是一种重要的检测解剖标志的技术。（a）35在根管治疗术后持续疼痛。根管充填物超充可能是持续疼痛的原因。CBCT冠状面（b）、全景（c）和矢状面（d）视图提供了关于超充材料与下颌管以及颏孔之间距离的信息。

9

在上颌磨牙和前磨牙中，牙根与上颌窦、颧突等解剖结构重叠。CBCT可以三维显示根尖周组织，而不与覆盖的颧突、牙槽骨或邻近牙根重叠。在下颌骨的后部区域，前磨牙和磨牙的牙根邻近颏孔和下颌管[18-19]。

当口腔医生忽视了根尖周可疑的透射影时，有可能发生另一个失误。仔细的影像学检查可能会让他们要求进行CBCT检查，以排除在二维X线片上不明显的可能导致初次根管治疗术失败的原因（图9-6）。

Ray等人[20]推荐在PAS期间使用手术指南进行更保守和安全的治疗。Rigolone等人[21]表明在对上颌第一磨牙腭根进行显微根尖手术时，CBCT在测量皮质骨与腭根根尖之间的距离方面起着重要的作用。

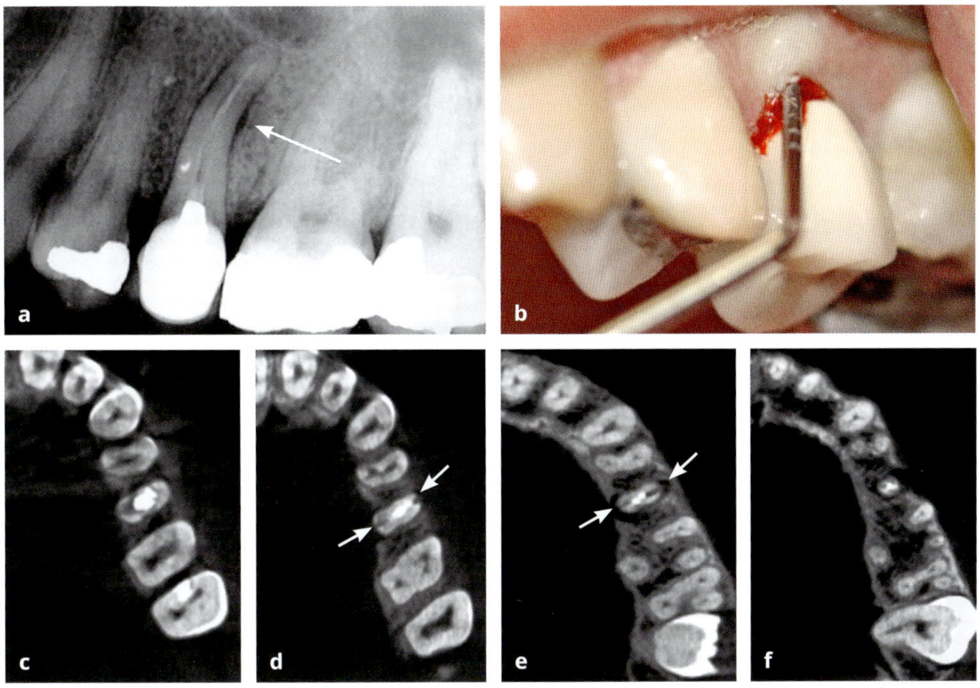

图9-6　一名25有初次根管治疗病史的患者。（a）根尖片显示牙周膜横向增宽（箭头所示）。（b）临床检查显示25的颊侧和腭侧有深牙周袋。（c~f）不同层面的CBCT水平面视图显示了一条纵裂线（箭头所示）。

CBCT可用于确定其他术中的影响因素（如皮质骨的厚度、松质骨类型、开窗、上颌骨和下颌骨的解剖外形，以及牙根的倾斜度[20–22]）。然而，一些变量会影响CBCT图像的准确性和分辨率（图9–7），包括体素大小、切片厚度、千伏电压和视野范围（见第2章）[23–25]。

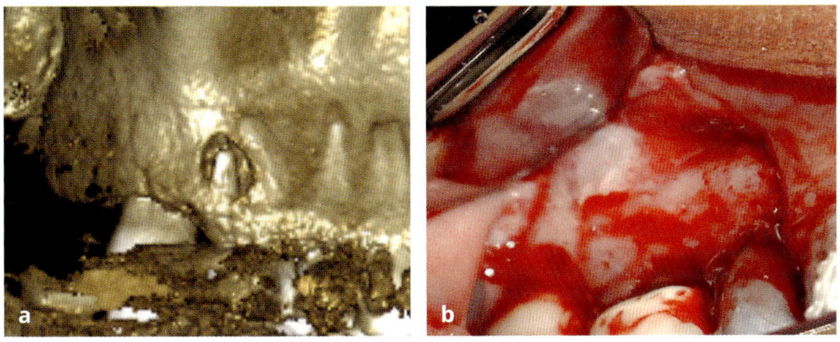

图9–7　（a）3D重建CBCT图像显示16远中颊根周围骨丧失，无皮质骨。（b）同一患者，在翻瓣后显示根部有皮质骨。

借助CBCT，牙髓病医生可以诊断牙根形态、根管数目、牙根的聚合或分散，以及通常在进行多个水平或垂直角度的二维影像学检查也无法发现的遗漏（因此未治疗）根管（图9–8）[20,22]。Bornstein等人使用CBCT表明，与没有根尖周病变的牙齿相比，靠近上颌牙齿根尖周病变的施耐德膜明显变厚[26]。研究表明，与二维影像学图像相比，CBCT在评估解剖标志方面更为可靠[27]。

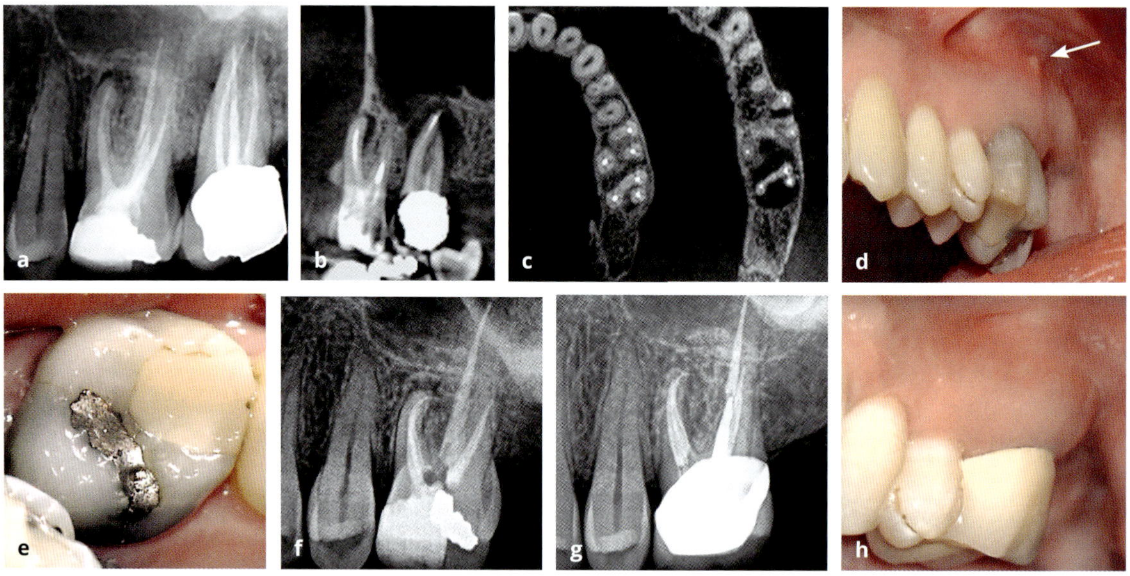

图9–8 （a）一名主诉为左侧上颌持续性感染的患者。26、27显示了根尖周病变，并有根管治疗病史。（b）CBCT矢状面视图显示27有一较大的根尖周病变。（c）CBCT水平面视图显示两颗牙齿都遗漏了第二近中颊根。（d）患者决定拔除27，因为她认为这是罪魁祸首；然而，拔牙3周后，窦道再次出现。（e和f）26接受了非手术根管再治疗术，并发现了遗漏的第二近中颊根。（g和h）6个月后的随访显示，根尖周病变已愈合，患者对感染没有复发感到满意。

牙髓外科手术

牙髓外科手术包括切开和引流、根尖手术、辅助性外科手术（如牙再植术和牙移植术）。

切开和引流

由于缺乏麻醉和/或切口不当，在切开和引流（incision and drainage，I&D）的过程中可能会发生意外情况。获得足够的麻醉对于进行任何外科手术都是至关重要的。由于急性根尖周脓肿时软组织和硬组织存在严重炎症，可能很难完成这项任务，术者可能需要使用区域阻滞麻醉技术（如Gow-Gates、Vazirani-Akinosi阻滞、第二分支阻滞和眶下神经阻滞麻醉），以获得深度麻醉。当存在严重的叩痛时，骨内和韧带内注射有助于获得有效的麻醉。在某些情况下，需要笑气/氧气镇静或静脉注射（intravenous，IV）镇静来进行I&D。喷洒氯乙烷溶液并使软组织表面麻木是另一种减轻痛苦、更舒适的方法[28]。I&D过程中的常见失误是在没有充分麻醉的情况下进行手术，从而伤害患者。

在获得足够的麻醉后，应使用#11或#15手术刀片做垂直切口（图9-9）。垂直切口的优点是与主要的血管和神经平行，留下的瘢痕较少。在I&D中的另一个失误是进行水平切口，这会导致愈合后留下难看的瘢痕[29]。在I&D中进行垂直切口形成瘢痕组织的可能性较小。

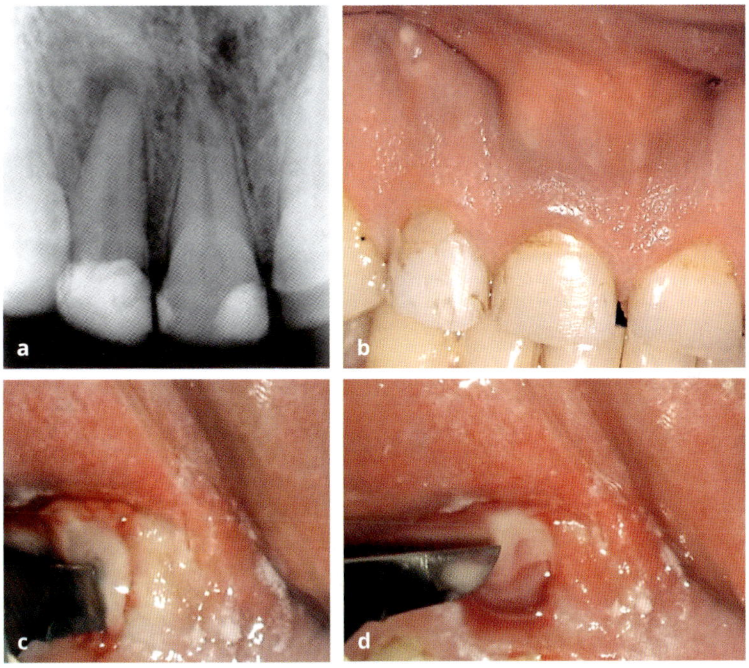

图9-9 （a）12根尖片显示根尖周透射影；然而，脓肿形成在11。（b）11 Ⅲ 度松动，对牙髓活力测试无反应。11开髓后发现少量脓液。（c和d）采用垂直切口进行软组织引流，然后放置橡胶引流管。

血液学筛查适用于患有出血性疾病的患者。切开和引流的过程中，在靠近某些解剖结构（如颏孔、上颌窦、切牙孔和紧邻根尖的下牙槽神经管等）时应小心谨慎。在病史采集和I&D中缺乏对这些标志的关注可能会导致患者严重出血和感觉异常[29]。

在切开和引流后，应放置一个橡胶引流管并将其缝合在切口的边缘以保持引流。在不缝合的情况下放置橡胶引流管可能会导致引流管提前脱落，并可能移位到切口附近的软硬组织中。临床医生应在2～3天内取出引流管，以避免不适和继发感染[29]。

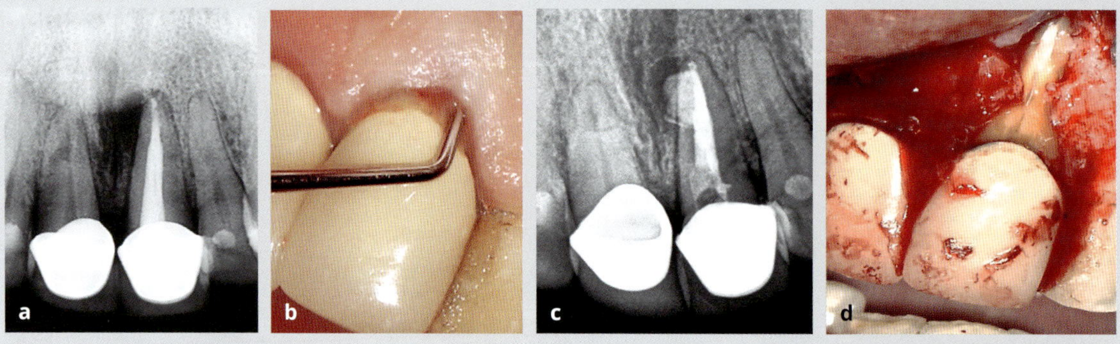

图9-10　这名53岁的女性患者以21龈沟肿胀和流脓为主诉就诊。（a）21根尖片显示根尖周透射影，该牙齿之前进行过根管治疗术。（b）从龈沟和深牙周袋进行了脓液引流，并进行了非手术根管再治疗术。（c）根管充填后糊剂溢出，同时“治疗1周后持续感染”使医生怀疑存在牙根纵裂。（d）手术探查证实了牙根纵裂。

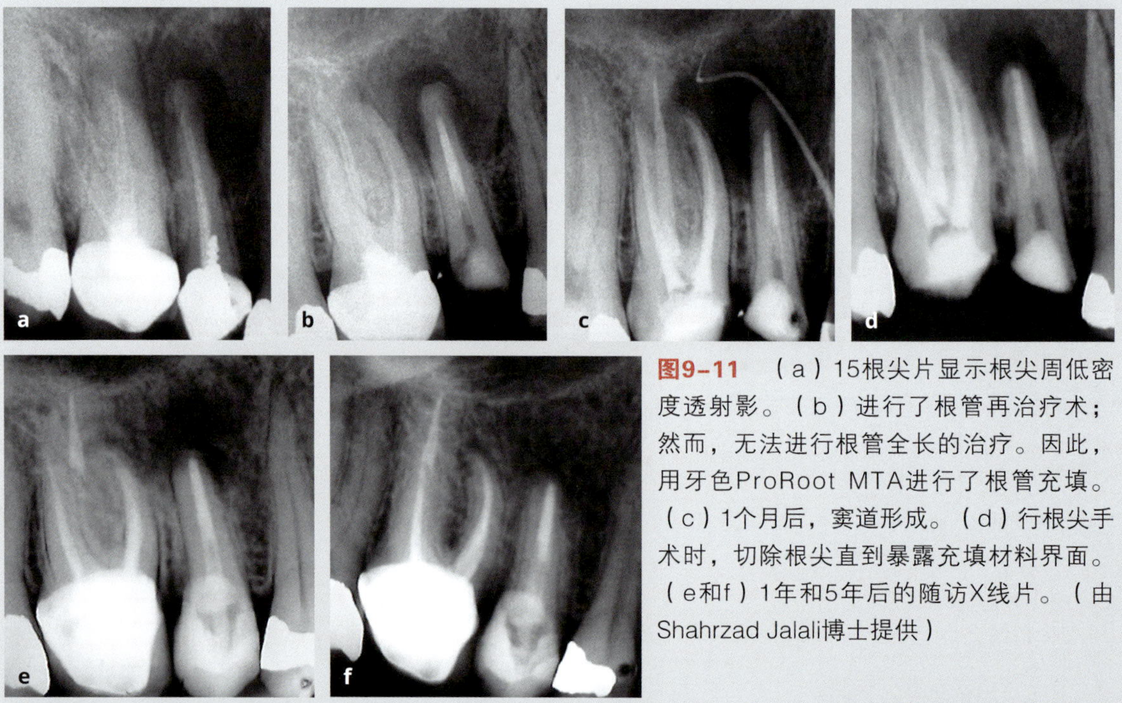

图9-11　（a）15根尖片显示根尖周低密度透射影。（b）进行了根管再治疗术；然而，无法进行根管全长的治疗。因此，用牙色ProRoot MTA进行了根管充填。（c）1个月后，窦道形成。（d）行根尖手术时，切除根尖直到暴露充填材料界面。（e和f）1年和5年后的随访X线片。（由Shahrzad Jalali博士提供）

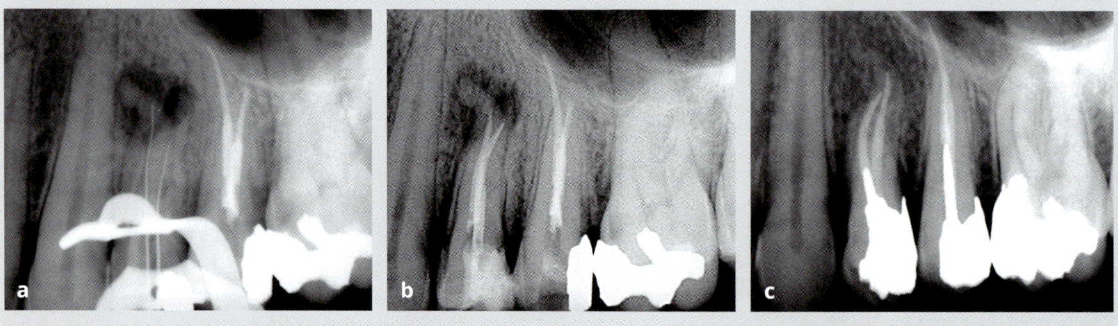

图9-12　（a）24根尖弯曲严重，因牙髓坏死导致根尖周病变。（b）未能成功完成根管全长的治疗。因此，根管被封闭到了治疗器械可以到达的长度。（c）1年后，根尖周病变在没有其他干预的情况下愈合。

根尖手术

PAS适应证或禁忌证可能会发生的意外情况。

PAS适应证中的意外情况

PAS的主要适应证是根管治疗不完善，程序性事故，根管或根尖周组织无法吸收的充填材料，根管系统的解剖复杂性导致无法通过冠向完全清理、成形和封闭根管系统，尽管接受了非手术根管再治疗术但仍然有症状的病例（图9-10），或无法正向进行非手术根管治疗术、辅助性手术和探查性手术的有症状的病例[30]。

根管治疗不完善

当以前的根管治疗术的质量可以通过非手术治疗得到改善时，不应该进行牙髓外科手术。对于牙根较短或无法对全长进行根管治疗术的牙齿，最好采用ProRoot MTA等生物活性根管封闭材料进行根管充填，以便手术更容易、根尖切除更加保守（图9-11）。

对于有根尖周病变的牙齿，如果医生无法完全清理根管并到达根尖孔，常见失误是在根管治疗术后立即进行根尖手术。在这种情况下，手术可以推迟，直到临床或影像学评估表明必须用手术来解决治疗失败（图9-12）。

程序性事故

非手术根管治疗术中的程序性事故包括根管台阶的形成、根管壁侧穿、器械分离以及根管欠填或超填。大多数程序性事故可以通过非手术的方法进行纠正（图9-13）。对于那些既没有相关知识也没有专业技能来处理这些事故的人来说，随意采取手术来治疗是一个潜在的失误（图9-14）。

无法吸收的充填材料

许多根管内的充填材料，有时甚至是根管外的充填材料都可以用正向的方法去除。对于那些既没有相关知识也没有专业技能来处理这些事故的人来说，在没有尝试任何非手术治疗而直接进行手术治疗是错误的。

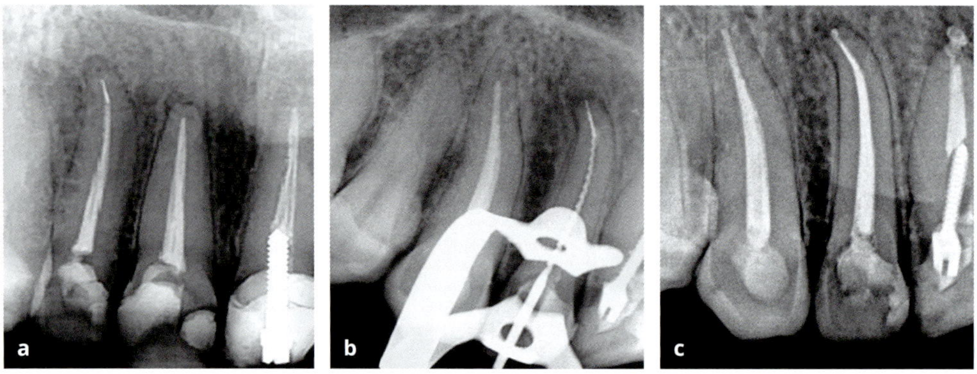

图9-13 12有症状，对触诊和叩诊敏感。（a）根尖片显示根尖1/3处的器械分离。（b）非手术根管再治疗术成功绕过了分离的器械。（c）最终根尖片显示充填了根管全长。

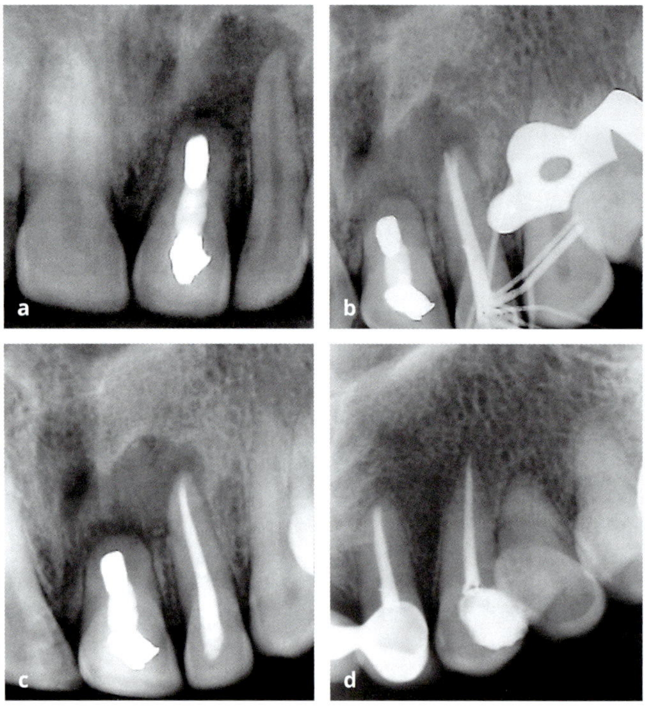

图9-14 （a）一名有外伤史的患者先进行了21的根管治疗术，然后因为治疗失败又进行了根尖手术。因为22对牙髓活力测试无反应，他的口腔医生开始对该牙齿进行牙髓治疗。治疗期间发生了根尖穿孔。患者被转诊接受进一步的治疗，必要时行根尖手术。（b和c）清理、成形以及用牙胶尖和根管充填糊剂充填根管。（d）16年的随访显示，22无症状，无根尖周病变。

9

有症状的病例

大多数有症状的病例可以通过非手术再治疗缓解疼痛和不适。在非手术治疗后对所有有症状的病例进行手术治疗是错误的。然而，当无法进行非手术再治疗且症状持续时，应考虑进行牙髓外科手术以缓解压力，减轻患者的疼痛和不适（图9-15）。

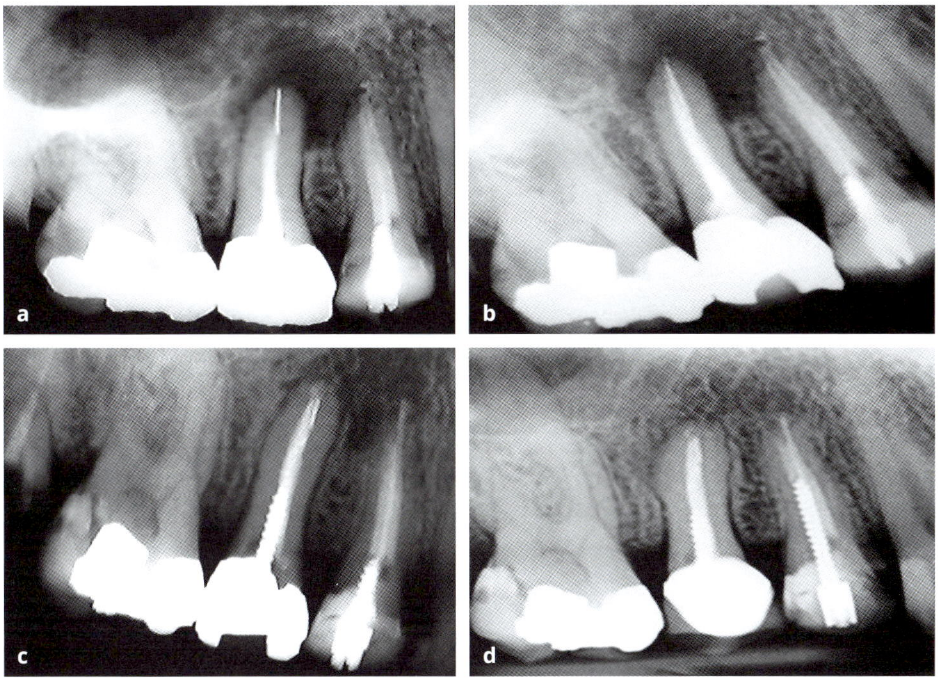

图9-15 （a）15根尖周病变，根管内器械分离。（b）进行了根管再治疗术，并绕过了分离的器械。（c）尽管进行了治疗，但该牙齿仍然有症状，根尖周透射影变大。（d）根尖手术后10年拍摄的根尖片显示，完全愈合且无症状。

辅助性外科手术

辅助性外科手术包括穿孔修补、牙根吸收的修补、牙根切除、半切术、冠延长术以及牙再植术和牙移植术[29]。然而，许多临床医生并不了解这些手术选择，而是倾向于拔牙和种植牙（图9-16）。

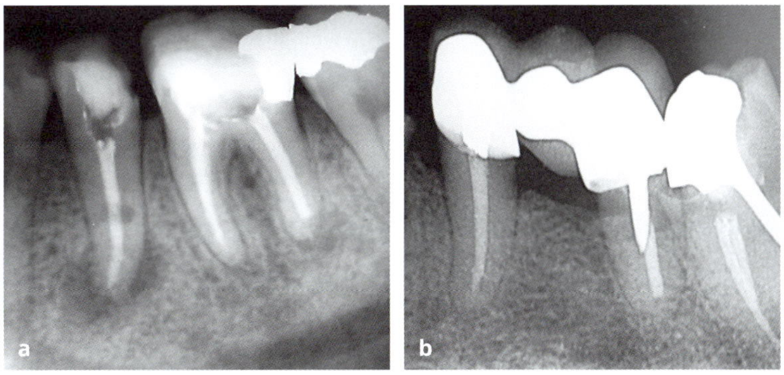

图9-16 （a和b）35、36根管治疗术后17年的根尖片。36因近中舌尖的深部折裂接受了半切术，远中根用作桥基牙。

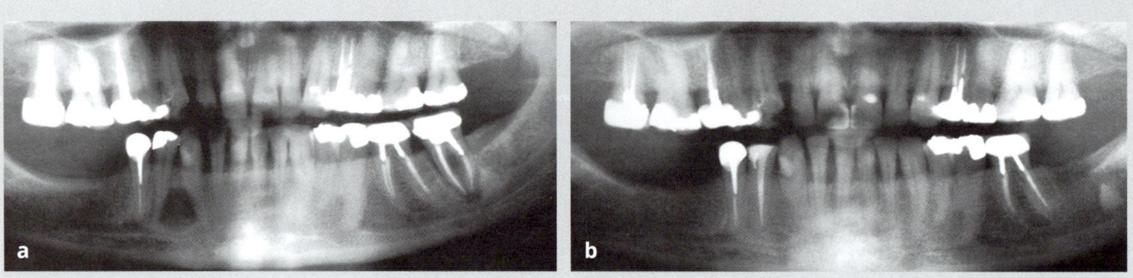

图9-17 牙髓坏死引起的透射影。（a）全景片显示43和44之间的大面积透射影。44对牙髓活力测试无反应。（b）同一患者3年后的全景片显示没有透射影。

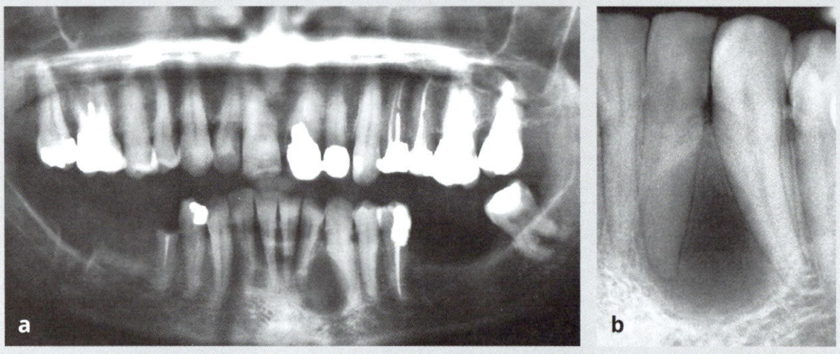

图9-18 （a）全景片显示33和32之间有大面积的透射影。（b）同一患者的根尖片。两颗牙齿对牙髓活力测试均有反应。因此，并不被认为牙髓病变是正在发展的透射性病变的来源。

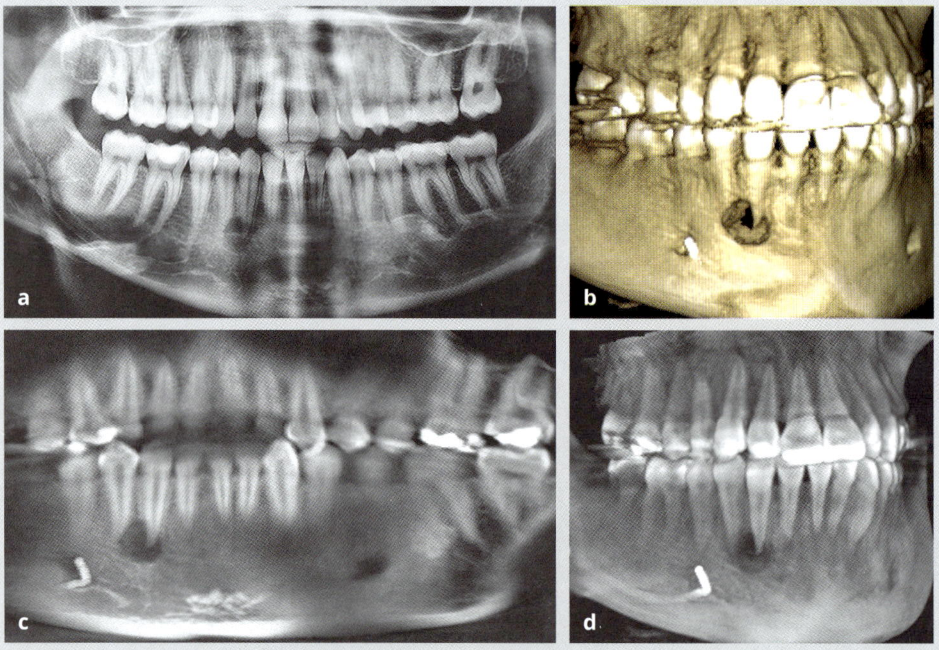

图9-19 （a）全景片显示43和44之间有一个大面积的透射性病变。（b～d）不同的CBCT视图显示骨破坏。43和44对牙髓活力测试有反应。由于患者有恶性肿瘤病史，应进行根尖手术和进一步的组织病理学检查。

探查性手术

大多数根尖周病变是由根管系统感染引起的，可以采用非手术或手术治疗。有一些根尖周透射影不是由根管感染引起的，但表现类似于牙髓源性的根尖周病变。可疑的病变应进行活检，并通过组织病理学检查来避免不良的后果（图9-17～图9-20）。

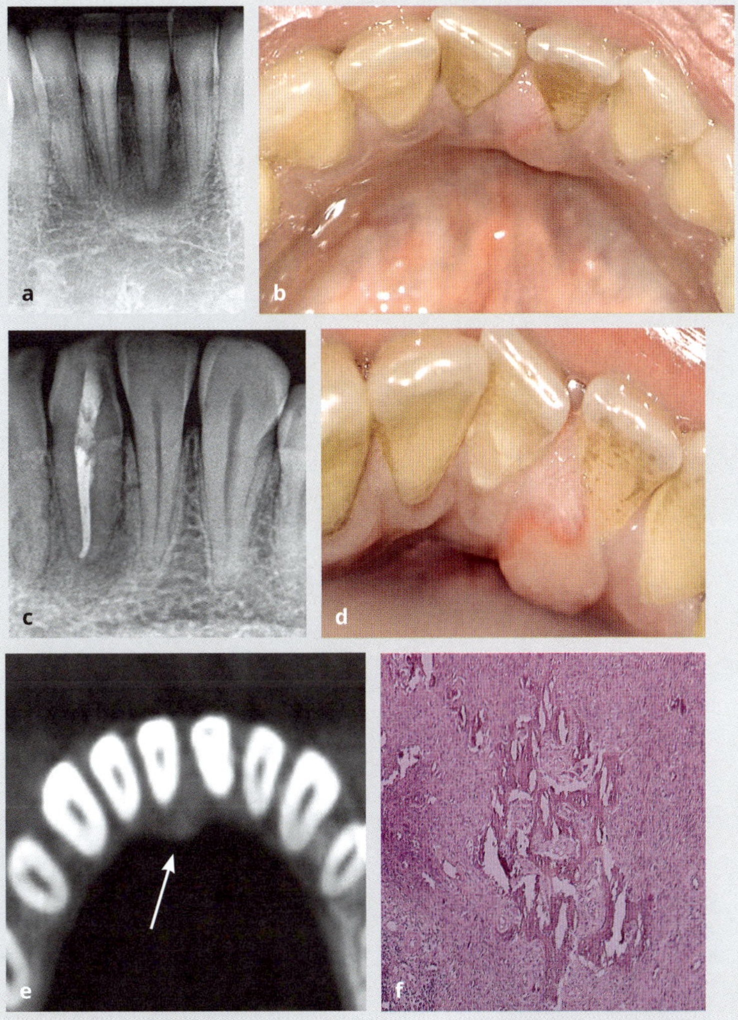

图9-20 32岁的女性患者。（a）31根尖周组织疏松。（b）31、41之间的舌侧牙龈肿胀。（c）31对牙髓活力测试无反应。因此，在洁牙后，进行了根管治疗术。（d）1个月后，舌侧牙龈肿胀逐渐增大。（e）CBCT水平面视图显示软组织增大。（f）切除活检后组织学诊断为周边型骨化纤维瘤。（由M. Mahmoudi博士和S. Amanpour博士提供）

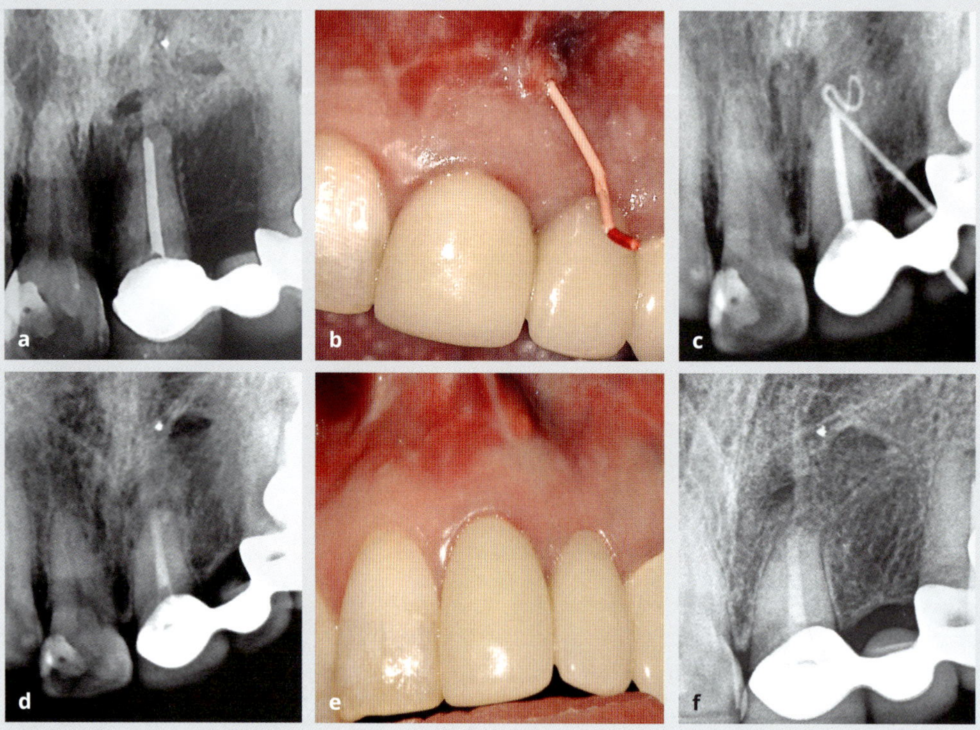

图9-21 根尖手术禁忌证示例。（a）一名之前接受过根尖手术的患者，因21根尖窦道就诊。根管充填质量不佳，未见根尖段充填。（b和c）追踪窦道显示，尽管没有根尖周透射影，但21仍然是感染的原因。（d）因为患者最近接受了修复治疗，因此经修复体开髓进行了根管再治疗术。根管用ProRoot MTA充填。（e）1周后，窦道愈合。（f）根管再治疗术后5年内未出现复发感染。

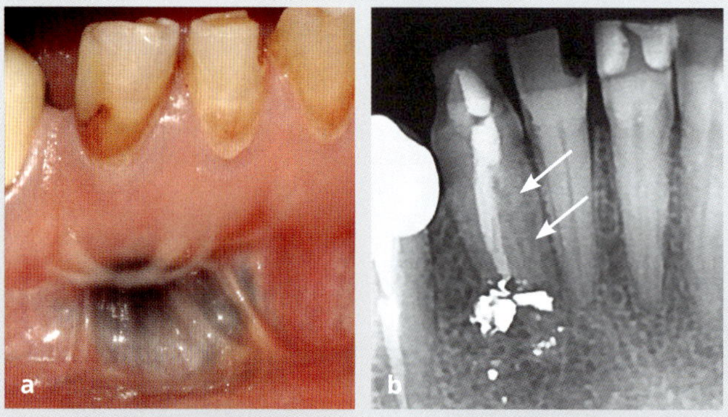

图9-22 根尖手术禁忌证的另一个例子。（a）一名既往有42根尖手术史的患者，以“牙龈变色”为主诉。（b）根尖片显示根管遗漏（箭头所示），将银汞合金作为根管倒充填材料的位置错误。

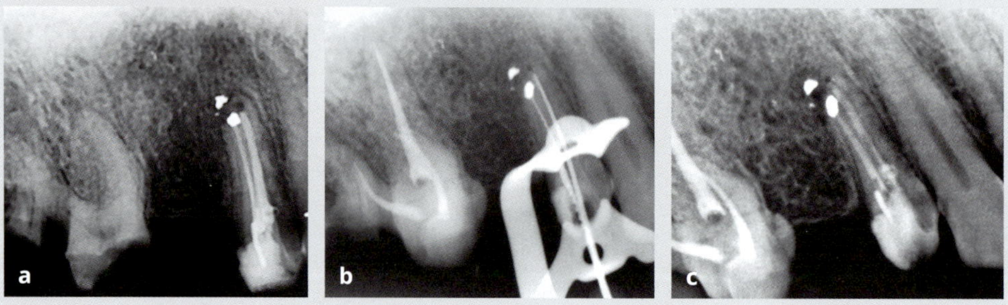

图9-23 14有牙髓外科手术史，且有症状。（a）作为根管倒充填材料的银汞合金已经移位。（b）进行了根管再治疗术以封闭根尖。（c）根管用ProRoot MTA充填。

既往PAS病史

当既往有PAS病史时，应评估根管充填和倒充填的质量。对于根管充填或倒充填不完善的情况，建议进行根管再治疗术（图9-21～图9-23）。

PAS禁忌证中的意外情况

PAS的主要禁忌证包括用药或全身系统性并发症，根尖手术的滥用、解剖学因素以及治疗失败原因不明。

用药或全身系统性并发症

患有严重系统性疾病的患者（如血液疾病、绝症、未控制的糖尿病、严重的心脏病和免疫系统受损的患者），不应进行PAS（图9-24）。如有疑问，术者应与患者的主治医师协商。

a

M.C.H.C		31.36	gr/dl	30-36
Neutrophils.		62	%	
Lymphocytes		30	%	Child:25-65 ; Adult:25-45
Monocyte.		6	%	
Eosinophils		2	%	
Platelet Count		34	*1000/µl	140- 450
Platelets	→ *L	50	x10³/ µl	plt on slide;140-450
Rdw		15.5	%	11 - 13.5

b

WBC	→	78.10	+	[10^3/uL]
RBC		4.75		[10^6/uL]
HGB		13.7		[g/dL]
HCT		44.2		[%]
MCV		93.1		[fL]
MCH		28.8		[pg]
MCHC		31.0		[g/dL]
PLT		180		[10^3/uL]
RDW-SD		52.4	+	[fL]
RDW-CV		15.4	+	[%]
PDW		9.7		[fL]
MPV		9.3		[fL]
P-LCR		19.0		[%]
PCT		0.17		[%]
NRBC		0.00		[10^3/uL]
NEUT		3.23	*	[10^3/uL]
LYMPH	→	74.26	*	[10^3/uL]
MONO		0.38	*	[10^3/uL]
EO		0.13		[10^3/uL]
BASO		0.10	*	[10^3/uL]

图9-24　（a）患者的血液检测显示血小板计数偏低（箭头所示）。（b）该患者的白细胞数量异常偏高（箭头所示）。通过骨髓穿刺活检确诊为急性淋巴细胞白血病。

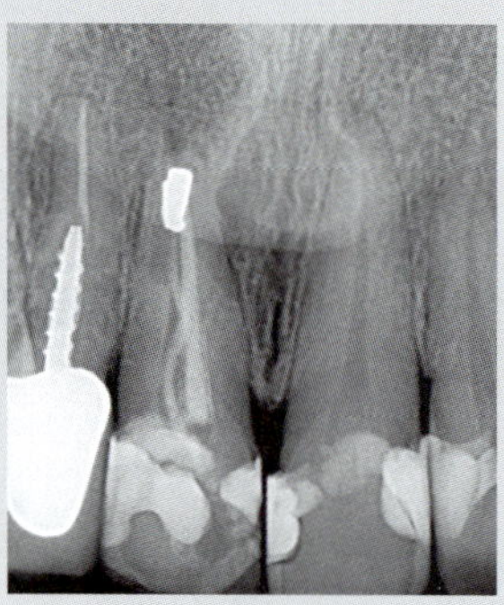

图9-25 根尖片显示本可以通过非手术治疗的中切牙却进行了不必要的手术。

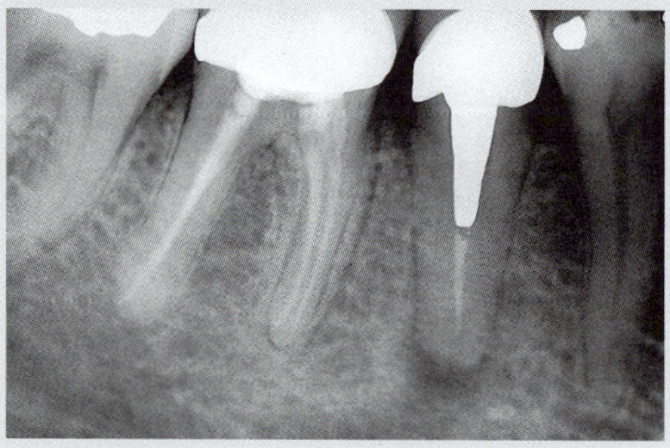

图9-26 根尖片显示在45靠近颏孔的根尖处存在根尖周病变。

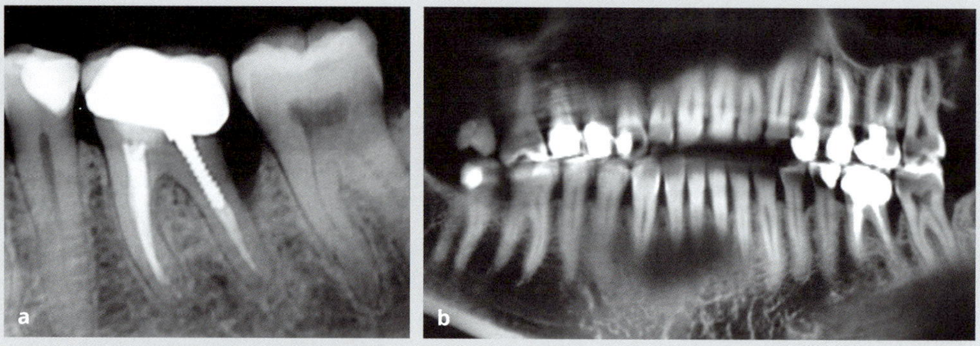

图9-27 该患者以“左侧下颌钝痛”为主诉就诊。（a）根尖片上发现36远中牙槽骨吸收。（b）患者的CBCT全景视图显示36、37存在类似的牙槽骨吸收。患者被转诊至牙周专科医生，并确认了牙周因素引起的远中牙槽骨吸收。

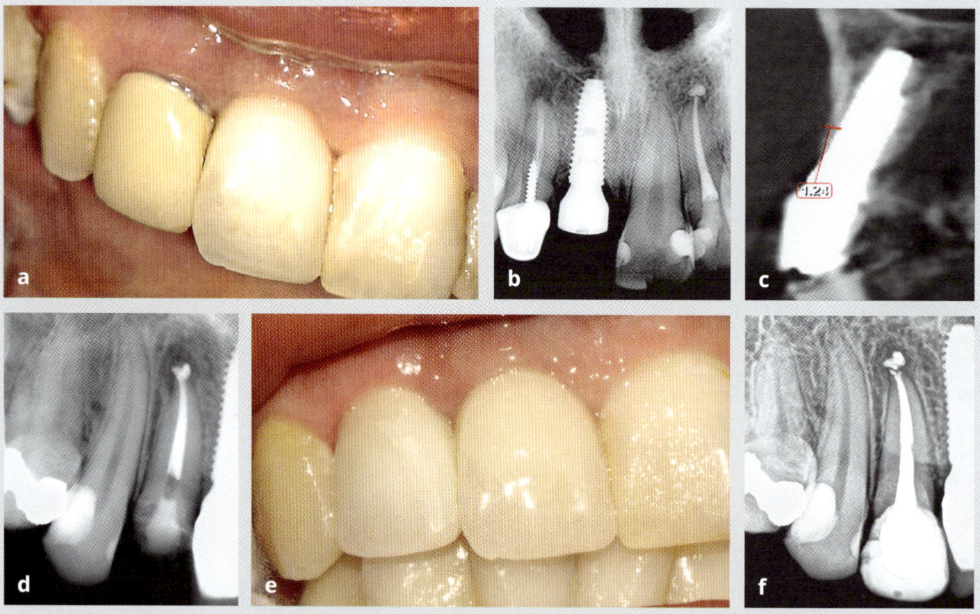

图9-28 （a）一名患者因12出现肿胀和叩痛而就诊。（b）12有根尖周病变，并且根管充填质量不佳。尽管牙龈退缩，患者仍坚持进行根尖手术。（c）在与牙周专科医生协商后拒绝了手术计划，因为在种植体的颊侧缺乏至少1.5mm的皮质骨，这可能会影响种植体的成功率。（d）进行了根管再治疗术。（e）新修复体。（f）1年后的根尖片。

根尖手术的滥用

对于可以非手术治疗的病例滥用PAS是不符合伦理的，应该避免（图9-25）。如果非手术治疗可行且可能取得成功，那么根尖手术并不是一种替代治疗选择。但是，在非手术治疗方面缺乏技能或处于追求经济利益的动机，有时会导致临床医生进行不必要的手术治疗。

解剖学因素

当牙齿的根尖或根尖区域接近解剖标志时（如颏孔或鼻腭孔），应与患者讨论其他治疗方法（如牙再植术或拔牙）（图9-26）。缺乏对这些重要解剖标志的关注可能会导致临床和法律上的复杂问题。

治疗失败原因不明

当无法确定前一次治疗失败的原因时，应避免进行手术尝试。建议咨询其他专家的意见（图9-27）。

存在相邻种植体

有时，尤其是在美学区，相邻的种植体可能会影响治疗计划。根尖手术可能会影响种植体的美观或骨结合；因此，如果手术治疗可能影响种植体，则应考虑进行非手术根管治疗术（图9-28）。牙周病学专家认为，如果要对邻牙进行根尖手术，种植体的颊侧应覆盖至少1.5mm的骨组织。

PAS各阶段的意外情况

PAS涉及的步骤包括：①局部麻醉；②放大和照明；③瓣膜设计；④翻瓣；⑤瓣膜牵引；⑥去骨；⑦根尖周刮治；⑧活检；⑨止血；⑩根尖切除；⑪根管倒预备；⑫根管倒充填材料的选择、混合、放置；⑬瓣的复位与缝合；⑭术后医嘱；⑮处理术后并发症。

局部麻醉

局部麻醉（local anesthesia，LA）几乎适用于任何牙科手术。在LA注射期间，可能会出现一些不必要的并发症，从轻微的不适到严重的并发症，在罕见情况下，可能会出现死亡。局部麻醉药物是抑制钠离子流入从而抑制神经元去极化的弱碱类物质。酰胺类局部麻醉药物比酯类更常见[31]。在任何情况下，都不应在没有深度麻醉的情况下进行手术。此外，临床医生应避免在基底部骨的深层骨膜组织中注射。这种操作会导致手术过程中血管扩张和出血增加。

全身系统性并发症

全面而仔细的询问病史对于预防严重的全身系统性并发症至关重要。LA溶液或血管收缩剂的反应可能引起全身系统性并发症。全身系统性并发症的可能原因包括血管内注射、剂量过大和吸收过快[31-32]。

LA时不慎注入血管内会引起中毒，其程度取决于LA的剂量、注射部位的血管分布、是否存在血管收缩剂（血管收缩剂会降低LA的全身吸收）以及药物的化学性质。中枢神经系统（central nervous system，CNS）和心肌是麻醉药物引发毒性的两个主要部位。

除LA外，血管收缩剂也可能引起全身反应。然而，这仍然是有争议的。一项研究表明，使用LA的牙科手术会导致收缩压（blood pressure，BP）和心率（heart rate，HR）显著升高，其中，中老年患者的收缩压升高更为明显[33]。

似乎在下牙槽神经阻滞麻醉（inferior alveolar nerve block，IANB）和骨内（intraosseous，IO）注射后，即使是相对少量的肾上腺素也会引起明显的心动过速。

还有两项研究表明，在下颌磨牙进行牙周膜注射或骨内注射后，会出现剂量依赖性心动过速[34-35]。

另外，其他临床试验报道，在注射利多卡因和肾上腺素后，血压和心率的升高并不具有临床意义[36-37]。

虽然现有的研究结果存在争议，但应避免在浸润或阻滞麻醉时增加肾上腺素的剂量，以免引起心率升高。缓慢注射，特别是在骨内注射时，可预防治疗期间的心血管变化。如果患者对局部麻醉无反应，应暂停治疗，并探究原因和替代治疗方法。

过敏反应

有关局部麻醉药物的不良反应报告通常归因于肾上腺素反应、血管迷走性晕厥或过量毒性反应。患者和部分临床医生的常见失误是将这些不良反应误认为是对局部麻醉药物的过敏，而不是对肾上腺素的反应（图9-29）。酰胺类局部麻醉药物几乎没有免疫原性，因此真正的过敏反应发生率极低。亚硫酸盐可以防止局部麻醉药物中肾上腺素的氧化，但也可能引起过敏反应[38-39]。

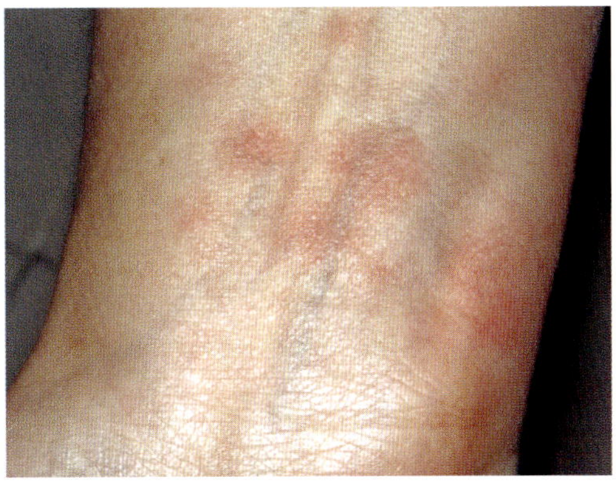

图9-29 对2%利多卡因与1：80000的肾上腺素的过敏反应。

毒性

由于血浆浓度的升高，LA药物意外注入血液循环可能会引起全身毒性反应[38]。全身吸收的程度取决于LA的剂量、注射部位的血管分布、是否存在血管收缩剂以及药物的化学性质。由于LA具有全身毒性，因此会影响CNS和心血管系统[38,40]。

所有的局部麻醉药物都有可能导致CNS和心血管系统的毒性反应。CNS毒性的表现为焦虑、不安、震颤以及可能导致死亡的呼吸衰竭。心血管毒性表现为小动脉血管的扩张和低血压[39]。为了避免这些意外的发生，临床医生应使用尽可能少的局部麻醉药物，在注射前回抽注射器，并使用含肾上腺素的局部麻醉药物[39]。

放大和照明

放大被认为是提高PAS质量的方法之一。在PAS过程中，常见失误是没有使用适当的放大和照明。在去骨、根尖切除、根管倒预备和根管倒充填时，应考虑使用手术显微镜。然而，在大多数瓣膜准备、分离和缝合过程中，放大的优势有限[41]。

另一个常见失误是在根尖手术中使用高倍放大镜。放大倍数超过30倍时，优势微乎其微，因为这种操作会使手术变得非常困难。使用高倍放大镜会耗费更多时间，引起更多的视觉疲劳，由于患者的轻微运动，导致视野、焦点和清晰度不断变化，提供的光线和照明有限，视野也受到限制[41]。

瓣膜设计

瓣是指除其基底部外，与周围组织分离的松弛软组织，其目的是便于进入根尖进行手术。合理的瓣膜设计是进行根尖手术并获得可期的临床效果的基本前提[25]。对于成功的瓣膜设计，临床医生应评估根尖周病变的大小、手术中涉及的牙齿数量、牙齿或牙根的长度、与重要结构的接近程度、是否有浅的前庭沟、肌肉附着、系带牵拉以及该区域的牙槽骨吸收的情况。

合理的瓣膜设计，对于获得足够的美学效果至关重要；未考虑软组织因素，可能会使所有治疗结果无效，导致美学效果失败[42]。为了避免在PAS过程中出现意外，组织分型（薄型或厚型）是非常重要的。薄龈生物型容易出现美学问题（图9–3）。常见失误是在行龈缘下瓣时对龈沟深度的判断出现偏差。龈缘下瓣可能是全冠修复的牙齿进行根尖手术的良好选择（如Ochsenbein–Luebke瓣）。在这种情况下，龈沟的深度不应靠近瓣的水平部分。否则，可能会发生牙龈边缘坏死，并造成美学问题。为防止出现进一步的并发症，医生应在术前测量龈沟的深度和附着龈宽度。如果龈沟深度超过3mm或附着龈宽度过低，应采用另一种瓣膜设计。

翻瓣可能会导致多种并发症[42–44]，包括附着丧失和龈缘退缩、瓣膜坏死、瓣膜撕裂、组织撕裂、延迟愈合、牙周缺损、瘢痕形成、出血和神经损伤（图9–30）。根尖手术中的常见失误是翻起的瓣比完成手术所需的小。小的瓣会妨碍术者完成当前手术的能力。牢记，大的瓣和小的瓣一样能愈合。

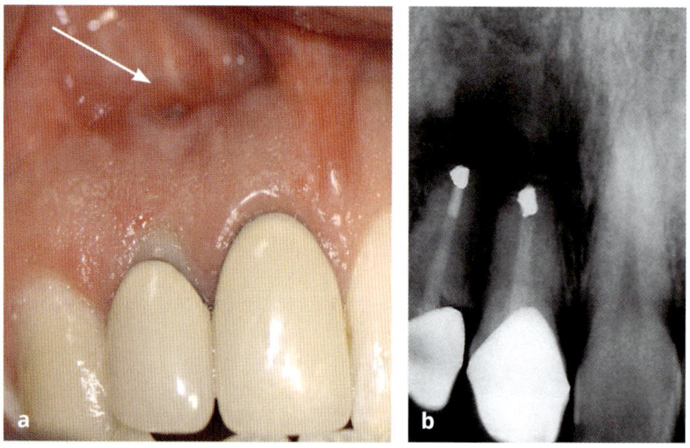

图9–30 根尖手术后发生的意外情况。（a）12在根尖手术后出现了根尖开窗（箭头所示）和龈缘退缩。（b）同一患者的根尖片。

翻瓣

切开后，应充分、精确、轻柔地翻开瓣，以便暴露出根尖部。在翻瓣时，应使用合适的骨膜分离器将黏骨膜完全从皮质骨上分离下来[45]。残留在骨表面的小片残余组织会造成出血，在去骨的过程中卡住器械，并遮挡和阻碍对小的解剖标志的识别[44–45]。不充分的翻瓣会使根尖手术的各个方面变得复杂。垂直切口不足会影响合理的翻瓣。翻瓣应达到允许近远中端带蒂瓣自由移动的水平。在瓣完全翻开后，可以用小球钻在骨表面上为牵引器制备一个小凹槽。这样会防止术中对瓣的损伤[46]。

瓣膜牵引

瓣膜牵引是将分离的软组织固定到位的过程。适当的牵引取决于切口的充分展开和黏骨膜的充分分离。应小心使用牵引器，不要对瓣膜组织施加过大的力量[40,44]。

垂直切口的延伸有助于在手术期间将牵引器放在实性骨上。垂直切口不足可能会导致牵引器损伤瓣的黏膜组织，并可能危及相关组织的血供。为了提供足够的视野，牵引器应放置在根尖周病变顶端的实性骨上。不慎将牵引器放置在瓣基底部的软组织上会导致愈合延迟[40,44,46]。

选择不正确的龈瓣牵引器是临床医生可能犯的常见失误。正确选择牵引器很重要，因为太小的牵引器提供的帮助有限，会使瓣遮挡手术区域。而太大的牵引器可能会损伤软组织。此外，当牵引瓣时，最重要的是要记住用无菌盐水冲洗瓣膜组织以防组织干燥而引起相关损伤。无菌水不应作冲洗剂。它对细胞具有低渗性，可延迟愈合[41,46–47]。

去骨

根据愈合所需的因素，创口可以以修复或再生的方式来愈合[48]。周围的牙周组织对术后骨愈合至关重要[49]。与大范围去骨相比，保守性去骨将有助于根尖周创口的愈合[48]。对于保守性去骨后的小范围根尖周骨缺损，固有成骨细胞、牙周膜细胞和成牙骨质细胞能够恢复受损的根尖周组织。然而，如果骨缺损过大，创口将不会发生骨组织再生，缺损可能通过纤维结缔组织修复而愈合[48–49]。可以通过使用CBCT和有针对性的PAS来避免不够精确的去骨[12,18–20]。

另一个可能对根尖手术期间去骨产生不利影响的风险因素是产热[50-51]。过热可能会中断血液流动或导致破骨细胞和成骨细胞活性降低、脱水和干燥，从而导致骨细胞变性和骨坏死[50-51]。根据Augustin等人的研究[52]，钻孔设计、钻孔技术和骨骼特征都会影响去骨期间产生的热量。为了尽可能减少过热，建议使用高速球钻做轻刷动作，并使用大量的冲洗剂。没有科学证据表明，去骨过程中低速手机在产热方面优于高速手机[53]。在去骨或根尖切除过程中可能出现的意外情况是钻头进入相邻的重要结构中（如下颌管或上颌窦）（图9-31）。为了避免这种事故，术者必须在开始根尖切除前检查手机钻头的安全性。

另一个常见失误是在靠近神经束、窦底黏膜和血管等重要结构的情况下使用传统方法和器械。在这种情况下，使用超声骨刀可以有效防止意外的发生[41]。

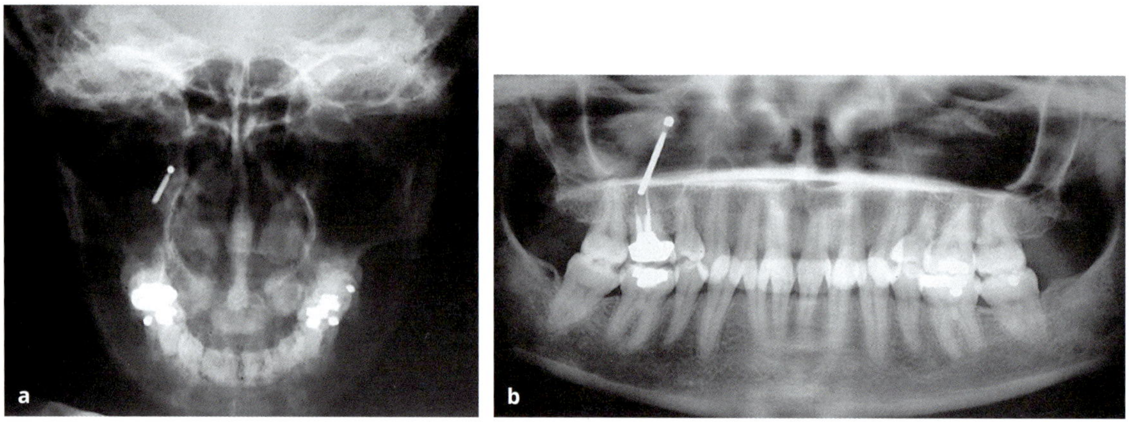

图9-31 根尖手术过程中的事故。（a和b）在根尖手术中，一个球钻意外移位到上颌窦中。

根尖周刮治

为了清除根尖周病变组织和/或异物（尤其是牙胶和封闭剂），通常需要刮治。通过刮治，可以提高手术区域的能见度。当病变来源是根尖周组织时，去除病因并封闭根尖通常可以解决患者的问题。因此，没有必要完全去除病损，这样做可能会导致较大范围的去骨，从而损伤正常的组织结构。记住，完全的刮治需要更大范围的去骨，这可能会延缓愈合过程。因此，在大多数情况下，非常大范围且完全的刮治是没有必要的[54]。此外，完全刮治可能会损害重要结构，并导致并发症（如上颌窦穿孔以及颏孔和下牙槽神经管的感觉异常）。

刮治过程中的另一个失误是试图在没有充分揭开顶部牙槽骨的情况下去除病变，并使用挖匙的正面进行刮治。为避免这种事故，进行满意的根尖周刮治需要充分地揭开顶部牙槽骨，同时先使用挖匙的背面将病变与周围的硬组织分离，然后使用挖匙的正面将其去除。

活检

牙髓源性的根尖周病变是牙髓外科手术中最常见的病理类型。根据现有文献，这些病变大多是肉芽肿或囊肿[55-58]。根尖周肉芽肿的患病率为45%～94%，囊肿的患病率为6%～44%[55-58]。较大区间的患病率是由于诊断标准存在差异。因为还有其他可能不是牙髓源性的病变，所以在根尖手术期间从根尖周区域切除的组织都必须进行组织学检查[59-61]。如果对根尖手术中切除的所有组织没有进行活检和/或组织学检查，则可能会发生事故。

止血

止血是指控制出血的过程[29]，主要通过局部麻醉药物或根尖手术中使用的其他药物和材料中的血管收缩剂来实现。许多止血剂已经被提倡在PAS期间使用[29]。止血剂的作用机制、控制出血的能力和对愈合的影响差异很大。止血剂通常通过诱导血凝块的快速形成来辅助凝血[62]。根尖手术中最常用的止血剂是肾上腺素颗粒、硫酸铁、硫酸钙、胶原蛋白基材料、止血纱布、明胶海绵、氯化铝和止血绷带[29]。

关于止血的常见失误是期望在使用这些材料后立即止血。如果有足够的时间让止血剂发挥作用，出血就会得到很好的控制。

根尖切除

尽管根管消毒取得了进步，但复杂根管系统的一些区域（如含有微生物的峡部），仍然无法触及[63]。因此，在进行牙髓外科手术时，应注意峡部的发生率，峡部的发生率与年龄有关。在20岁以下的年龄组中，根管通常是椭圆形的，没有峡部。在20～40岁年龄组中，近中的继发性牙本质沉积导致形成两个带峡部的根管[64]。在20～39岁、40～59岁和＞60岁的年龄组中，下颌第一磨牙近中颊根尖端4～6mm处峡部的发生率分别为50%、41%和24%。研究表明，下颌第一磨牙近中根和远中根均可存在峡部通道；然而，前者峡部的发生率更高[65]。根尖切除中的另一个问题是根管遗漏。根管遗漏是一种可能导致治疗失败的严重并发症[66]。根尖切除不充分可能导致根管遗漏，或峡部等其他复杂情况。为了避免这些意外情况，切除的牙根表面应成斜面，以便能充分地观察牙根的整个尖端。如果在上下颌磨牙及前磨牙中以90° 截根，并且没有正确检查是否存在根管峡部和舌根，则很容易发生牙根切除不充分的情况。此外，在根尖手术前使用CBCT检查牙根形态将有助于术者识别牙根解剖结构以及舌根与皮质骨的方向和距离。

根管倒预备

根管倒预备是预备一个3～5mm深的Ⅰ类洞。如果预备不与牙根长轴平行并且在根管系统内进行，则术中可能会发生事故。不充分的视野可能会导致预备入路偏离根管，并可能导致根管穿孔。为了减少这些可能性，超声工作尖是非常有用的[67-68]。根据Wuchenich等人的研究[67]，使用超声工作尖预备的根尖洞形可以具有足够的深度，并且与根管壁平行，因此可以更好地保留根管倒充填材料（图9-32）。此外。超声工作尖比球钻更能紧密地沿着根管的方向[67]。对根管壁的扫描电子显微镜（scanning electron microscopic，SEM）检查显示，用超声工作尖预备的根尖洞形表面比用球钻预备的更干净[67]。然而，用超声工作尖预备的根尖洞形有可能在根部产生裂纹[69]。根管倒预备过程中的常见失误是使用角度不合适的工作尖、施加过大的力量和冲洗不足。Peters等人[68]研究的结果表明，使用金刚砂涂层的超声工作尖进行预备更容易、更快，但应谨慎使用以避免过度预备或根管尖端穿孔。需要注意的是，通过显微镜放大后，医生并不能总是识别出使用超声工作尖进行根管倒预备后产生的裂纹[69]。

根管倒充填材料的选择、混合、放置

PAS过程中的常见失误是只进行了根尖切除而没有进行根管倒充填。为了防止微生物从根管系统进入根尖周组织，切除的牙根应进行根管倒预备及倒充填。已有几种材料被用于根管倒充填[70-72]。目前，三氧化矿物凝聚体（MTA），市售名称为ProRoot MTA，是“金标准”（图9-33）。它是各种牙髓治疗用途中研究最多的材料[73-77]。

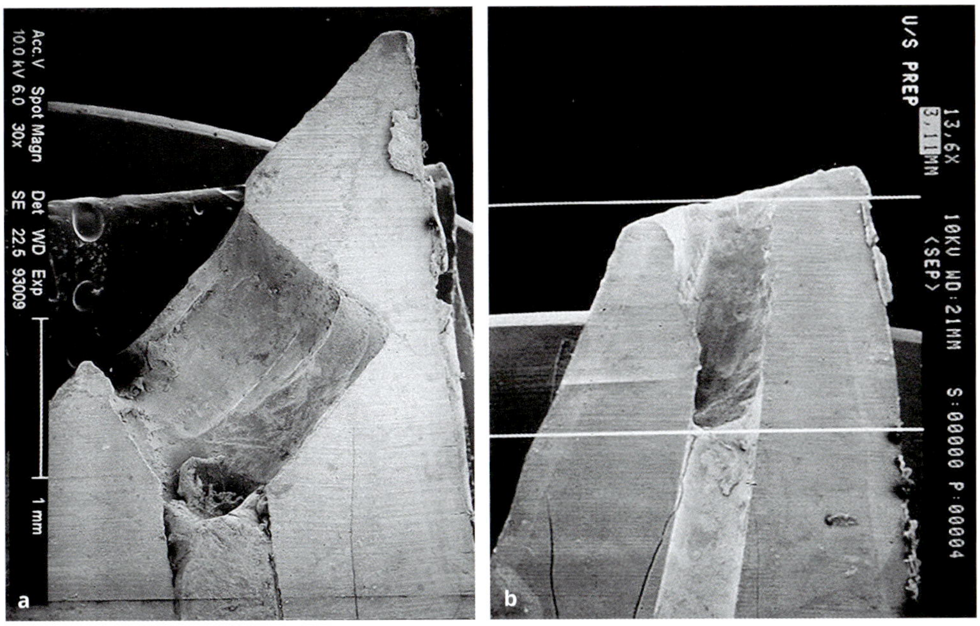

图9-32 （a）用球钻预备的根尖洞形。（b）用超声工作尖预备的根尖洞形。

ProRoot MTA是一种生物活性材料，具有良好的生物相容性和封闭能力，且对湿度不敏感[76]。粉液比和孔隙率可能会影响材料的机械性能。根据说明书，ProRoot MTA建议粉液比为3∶1进行混合。每包ProRoot MTA包含0.5g ProRoot MTA粉末和一个小蒸馏水安瓿。应手动或超声法将ProRoot MTA粉末与蒸馏水充分混合[77]。MTA的水合反应形成水合化合物，其强度随着时间而增加[71]。此外，水合过程是一种复杂的现象，如果进行改性，可能会影响产物的生物、化学和物理性质[78–79]。Fridland和Rosado[80–81]研究了不同水粉比对ProRoot MTA溶解度和孔隙率的影响。他们报告称，水粉比的增加会导致氢氧化钙的溶解度、孔隙率和释放量的增加。

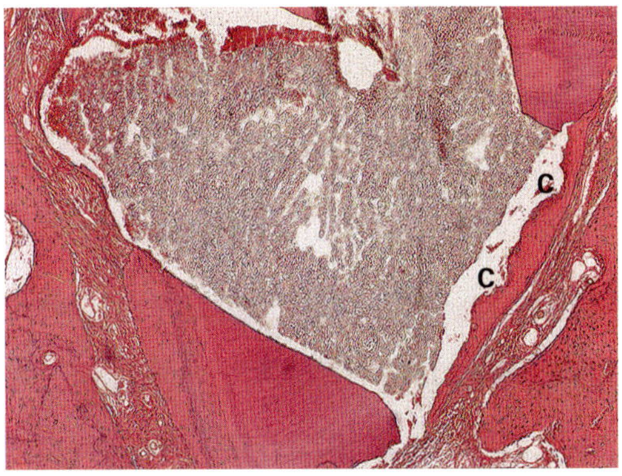

图9-33 用MTA作为根管倒充填材料进行手术治疗的狗牙的组织学切片显示，在MTA上根尖周组织完全再生，牙骨质（C）形成。

尽管ProRoot MTA具有优势，但它的凝固时间较长，如果在充填和凝固过程中没有采取适当的预防措施，有可能会被冲洗掉[73]。使用ProRoot MTA作为根管倒充填材料时的常见失误是将其与过多的液体混合。材料越干燥，越容易操作。

由于大多数生物活性牙髓材料都是亲水性的，因此另一个常见失误是没有完全干燥根尖洞形，就将ProRoot MTA充填在潮湿的根尖洞形内。将ProRoot MTA充填在非常潮湿的根尖洞形中可能会增加水粉比，并影响材料的物理性能。

由于MTA作为根管倒充填材料的缺点，已经提出了几种硅酸钙材料作为替代[82-83]。这些材料中的大多数尚未经过足够的研究以证实制造商声称的准确性。Biodentine是一种硅酸钙类的材料，基于含有硅酸三钙、硅酸二钙、碳酸钙、氧化锆、氧化钙和氧化铁的粉末。它的另一个成分是可以加速凝固的氯化钙的液体化合物，以及可以提供适当的流动性的水溶性聚合物[83]。

瓣的复位与缝合

在冲洗术区以清除术中产生的碎屑以及根管倒充填后，应正确缝合瓣膜。只有在对术区进行仔细的视诊和影像学检查后，才能缝合手术部位。在这一阶段的手术中，常见失误是在拍摄X线片以确保PAS已经无误前就进行缝合。瓣膜附近未分离软组织的轻微破坏有利于缝合。将瓣重新复位，并用一块冷冻、无菌、潮湿的棉质纱布轻轻按压，以排出多余的血液和组织液[29,84]。丝线已被广泛使用；然而由于材料的编织结构，建议使用单丝结构缝线[85-87]。

如果患者无法复诊拆线，则可以使用可吸收缝线；然而，应该记住的是，可吸收缝线的吸收速度各不相同，可能需要更长时间才能吸收或过早就脱落，从而导致愈合不良。

应根据其创口闭合和瓣膜能至少稳定几天的能力来选择缝合方法。通常，缝线应提供被动固定作用，以避免组织拉伸、组织撕裂和血液循环受损[29,84,88]。

在缝合前，必须控制术区出血，以防止瓣膜下形成血肿，从而形成细菌生长和感染的培养基[29,88]。缝合中的另一个常见失误是缝线太多或太紧而无法封闭创口。应尽可能进行少的无张力缝合，以避免愈合延迟。

术后医嘱

所有接受PAS的患者都应进行口头和书面的术后医嘱。应告知患者术后可能出现肿胀和不适。为了减少这些术后问题，应建议患者在根尖手术后的几个小时内冰敷面部（冰敷20分钟，休息5分钟）[29,89]。应使用布洛芬等轻度止痛药来缓解术后疼痛。PAS后可能会有渗血。为了减少轻微出血，患者应在术区用湿润的纱布垫指压15分钟。应提醒患者不要拉开嘴唇并检查手术部位。这可能会使缝线移位并脱落。术后24小时，患者可以在每餐后使用温盐水漱口。术后24小时也建议轻柔刷牙[29,89–91]。建议多喝水和吃含高蛋白的软食。吸烟的患者术后至少3天内不要吸烟。出血过多、疼痛、肿胀或高温应立即报告给医生。应在PAS术后4～7天拆线[29,88]。向患者提供不准确的术后信息可能会导致患者不必要的警觉。另一个失误是没有为接受根尖手术的患者提供紧急联系方式。提供联系方式可以缓解患者的焦虑，因为他们知道在紧急情况下可以联系医生。

处理术后并发症

牙关紧闭

任何咀嚼肌的痉挛都被定义为牙关紧闭，会导致张口受限。一些局部麻醉技术（如下牙槽神经阻滞麻醉和上牙槽后神经浸润麻醉），可能会导致牙关紧闭。牙关紧闭是由于注射针对肌肉或血管创伤后出现的血肿引起的[92–93]。注射前回抽可以预防这一问题。牙关紧闭有一个急性期（肌肉痉挛和下颌运动受限），也可能有一个慢性期（活动能力低下，这可能是纤维化和瘢痕组织形成的结果）。预防牙关紧闭的措施包括减少注射深度，尤其是避免多次下颌阻滞注射。牙关紧闭的治疗方案包括：热敷；服用止痛药、抗生素和肌肉松弛剂；使用物理疗法；并让患者放心。在某些情况下，当出现慢性活动功能减退时，可能需要手术干预[92–93]。

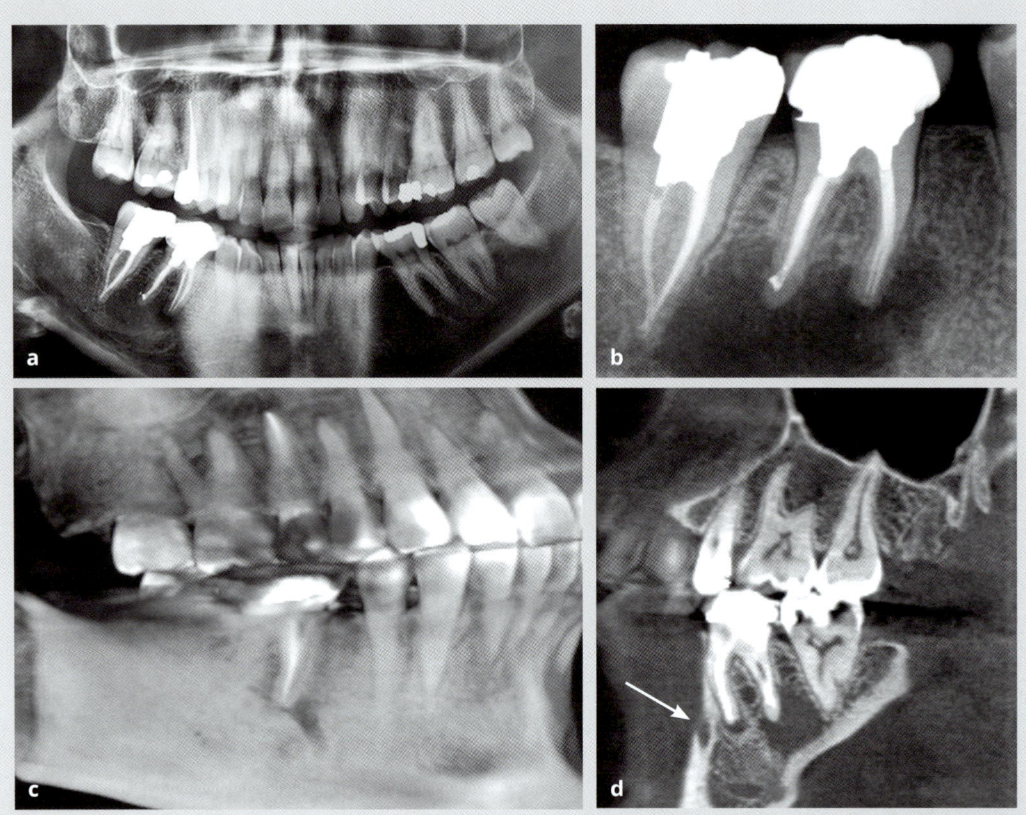

图9-34 （a）46的全景片显示可能靠近颏孔。（b）然而，根尖片显示在46附近有一个重要的解剖标志。（c）CBCT图像显示46的近中根与颏孔的关系密切。（d）CBCT矢状面视图也显示颏孔靠近近中根（箭头所示）。（由Iman Samadi博士提供）

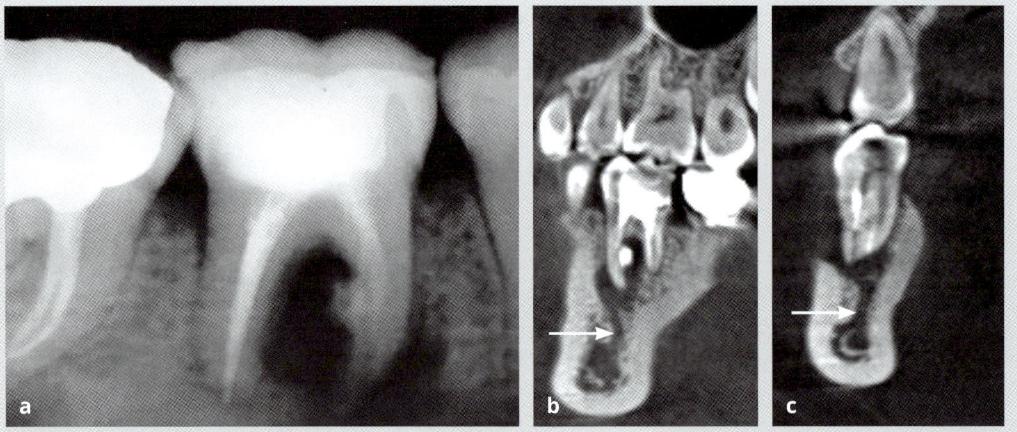

图9-35 （a）由于近中根的问题，46需要进行根尖手术。（b和c）CBCT矢状面视图和CBCT冠状面视图显示46根尖周区域的下颌管分支（箭头所示）。（由Ali Eslambol Nassaj博士提供）

9

感觉异常

感觉异常是指由神经损伤引起的灼烧感、刺痛感或部分麻木。患者将其描述为温暖、寒冷、灼热、疼痛、刺痛、麻刺、针刺、麻木和蚁走感（在没有刺激的情况下瘙痒）[94-95]。

在牙科领域，感觉异常的原因分为全身因素或局部因素[96]。一些更重要的全身因素包括多发性硬化症、结节病、转移、病毒和细菌感染、白血病和淋巴瘤。局部因素包括外伤性损伤。例如，下颌骨骨折、扩张性压迫性病变（良恶性肿瘤和囊肿）、阻生牙、局部感染（骨髓炎、根尖周炎和种植体周围炎）、拔牙后的医源性病变、局部麻醉和牙髓治疗（超填和根尖手术）。

对于保守治疗无效且症状持续发作的病例，可能需要进行神经外科手术[97-98]。手术应在损伤后几天内进行，以避免沃勒氏变性（损伤部位远端轴突变性）[96]。

应该记住的是，手术的适应证和临床有效性是可变的，而且文献不足。此外，在这些手术后，并不能总是完全恢复正常的感觉[99]。还应考虑到，在许多情况下，最初感觉的改变是由于牙髓治疗过程中的创伤而引起的，而额外的矫正手术可能会带来额外的创伤和炎症，从而对患者的状态产生不利影响[97-98]。

一些临床医生犯的一个失误是没有告知患者PAS后出现感觉异常的可能性。为了避免法律问题，应在PAS之前告知患者，并且必须签署知情同意书。此外，CBCT有助于识别根尖手术中涉及神经束受累的可能性（图9-34和图9-35）。

血肿和肿胀

血肿是指由于损伤或外科手术导致血液从血管中泄漏并聚集在血管外。如果动脉受损，可能会导致快速出血并形成明显的血肿，同时迅速发展为大范围的口内肿胀或口外肿胀[100-101]。如果上颌动脉的一个末端分支受损，则这种情况最常见于上颌结节区[100]。据报道，在下颌阻滞麻醉时，麻醉未起效可能与翼下颌间隙形成血肿以及血液对麻醉药物的稀释和失活有关[101]。血肿可能导致牙关紧闭或感染。应观察患者是否有复发性出血或血肿继发感染的迹象。在出现感染的第一个指征时，应开始抗生素治疗[102-103]。为了避免误解，在进行PAS前应告知患者有轻微肿胀、血肿、牙龈组织和邻近面部组织变色（瘀斑）的可能性（图9-36）。

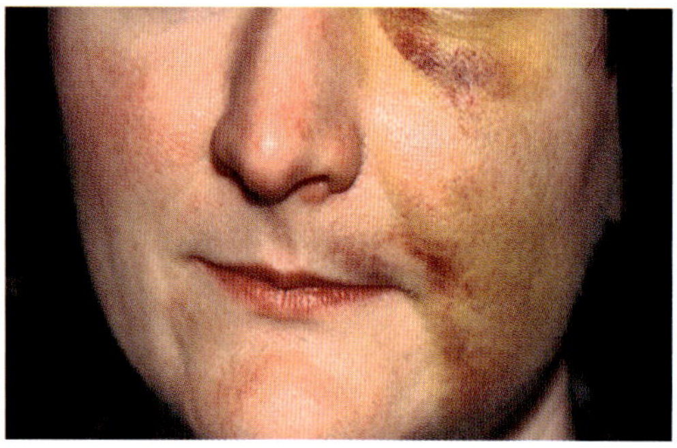

图9-36 根尖手术后1周，下颌磨牙区出现瘀斑。

组织愈合

另一个失误是认为手术后短期内软组织愈合是不合理的。在大多数情况下，只要遵循瓣膜设计、分离、牵引和缝合的原则，就能实现软组织再生（图9-37）。

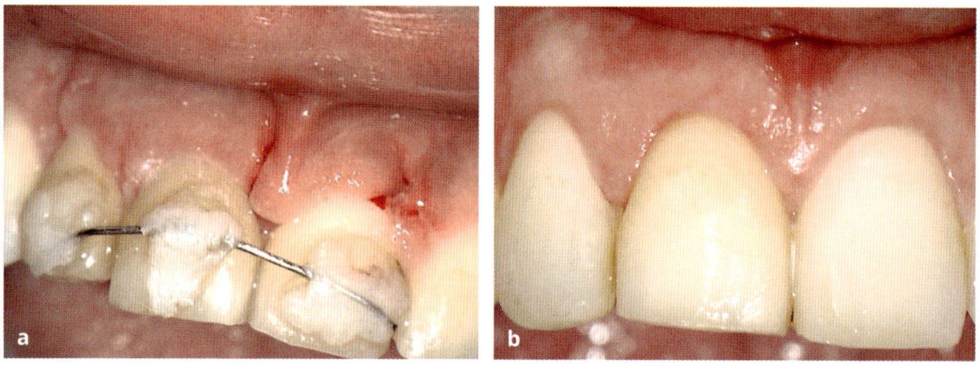

图9-37 有时，瓣膜在根尖手术后的短时间内可能愈合不佳；然而，如果遵循瓣膜设计、处理和缝合的原则，瓣膜最终会愈合。（a）拆线后。（b）1年后。

退缩

牙龈退缩（gingival recession，GR）是指龈缘向根尖移位，导致牙根表面暴露。其特征是沿着牙骨质的牙周结缔组织纤维丧失，同时伴有牙槽骨丧失（图9-30）。GR可以由牙周病、炎症、牙线使用不当、刷牙力度过大、咬合关系不佳和牙根隆起引起。GR可表现为局限性或广泛性，可伴有或不伴有附着丧失[104]。

牙髓外科手术导致GR的可能原因包括瓣膜不正确的复位，过度牵引或瓣膜设计不良导致的血液循环受损，以及瓣膜收缩[104]。为了减少PAS术后发生退缩的可能，必须保存附着在牙根表面的组织，并以无张力的方式复位瓣膜。薄龈生物型是术后发生牙龈退缩的风险因素[105-106]。

另外，厚龈生物型在牙髓外科手术后不容易发生退缩，更容易形成骨下缺损和深牙周袋[43]。切口（瓣膜）的类型也是影响牙龈退缩的一个重要因素。与龈缘下瓣相比，龈沟内瓣更容易发生GR[43]。常见失误是，当在修复体完整的美学区使用龈沟内瓣时，没有考虑使用特定的缝合技术。研究表明，垂直褥式缝合技术可以防止术后牙龈退缩[29]。

为避免误解，在PAS前应告知患者牙龈退缩的可能性。

10

患者随访和结果评估过程中的失误

Errors During Patient Recall and Outcomes Assessment

MAHMOUD TORABINEJAD
SHANE N. WHITE

目标

阅读本章后，读者应能够：

1. 讨论与成功和失败定义相关的失误。
2. 了解已愈合、未愈合、愈合中以及有功能的含义。
3. 了解患者病史、临床检查和测试的关键背景。
4. 避免与影像学检查和解释相关的失误。
5. 讨论与根管治疗愈合时间轴相关的失误。
6. 讨论与结果测量和比率使用相关的失误。
7. 列举根管治疗不成功后的替代治疗选择。
8. 避免随访和结果评估过程中的失误。

对于患有由龋齿或外伤引起的牙髓和根尖周病的患者，根管治疗的主要目标是长期的舒适、功能和美观。通过彻底清理和成形、充填及修复，去除细菌及其产物，以防止再次污染，从而实现这些目标[1-3]。

至于根管治疗的其他阶段，随访和结果评估过程中可能会出现失误。初次根管治疗结果过程评估中的失误可能导致缺乏必要的治疗，或不适当和不必要的治疗，同时增加治疗时间和费用，引起患者不满，并可能涉及医疗法律风险。

本章的目的是回顾初次根管治疗结果评估过程中可能出现的失误，并讨论它们的影响。这些失误可能与以下内容有关：①成功和失败的定义；②临床检查和测试的执行与解释；③影像学检查的解释；④对愈合时间轴的误解；⑤结果发生率的了解；⑥对于未愈合的根管治疗后牙齿治疗选择的了解。然而，最常见的失误是未能主动回访接受治疗的患者。

与定义患者结果相关的失误

目前，用于衡量根管治疗成功与失败的标准有多种。一些广泛使用的工具是为人群的预后指标而开发的[4-5]，但它们可能不适合用于衡量个体患者的治疗结果。

然而，可以借鉴这些工具的概念来区分成功和失败。当以前是活髓且没有根尖周病变的根管治疗后牙齿在治疗后保持无症状，并且不出现新的根尖周病变时，就可以认为达到了成功。采用相同的概念，新症状的出现和/或根尖周病变的出现被视为失败。对于有牙髓坏死的牙齿，无论是否存在根尖周病变，如果牙齿在随访检查中保持无症状并且其根尖周病变愈合，则被视为治疗成功（图1-6）。根管治疗后牙齿出现症状和/或根尖周病变范围增大被视为治疗失败。

为了在患者、口腔医生及其他利益相关者之间达成共识，美国牙髓病医师协会（AAE）提出了以下实用且以患者为中心的标准，用于评估经根管治疗牙齿的结果[6]：

- **已愈合：**有功能、无症状的牙齿，伴有无或最小的根尖周影像学病变。
- **未愈合：**无功能、有症状的牙齿，无论是否有根尖周影像学病变证据。
- **愈合中：**无症状且有功能的、具有根尖周病变的牙齿，或虽有症状但预期功能未受影响的有或无根尖周影像学病变的牙齿。
- **有功能的：**根管治疗后牙齿能够发挥其在牙列中预期作用。

患者、口腔医生和第三方支付者之间对这些类别的共同理解不足，可能会导致混淆、失望和不信任。

牙科服务系统的利益相关者对根管治疗的结果持有不同的观点和期望[7]。患者通常在受影响的牙齿舒适、功能正常且外观美观时感到满意。口腔医生通常关注于为患者提供最优质的护理、缓解疼痛和不适，并且在临床检查和影像学检查上消除牙髓和根尖周病症，同时获得公平的报酬。第三方支付者通过护理的可及性、护理质量、成本以及提供治疗的持久性来衡量成功。在不牺牲护理质量的情况下满足所有这些观点和期望可能是一个挑战。因此，相关方的期望不明确可以被视为根管治疗完成后的一个意外事故。

10

与临床检查和测试相关的失误

与治疗开始时使用的临床检查一样，必须进行系统性的复诊检查。临床评估包括使用多种方法、病史、使用测试检查和影像学来确定是否存在病理变化。这些测试通过叩诊、触诊、松动度和探诊来评估支持组织，并使用热测法和电活力测试来评估牙髓（见第1章）。这些测试的结果应该与治疗初期和当前对照牙的结果进行比较。在复诊期间使用AAE诊断标准进行的牙髓和根尖的诊断必须与治疗时进行的诊断相比较[6]。例如，不能假定所有的根管都被识别出来了，也不能假设没有残留活髓或死髓。

一个常见失误是不系统地进行这些测试。另一个失误是忽视测试，只依赖影像学结果。在仔细的评估过程中，临床医生经常会发现，实际上导致患者症状的是另外一颗牙齿，而不是最初假定的那颗。

在对经根管治疗的牙齿进行初始评估时，一个常见失误是忽视或不够重视每一个步骤。在这个阶段缺乏对系统方法的重视不仅可能导致遗漏宝贵的诊断信息，还可能造成患者和医生之间的不信任。临床医生应该非常小心地向患者报告客观的系统检查结果，而不是对他们先前根管治疗质量的看法做主观评论。

尽管仔细的全面评估、诊断和治疗计划可能有效地解决疾病，但这可能无法满足患者的心理社会需求[8]。患者的认知受到许多意见和经验的影响，不仅仅来自他们的口腔医生的解释[9]。在牙科学和尤其是牙髓病学中，“以患者为中心”的结果被忽视了。为了让患者能够做出最佳决策，口腔医生在提出治疗计划、沟通和评估独立患者的结果时，需要考虑和解决诸如生活质量、满意度、焦虑、恐惧、疼痛、牙齿存活和经济等因素[9–11]。

与影像学检查和解释相关的失误

影像学检查对硬组织的评估至关重要。然而，临床医生往往会高估它们的价值，习惯性地依赖影像学检查结果，而不够关注临床发现和患者的主诉。这种态度是错误的，很可能导致误诊和不当治疗（见第1章）。虽然横断面数据显示许多根管治疗后牙齿具有根尖周透射影，但影像学检查无法确定牙齿是否正在愈合或未愈合[12]。

根据常规的影像学检查、病史和临床检查的结果，以及时间的推移，经根管治疗的牙齿的结果可以分类为已愈合、未愈合、愈合中或有功能的。为了准确比较不同时间拍摄的影响学照片，它们必须在相同的角度拍摄，并且尽量减少扭曲。

常规影像学评估的一个重要缺点是图像仅为二维，并且可能无法揭示涉及结构的完整情况。

使用CBCT产生的3D图像消除了常规影像学检查的主要缺点，使CBCT成为根管治疗牙齿的诊断和结果评估的有价值工具（见第2章）。3D图像允许在不受周围解剖结构重叠的情况下进行评估。像其他工具一样，如果不考虑患者病史和系统性测试的情况下，CBCT的结果可能被误用，导致不必要或不当的治疗。Torabinejad等人使用CBCT成像技术检查了没有明显口内影像学病变迹象的牙齿中根尖周病变的患病率和大小[13]。他们报告说，大多数牙根（53%）的牙周膜宽度≤0.5mm；27%牙根的透射宽度为$0.5mm < x \leq 1mm$；15%牙根的透射宽度为$1mm < x \leq 1.5mm$；1%牙根的透射宽度为$1.5mm < x \leq 2mm$；2%牙根的透射宽度为$2mm < x \leq 2.5mm$；3%牙根的透射宽度为＞2.5mm。根据这些发现，学者得出结论，CBCT检查中发现的根尖周特征可能并非真正的病理状况，并警告临床医生不要过度治疗没有常规影像学证据、测试结果迹象和临床症状的根管治疗牙齿。对CBCT局限性的认识不足可能导致误诊和不当的根管治疗计划。

与根管治疗愈合时间轴相关的失误

骨骼和根尖周组织愈合和再生的路径可能是漫长而不规则的。初期愈合的迹象可能会很快出现，但根尖周病变的完全消失可能需要数年时间。这就是为什么除了愈合和未愈合之外，还需要愈合中的诊断类别[14]。建议的随访周期范围从6个月到5年不等[15-20]。对于大多数患者来说，6~12个月是最常接受的首次复诊评估间隔[21]。如果在6~12个月时，病变仍然存在但大小变小，则可能正在愈合过程中，但需要额外的复诊，直到病变完全消失。

经过1年后，X线片显示的病变未改变或增大，很可能不会消失，治疗可能被认为是失败的。较大的根尖周病变愈合时间比较小的病变更长。然而，表面上的成功可能会在以后失败，通常是由于冠部微渗漏引起的再感染。然而，迟发性愈合也可能发生。因此，根管治疗评估，包括病史、临床检查和拍摄治疗牙齿的影像学照片，必须成为常规患者评估的一部分。许多无症状的根管治疗后牙齿具有不同程度的透射影，即使它们可能在几十年内提供舒适和功能[22]。口腔医生必须判断这些牙齿是在愈合过程中还是在失败过程中，并据此进行适当的建议和处理。在初次根管治疗结果评估中的常见失误是行动过快，过早进行不恰当的非手术或手术根管再治疗或拔除根管治疗后牙齿（图9-1）。

测量和解释结果比率中的失误

与其他牙科和医疗程序一样，一些根管治疗并不成功。历史上，普遍认为根管治疗的成功率为80%～95%。然而，人们必须考虑学者用来定义“成功”的标准以及所使用的随访时间。历史上，像Strindberg标准这样的工具——旨在识别预后指标，而不是衡量患者健康——常常被不当地用来衡量和报告患者的治疗结果。例如，Strindberg标准将不连续或轮廓模糊的硬骨板定义为“失败”，然而，活力充沛、健康、无症状的牙齿常常具有这样的特征[4]。广泛使用的根尖指数（periapical Index，PAI）仅包括影像学评估，没有考虑患者症状或检测结果的背景[5]。它被设计为用于流行病学研究、临床试验和回顾性分析的工具。这样的工具在比较治疗组之间的差异或评估时间趋势方面非常有用，但不是衡量个体患者健康状况的指标。使用这些工具的成功率低估了愈合中和有功能的牙齿的比例。

Torabinejad等人[13]进行了一项系统性文献回顾，涉及1966—2006年的非手术根管治疗的成功与失败。对那些都使用了PAI的研究进行的荟萃分析表明，在4～6年的随访期内，总体“成功”率为84%，而相同的系统评价报告的总体存活率为97%。其他评估初次根管治疗4～6年结果的人也报告了类似的总体率[23-25]。存活率可能高估了被归类为已愈合、愈合中或有功能的牙齿比例，但至少意义清晰且具有临床相关性。

Doyle等人利用回顾性队列研究比较了196例非手术根管治疗（NSRCT）病例和196例配对的单颗牙种植病例，发现经根管治疗修复的牙齿和单颗牙种植修复具有类似的失败率，尽管种植组显示出更长的平均和中位功能恢复时间以及更高的需要后续治疗干预的术后并发症发生率[26]。随后，Vahdati等人比较了在相同的171名患者中，位于相似口腔位置的NSRCT牙齿与单颗牙种植病例的结果[27]。该调查结果显示，这两种治疗方法的长期存活率均为95%。然而，与非手术根管治疗相比，单颗牙种植的辅助和额外治疗次数、就诊次数、最终修复前的经过时间、处方药物数量以及治疗费用显著更高。

因为大多数其他先前的研究使用了不同的“成功”和“失败”的标准，所以结果的比较没有意义。此外，先前的研究结果并不包括牙髓病学实践和理论领域的新进展与创新的影响[8,25-28]。此外，在没有明确最低随访期限的情况下，“成功”或存活率的百分比是没有意义的。在评估根管治疗牙齿的结果时，一个常见失误是在不考虑混杂因素的情况下比较不同研究的结果。

未愈合牙齿治疗选择相关的失误

几十年来，牙科的主要目标之一一直是保留天然牙。过去，所有的努力都会致力于挽救牙髓健康不佳和牙周病的牙齿，或拔除保留无望的牙齿，并用固定或可摘局部义齿进行修复。种植修复体的高存活率引起了治疗计划的范式转变。临床医生在根管治疗失败后经常面临着困难的选择。

初次根管治疗失败后的治疗选择包括非手术再治疗、根尖手术、牙再植、牙移植、拔牙并使用单颗牙种植体进行修复、拔牙并使用固定义齿进行修复，以及拔牙不进行修复[29]。所有这些治疗选择必须被考虑，并且在向患者提供建议和做出决定之前必须收集适当的诊断数据。

非手术再治疗

非手术再治疗的主要适应证是病变在合理的期间内（大约1年）未愈合，且患者症状、体征和影像学评估未出现良好变化。非手术再治疗是未表现出愈合的非手术根管治疗牙齿的首选治疗方法（见第8章）。非手术再治疗的禁忌证包括牙周或修复预后不良、纵折和缺乏积极性的患者。对于不适合非手术方法的牙齿，应考虑根尖手术。

在评估初次根管治疗的牙齿时可能出现的失误是忽视非手术再治疗的适应证和禁忌证，或立即进行根尖手术或拔牙（无论是否进行修复）（图10-1）。

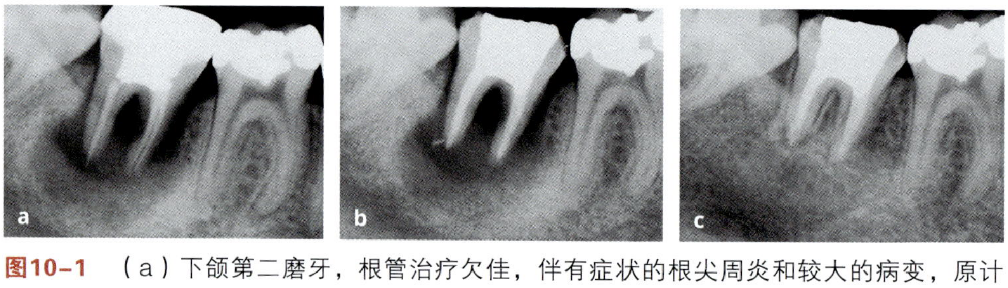

图10-1 （a）下颌第二磨牙，根管治疗欠佳，伴有症状的根尖周炎和较大的病变，原计划拔除。（b）非手术再治疗后的术后影像。（c）术后1年影像显示根尖周病变完全消失。（由HJS Kang提供）

手术再治疗

根尖手术具有非常高的成功率[30]。进行根尖手术的主要适应证是经过非手术再治疗和随访后未表现出愈合迹象的牙齿；牙齿无法通过非手术途径治疗的原因包括无法处理的钙化根管、无法取出的充填材料、大号根管桩、异常复杂的解剖结构等，以及需要进行探索性活检的牙齿。根尖手术的禁忌证包括牙周和修复预后不良的牙齿，包括深牙周袋、冠根比例差和纵折，妨碍进行微小手术的健康状况，对邻近解剖结构如下颌管、下颌神经和鼻腭孔等构成威胁（见第9章）。

在评估已经接受初次根管治疗的牙齿时，可能的失误是忽视进行根尖手术（图10-2）、牙再植或自体牙移植的适应证和禁忌证，而执行非手术根管治疗或拔除（无论是否进行修复）。

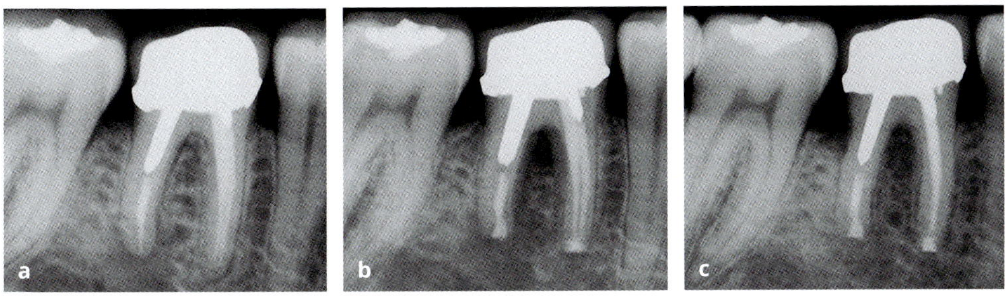

图10-2 （a）46伴有症状的根尖周炎，远中根周围有较大的病变，远中根内有大号根管桩，原计划拔除。（b）术后影像显示使用MTA作为根尖充填材料进行手术再治疗。（c）术后几个月影像显示根尖周病变的消退。此时，牙齿无症状。

牙再植

牙再植，是指牙齿被拔出牙槽窝在口腔医生手中完成根尖手术后再重新插入其自身的牙槽窝中[31]。当初次NSRCT未能介导愈合且没有其他可选择的治疗方法去维持一颗重要的牙齿时，需要进行牙再植。如果进行仔细的病例选择并迅速进行手术（图10-3）[32]，牙再植通常是成功的。牙再植失败的最常见原因是牙齿骨性融合和吸收。

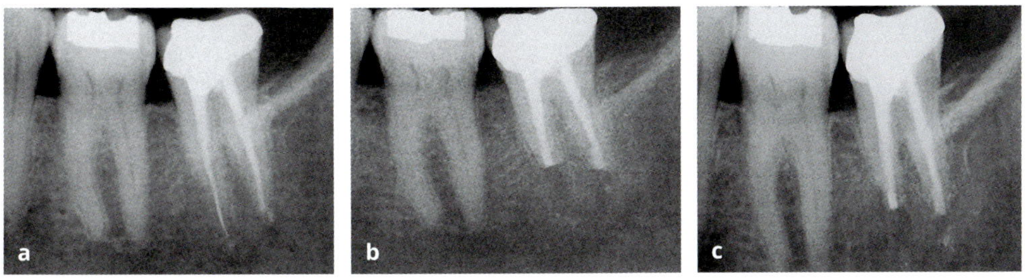

图10-3 （a）37根管曾接受治疗，伴有症状的根尖周炎。（b）术后影像显示使用MTA作为根尖充填材料进行牙再植手术后的情况。（c）术后2年影像显示根尖周病变的消退。

潜在的计划失误包括完全不考虑牙再植；评估和病例选择不足；与患者沟通不足；或立即进行拔牙（无论是否进行牙齿替换）。牙再植过程中的技术失误包括在拔牙过程中牙齿断裂；在根尖倒预备和根尖倒充填过程中通过机械压力、干燥或使用非等渗冲洗剂损伤牙周组织；将牙齿从牙槽窝中取出超过数分钟。为了避免这些失误，需要进行病例选择、与患者进行适当沟通、具备拔牙经验，并在手术前后进行仔细的组织安排。

牙移植

牙移植，被称为自体牙移植，是将一颗牙齿从同一患者的一个牙槽窝转移到另一个牙槽窝的过程[33]。所涉及的临床步骤包括牙槽窝准备、拔牙、移植和固定。与牙再植类似，如果进行了仔细的病例选择并且手术过程得当且迅速进行（图10-4），牙移植通常会取得成功[34-35]。与牙再植类似，最常见的失败原因是骨性融合和吸收。

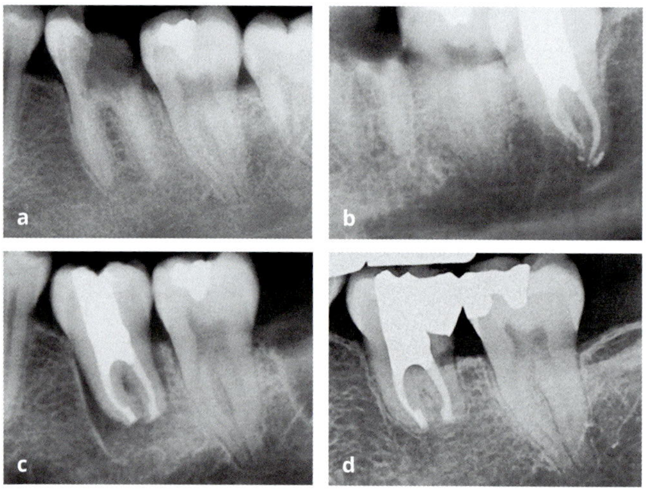

图10-4　（a）36无法修复，牙髓坏死，根尖周组织正常。（b）另一张X线片显示38可用于自体牙移植。（c）38移植到无法修复的36牙槽窝后的术后X线片。（d）9年后的术后X线片显示出非常好的效果。

潜在的计划失误包括完全不考虑自体牙移植；评估和病例选择不足；未能确保有足够的牙槽骨存在；未能意识到未闭合根尖的未成熟牙齿有着最佳的预后；与患者的沟通不足；或立即进行拔牙（无论是否进行牙齿替换）。自体牙移植期间的技术失误包括在拔牙过程中牙折；通过机械压力、干燥或使用非等渗冲洗剂损伤牙周组织；将牙齿放置在牙槽外超过数分钟；未能提前为根尖闭合的牙齿进行NSRCT；未能在移植后意识到需要进行NSRCT。

为了避免这些失误，需要进行病例选择、与患者进行适当的沟通、具有拔牙经验，并在手术前后进行仔细的组织安排。

牙齿拔除和使用单颗牙种植修复体替换

只有极少数经根管治疗的牙齿需要拔除。其中，因根管治疗原因而拔除的更是少之又少[14,26,36–38]。拔牙的常见原因包括龋齿、牙周病、无法修复、修复失败和根折等[22,36–41]。因此，在全面评估患者和制订治疗计划时，必须考虑到所有这些问题的风险因素[14,42–43]。

由于上述任何原因导致预后非常差的牙齿，都不应接受初期NSRCT或根管再治疗。这些牙齿应拔除并使用种植修复体进行修复（图10–5），或根据情况拔除不予替换。单颗牙种植修复体和根管治疗后牙齿的长期存活率都非常高[8,25]。

与这种治疗相关的潜在失误包括未能认识到无望的牙周、修复或根管预后；未能认识到种植体的适应证；未能在拔牙前考虑植骨手术和种植体植入位置。

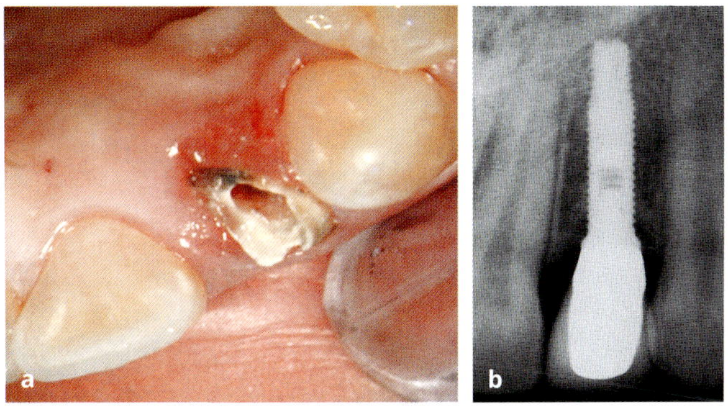

图10–5 （a）上颌侧切牙，牙齿结构不足以进行修复。（b）在拔除该牙齿后，植入了单颗牙种植体。

结论

在患者回访和结果评估过程中可能存在重大失误。这些失误主要是认知性质的，与提供者对结果定义的理解有关；根管治疗评估，包括患者症状、检查结果和影像学检查的背景；长期的愈合时间轴；随时间变化的结果率；在不愈合情况下考虑所有可用选项。与患者进行清晰的沟通也至关重要。再次强调，最常见的失误是未能积极回访接受治疗的患者。在随访和结果评估出现的失误往往是不可逆的，因此避免这些失误至关重要。